Ashgate Handbook of
**Endocrine Agents
and Steroids**

Ashgate Handbook of Endocrine Agents and Steroids

Edited by

G W A Milne

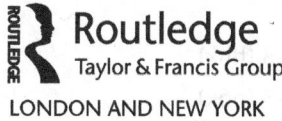

LONDON AND NEW YORK

First published 2000 by Ashgate Publishing

Reissued 2018 by Routledge
2 Park Square, Milton Park, Abingdon, Oxon, OX14 4RN
711 Third Avenue, New York, NY 10017, USA

Routledge is an imprint of the Taylor & Francis Group, an informa business

Copyright © Taylor & Francis 2000

All rights reserved. No part of this book may be reprinted or reproduced or utilised in any form or by any electronic, mechanical, or other means, now known or hereafter invented, including photocopying and recording, or in any information storage or retrieval system, without permission in writing from the publishers.

Notice:
Product or corporate names may be trademarks or registered trademarks, and are used only for identification and explanation without intent to infringe.

Publisher's Note
The publisher has gone to great lengths to ensure the quality of this reprint but points out that some imperfections in the original copies may be apparent.

Disclaimer
The publisher has made every effort to trace copyright holders and welcomes correspondence from those they have been unable to contact.

A Library of Congress record exists under LC control number: 00030574

ISBN 13: 978-1-138-73219-3 (hbk)
ISBN 13: 978-1-138-73215-5 (pbk)
ISBN 13: 978-1-315-18856-0 (ebk)

CONTENTS

Preface	vii
Acknowledgements	ix
How to Use This Book	xi
Glossary of Units	xv
Abbreviations and Symbols	xvii
PART I MAIN ENTRIES	**1**
Pituitary/Hypothalamic Agents	3
Adrenocorticotropic Hormones	3
Antidiuretics	3
Antigonadotropins	4
Gonad Stimulating Principles	5
Growth Hormone-Releasing Factors	8
Growth Stimulants	8
Lactation Stimulating Hormones	11
LH-RH Agonists	11
Oxytocics	13
Prolactin Inhibitors	17
Somatostatins	19
Thyrotropic Hormones	19

Adrenocortical Agents	20
Adrenocortical Suppressants	20
Aldosterone Antagonists	21
Androgens and Anabolic Steroids	23
Anabolic Steroids	23
Androgens	31
Antiprostatic Hypertrophy Agents	39
Calcium Metabolizing Agents	42
Antiosteoporotics	42
Antipagetics	46
Bone Resorption Inhibitors	48
Estrogens and Progestins	50
Antiestrogens	50
Contraceptives	55
Estrogens	58
Progestogens	67
Glucose Regulating Agents	80
Aldose Reductase Inhibitors	80
Antidiabetics	81
CCK Antagonists	96
Insulin Sensitizers	97
Thyroids and Antithyroids	98
Antihyperthyroids	98
Antihypothyroids	100
Thyroid Hormones	102
Steroids, General	104
Mineralocorticoids and Glucocorticoids	104
Steroidal Anti-inflammatories	130
PART II INDEXES	**147**
CAS Registry Number Index	149
EINECS Number Index	159
Name and Synonym Index	165
PART III MANUFACTURERS AND SUPPLIERS DIRECTORY	**219**

PREFACE

Endocrine therapy is often thought of as the use of hormone treatments to supplement low levels of endogenous hormones and to bring them up to a normal physiological level, as in the use of insulin to treat diabetes mellitus. However, endocrine therapy also includes the use of hormone-like substances or drugs that can enhance or suppress the metabolism of specific glands of internal secretion, as in the use of estrogens and progestins as oral contraceptives or in the treatment of endometrial cancer.

Endocrine pharmacology also involves the diagnostic use of hormones (as in the use of dexamethasone in the diagnosis of Cushing's disease) and agents that act secondarily to influence the endocrine organs. Steroids are low-molecular weight hormones, natural or synthetic, used to treat a wide variety of conditions, both endocrine and non-endocrine.

The *Ashgate Handbook of Endocrine Agents and Steroids* contains chemical information and structures on 818 drugs which are or have been used in endocrine pharmacology, and which are currently listed in the U.S. Pharmacopeia. For the sake of completeness, not only corticosteroids, sex hormones, and anabolics, but all steroids with therapeutic utility are included. All the endocrine agents and steroids contained in *Drugs: Synonyms and Properties* (also published by Ashgate Publishing Limited) are listed in this book.

The entries are organized into eight sections: Pituitary and Hypothalamic Agents, Adrenocortical Agents, Androgens and Anabolic Steroids, Calcium Metabolizing

Agents, Estrogens and Progestins, Glucose Regulating Agents, Thyroids and Antithyroids and Steroids and General Agents.

Most of the records describe pure chemicals and carry the appropriate Chemical Abstracts Service (CAS) Registry Number and the associated EINECS (European Inventory of Existing Commercial Chemical Substances) number. A chemical is thus tagged with the major American and European identification numbers. In addition, all chemicals in this edition which also appear in the Twelfth Edition of the *Merck Index* have the *Merck Index* number provided. Details of the structure of a record are provided on page xii.

Proprietary Considerations

Every attempt has been made to ensure the accuracy of the information provided in the *Ashgate Handbook of Endocrine Agents and Steroids*. However, the publishers cannot be held responsible for the accuracy of the information, and users are reminded that:

- The reporting of a name in this book cannot imply definitive legality in establishing proprietary usage. Questions concerning legal ownership of a particular name can be resolved by due legal process.

- A manufacturer in some countries may manufacture its product under names different from those cited here. Similarly, manufacture or marketing of a product may be licensed to a separate company in another country either under the same or a different name.

We trust that readers will find that this book contains a wealth of information which is difficult to obtain from any other source. It is the intention of the publishers to produce regularly updated editions and subsets of this compilation at suitable intervals in both printed and digital form. Companies wishing to submit new or updated material for inclusion in future editions should contact George W A Milne (address on page ix).

ACKNOWLEDGEMENTS

The Editor would like to acknowledge the research work performed by Dr Ellen Zeman, the skilled programming performed by Dr Ju-Yun Li which allowed for accurate formatting and typesetting of this book, and the production work which was performed by Ellen Zeman.

George W A Milne
Ashgate Publishing Company
131 Main Street
Burlington VT 05401 USA
Telephone: 001-802-865-7641
Fax: 001-802-865-7847
E-mail: gmilne@ashgatechem.com

HOW TO USE THIS BOOK

The *Ashgate Handbook of Endocrine Agents and Steroids* is divided into three Parts. A brief description of each Part is given below.

PART I

The main entries in this Part are divided into eight sections:

- Pituitary/Hypothalamic Agents
- Adrenocortical Agents
- Androgens and Anabolic Steroids
- Calcium Metabolizing Agents
- Estrogens and Progestins
- Glucose Regulating Agents
- Thyroids and Antithyroids
- Steroids, General.

All sections list chemical names in alphabetical order along with synonyms and other important data. Each record is identical in structure enabling the reader to select specific information efficiently. A unique record number has been assigned to every record. Indexes 1–3 in Part II allow quick cross-referencing according to the record number in Part I by CAS Number, EINECS number, or synonym.

Record Structure

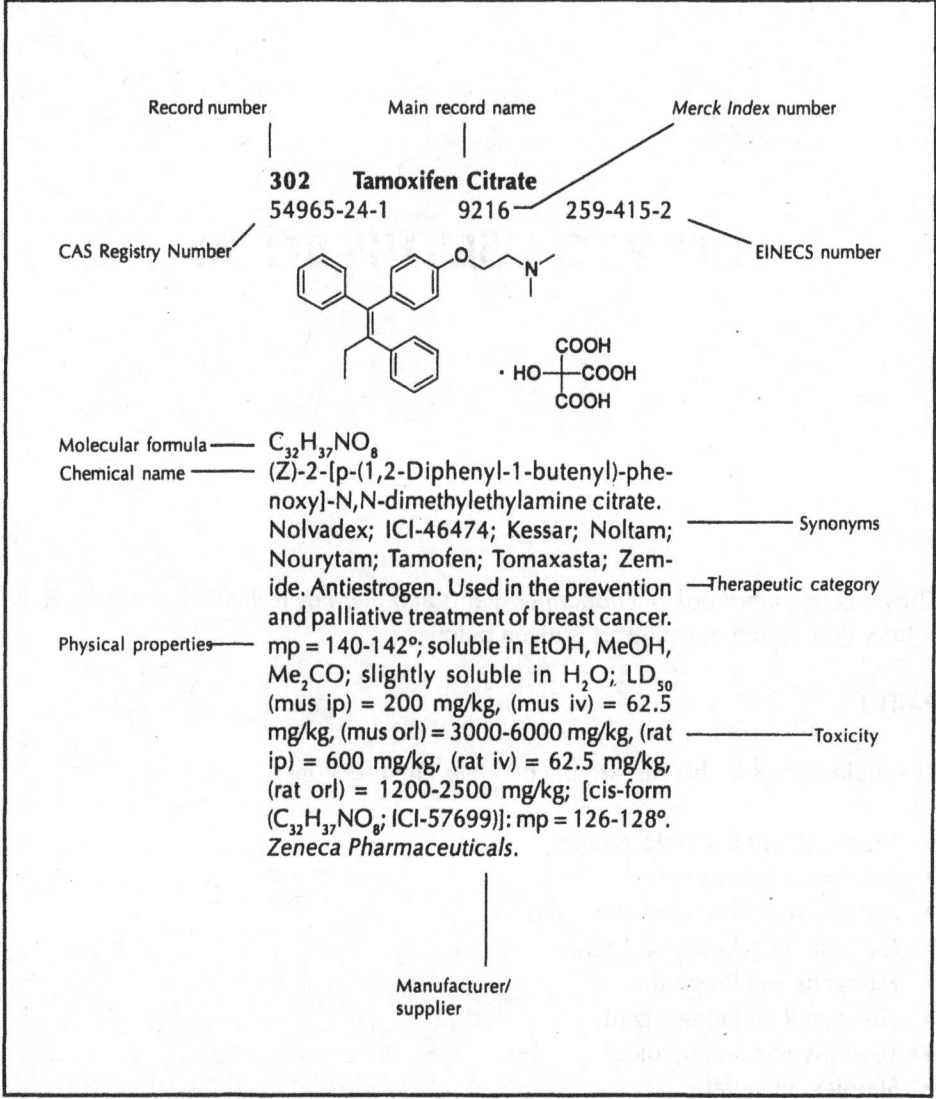

A typical record in this book is shown above. The first line contains, in bold face, the record number for the record (302) and the name of the material (Tamoxifen Citrate). The second line gives the Chemical Abstracts Service (CAS) Registry Number for the compound (54965-24-1), the corresponding *Merck Index* number (9216) and the European Inventory of Existing Commercial Chemical Substances (EINECS) number (259-415-2). These numbers always appear in the same position (left, center or right) enabling the reader to determine which source they belong to. Whenever CAS

Registry Numbers are used in the text, they are always enclosed in brackets, for example [54965-24-1]. The molecular formula and structure of the compound are provided and the chemical name of the compound begins on the next line. This is followed by as many as 100 synonyms, including trade names and other trivial names.

A description of the material and its known uses then follows and, when available, its physical properties are presented. These include melting point, boiling point, density or specific gravity, uv absorption, solubility and acute toxicity, usually limited to oral dosage in rodents. Finally, the companies who supply, or have supplied, the product are given.

PART II

This part contains three indexes. The purpose of each is described below:

1 CAS Registry Number Index
This index enables the reader to locate the record number and thereby find the main entry for an endocrine agent based on its CAS Registry Number.

2 EINECS Number Index
This index enables the reader to locate the record number and thereby find the main entry for an endocrine agent based on its EINECS number.

3 Name and Synonym Index
This is the master index containing all chemical and trade names found in Part I. It is the most convenient place for the reader to start if a name or synonym for a drug is known. This index enables the reader to locate the record number in Part I which relates to the main entry for that chemical.

PART III

This part contains a directory of chemical and pharmaceutical manufacturers and suppliers. Arranged alphabetically by company name, this directory provides information which will help the reader to contact the organization directly.

GLOSSARY OF UNITS

Name	Description
Mass	Unless otherwise specified, mass is expressed in a multiple of grams (g), such as micrograms (μg; = 10^{-6} g), milligrams (mg; = 10^{-3} g), grams (g; = 10^0 g), kilograms (kg; = 10^{+3}g), etc.
Volume	Volume is expressed in liters (l) or milliliters (ml) unless otherwise specified.
Temperature	When no units are cited, the temperature given is in degrees Celsius (°C).
Melting point	Melting points are cited in degrees Celsius (°C) unless otherwise specified.
Boiling point	When measured at atmospheric pressure, boiling points are cited with no pressure, e.g. bp = 167°. At other pressures, the pressure is also cited, i.e. $bp_{0.01}$ = 167°.
Density	The measurement temperature is given as a superscript; thus a density of 1.123 measured at 25° will appear as d^{25} = 1.123. If the measurement was explicitly referenced to the density of water at 4°, the citation will carry both a superscript and a

subscript, as in d_4^{25} = 1.123. Specific gravities are denoted by the abbreviation 'sg'.

Optical rotation Denoted by the letter n, refractive indexes are usually determined at a temperature which is cited as a superscript, as in n^{25} = 1.5432. The wavelength of the light used in the measurement is cited as a subscript, as in n_{546}^{25} = 1.5432. Most commonly, the sodium D line (wavelength 549 nm) is used and in such cases, the subscript is a D, as in n_D^{25} = 1.5432.

Refractive index As with refractive indexes, optical rotations (α) are cited with the measurement temperature superscripted, and the measurement wavelength (often the sodium D line) subscripted, as in $[\alpha]_D^{25}$ = 105°. When mutarotation can occur, the rotation given is an equilibrium value, measured after some time interval, which is cited, as in $[\alpha]_D^{25}$ = 105°(14 hr).

UV absorption The ultraviolet absorption maxima given by the material are cited in nanometers (nm = 10^{-9}m) and the absorptivity (E, A, ϵ or log ϵ, all of which are unitless) may also be given.

Acute toxicity Wherever possible the units of toxicity are LD_{50}, i.e. the dose which is lethal to 50% of the test animals. In most cases, acute toxicity is measured with the rat, orally administered, and the result is reported as LD_{50} (rat orl) = 50 mg/kg. Other species (for example, mus = mouse; rbt = rabbit; pgn = pigeon; gpg = guinea pig; m = male; f = female) are occasionally cited as are other administration routes (sc = subcutaneous; ihl = inhalation; ip = intraperitoneal; iv = intravenous). Chronic toxicity data are not given.

ABBREVIATIONS AND SYMBOLS

abs config	absolute configuration
abs	absolute
Ac	acetyl (CH_3CO-)
ACE	angiotensin-converting enzyme
ACTH	adrenocorticotrophic hormone
AIDS	acquired immunodeficiency syndrome
alc	alcohol, alcoholic
amp(s)	ampule(s)
AMP	adenosine 5'-monophosphate
aq	aqueous
atm	atmosphere, atmospheric
bp	boiling point
BPH	benign prostatic hypertrophy
Bu	butyl
Bz	benzoyl (C_6H_5CO-)
c	concentration (g/100 ml), in rotations
C	Celsius (temperature scale)
cAMP	cyclic AMP
CH_3CN	acetonitrile
C_5H_5N	pyridine
C_6H_6	benzene
C_7H_8	toluene
cc	cubic centimeters (millitres)

CCK	cholecystokinin
CCl_4	carbon tetrachloride
CH_2Cl_2	methylene chloride
$CHCl_3$	chloroform
cm	centimeter
CNS	central nervous system
CoA	coenzyme A
d	dextro(rotatory)
d	density
dec	decompose, decomposition
dl-	racemic
DL-	racemic
DMA	dimethylacetamide
DMF	dimethylformamide
DMSO	dimethylsulfoxide
DNA	deoxyribonucleic acid
DOPA	dihydroxyphenylalanine
(E)-	(entgegen) opposite
e.g.	for example
ED	effective dose
EDTA	ethylenediamine tetraacetic acid
EINECS	European Inventory of Existing Commercial Chemical Substances
endo-	stereochemical descriptor
Et-	ethyl (C_2H_5-)
Et_2O	diethyl ether
EtOAc	ethyl acetate
EtOH	ethanol
exo-	stereochemical descriptor
F	Fahrenheit (temperature scale)
g	gram(s)
g/l	grams/liter
gal	gallon(s)
GI	gastrointestinal
gpg	guinea pig
H_2O	water
H_2SO_4	sulfuric acid
HCl	hydrochloric acid
HIV	human immunodeficiency virus
HMG-CoA	3-hydroxy-3-methylglutaryl coenzyme A
hmtr	hamster
hr	hour

HT	hydroxytryptamine (serotonin)
ihl	inhalation
im	intramuscular
ip	intraperitoneal
iPr-	isopropyl $((CH_3)_2CH-)$
IR	infrared
iv	intravenous
kcal	kilocalories
l	liter, levo(rotatory)
λ (lambda)	wavelength
LC	lethal concentration
LC_{50}	median lethal concentration
LD	lethal dose
LD_{50}	median lethal dose
log	common logarithm
MAO	monoamine oxidase
max	maximum, maxima
Me-	methyl (CH_3-)
Me_2CO	acetone
MeOH	methanol
mg	milligram
min	minimum, minima, minute
MLD	minimum lethal dose
mp	melting point
µg	microgram
mµ	millimicron (nanometer)
mus	mouse
N	normal, normality
nm	nanometer (10^{-9})
NMR	nuclear magnetic resonance
NSAID	non-steroidal anti-inflammatory drug
NSC	National Service Center (of the National Cancer Institute)
NTP	normal temperature, pressure
o-	ortho
OD	optical density
orl	oral
p-	para
pgn	pigeon
pH	acid-base scale (log of reciprocal hydrogen ion concentration)
pK	log of the reciprocal of the dissociation constant
pOH	acid-base scale (log of reciprocal hydroxyl ion concentration)

ppb	parts-per-billion
ppm	parts-per-million
Pr-	propyl (C_3H_7-)
(R)	rectus (stereochemical descriptor)
rbt	rabbit
RNA	ribonucleic acid
(S)	sinister (stereochemical descriptor)
S-	symmetical
sc	subcutaneous
sec	second
sec-	secondary
SG, sg	specific gravity
spp.	species (plural)
STP	standard temperature, pressure
temp	temperature
tert-	tertiary
THF	tetrahydrofuran
U.K.	United Kingdom
USAN	United States Adopted Names
USP	United States Pharmacopeia
UV	ultraviolet
v/v	volume in volume
VIS	visible
viz.	namely
w/w	weight in weight
w/v	weight in volume
wt	weight
(Z)-	(zusammen) on the same side
>	greater than
>	less that
~	approximately
Å	Angstrom units (10^{-8} cm)

PART I

MAIN ENTRIES

Pituitary/Hypothalamic Agents

Adrenocorticotropic Hormones

1   ACTH
9002-60-2   136   232-659-7

Ser-Tyr-Ser-Met-Glu-His-Phe-Arg-Trp-Gly-Lys-Pro-Val-Gly-Lys-Lys-Arg-Arg-Pro-Val-Lys-Val-Tyr-Pro-NH$_2$

Corticotropin. adrenocorticotropin; adrenocorticotrophin; Acethropan; Acortan; Acorto; Acthar; Acton; Actonar; Adrenomone; Alfatrofin; Cibacthen; Corstiline; Cortiphyson; Cortrophimn; Isactid; Reacthin; Solacthyl; Tubex; Ser-Tyr-Ser-Met-Glu-His-Phe-Arg-Trp-Gly-Lys-Pro-Val-Gly-Lys-Lys-Arg-Arg-Pro-Val-Lys-Val-Tyr-Pro-NH$_2$. Single chain peptide with 39 amino acid residues; isolated from the pituitary gland. Adrenocorticotropic hormone, used to stimulate glucocorticoid production. Freely soluble in H$_2$O; appreciably soluble in 70% aqueous alcohol or Me$_2$OH. *Pharmacia & Upjohn, Inc. ; Ciba plc; Parke-Davis.*

2   Cosyntropin
16960-16-0   2617   241-031-1
$C_{136}H_{210}N_{40}O_{31}S$
α^{1-24}-Corticotropin.
tetracosactide; β^{1-24}-corticotropin; tetracosactrin; Actholain; Cortrosinta; Cortrosyn; Synacthen. Analog of ACTH. Used to stimulate glucocorticoid production. [hexaacetate tetradecahydrate]: $[\alpha]_D^{22}$ = -88° ±2° (c = 0.511 1% AcOH). *Ciba plc.*

3   Ebiratide
105250-86-0
$C_{48}H_{73}N_{11}O_{10}S$
L-Methionyl-L-glutamyl-L-histidyl-L-phenylalanyl-D-lysyl-N-(8-aminooctyl-L-phenylalaninamide S,S-dioxide.
An adrenocorticotropic hormone. An ACTH analog.

4   Giractide
24870-04-0   4435
$C_{100}H_{156}N_{34}O_{22}S$
1-Glycine-18-L-argininamide-$\alpha^{(1-18)}$-corticotropin.
Gly-Tyr-Ser-Met-Glu-His-Phe-Arg-Trp-Gly-Lys-Pro-Val-Gly-Lys-Lys-Arg-Arg-NH$_2$. Polypeptide corresponding to the first 18 residues of corticotropin with the 1-serine replaced by glycine. Used to stimulate glucocorticoid production. $[\alpha]_D^{23.5}$ = -51.4° ± 1.9° (c = 0.472 0.1N AcOH); λ_m = 281, 288 nm (ϵ 6750, 6490 0.1N NaOH). *Shionogi & Co., Ltd.*

5   Giractide Hexaacetate Salt
29365-11-5   4435
$C_{112}H_{180}N_{34}O_{34}S$
1-Glycine-18-L-argininamide-$\alpha^{(1-18)}$-corticotropin hexaacetate salt.
S-50022; Acthormon. Polypeptide corresponding to the first 18 residues of corticotropin with the 1-serine replaced by glycine. Used to stimulate glucocorticoid production. *Shionogi & Co., Ltd.*

Antidiuretics

6   Argipressin
113-79-1   204-035-4
8-L-Arginine-vasopressin.
Pitressin; Cl-107. Antidiuretic. *Parke-Davis*

7   Desmopressin
16679-58-6   2969   240-726-7
$C_{46}H_{66}N_{14}O_{13}S_2$
1-(3-Mercaptopropionic acid)-8-D-arginine-vasopressin.
Adiuretin SD; DAV Ritter; DDAVP; Desmospray; Minirin. Antidiuretic. $[\alpha]_D^{25}$ = 85.5° ± 2°. *Rhône-Poulenc Rorer Pharmaceuticals Inc.*

8   Desmopressin Acetate
62357-86-2   2969
$C_{48}H_{68}N_{14}O_{14}S_2 \cdot 3H_2O$
1-(3-Mercaptopropionic acid)-8-D-arginine-vasopressin monoacetate (salt) trihydrate.
4DDAVP; Stimate; Octostim.

Pituitary/Hypothalamic Agents

Antidiuretic. *Rhône-Poulenc Rorer Pharmaceuticals Inc.; Centeon L.L.C.*

9 Felypressin
56-59-7   3992   200-282-7
$C_{46}H_{65}N_{13}O_{11}S_2$
2-(L-Phenylalanine)-8-L-lysine-vasopressin.
PLV-2; Octapressin. Antidiuretic; vasoconstrictor. *Sandoz.*

10 Lypressin
50-57-7   5661   200-050-5
$C_{46}H_{65}N_{13}O_{12}S_2$
L-Cysteinyl-L-tyrosyl-L-phenylalanyl-L-glutaminyl-L-asapraginyl-L-cysteinyl-L-prolyl-L-lysylglycinamide cyclic (1→6)-disulfide.
L-8; Diapid; Postacton; Syntopressin. Antidiuretic and vasopressor.

11 Ornipressin
3397-23-7   7001   222-253-8
$C_{45}H_{63}N_{13}O_{12}S_2$
8-Ornithine-vasopressin.
POR-8. Antidiuretic. *Sandoz.*

12 Oxycinchophen
485-89-2   7091   207-624-4

$C_{16}H_{11}NO_3$
3-Hydroxy-2-phenyl-4-quinolinecarboxylic acid.
3-hydroxycinchophen; HPC; Phenidrone; Magnofenyl; Magnophenyl; Oxinofen; Reumalon. Antidiuretic and uricosuric. mp = 206-207° (dec); soluble in AcOH, EtOH, C_6H_6; sparingly soluble in H_2O, Et_2O. *Chemo Puro.*

13 Pituitary, Posterior
           7666
Pituitary extract (posterior).
Pituitrin; Pituamin; Di-Sipidin. Antidiuretic and oxytocic. Partially soluble in H_2O. *Parke-Davis.*

14 Terlipressin
14636-12-5   9310   238-680-8
$C_{52}H_{74}N_{16}O_{15}S_2$
N-[N-(N-Glycylglycyl)glycyl]-8-l-lysine-vasopressin.
Glypressin. Analog of lypressin. Antidiuretic and vasopressor. [diacetate pentahydrate (Glycylpressin)]: $[\alpha]_D^{25} = -82°$ (c = 0.2 in 1M AcOH).

15 Vasopressin, Arginine form
113-79-1   10073   204-035-4
$C_{46}H_{65}N_{15}O_{12}S_2$
8-L-Arginine-vasopressin.
Pitressin; argipressin. Antidiuretic hormone; β-hypophamine; Leiormone; Tonephin; Vasophysin. Antidiuretic and vasopressor hormone. *Parke-Davis.*

16 Vasopressin, Lysine form
50-57-7   10073   200-050-5
$C_{46}H_{65}N_{13}O_{12}S_2$
8-L-Lysine-vasopressin.
Pitressin. Antidiuretic and vasopressor hormone. *Parke-Davis.*

Antigonadotropins

17 Danazol
17230-88-5   2875   241-270-1

$C_{22}H_{27}NO_2$
17α-Pregna-2,4-dien-20-yno[2,3-d]isoxazol-17-ol.
Danocrine; Chronogyn; Bonzol; Cyclomen; Danol; Danovaol; Ladogal; Winobanin; Win-17757. Anterior pituitary suppressant; anabolic steroid derivative of ethisterone with mild androgenic side effects. Antigonadotropin. mp = 224.4-226.8°; $[\alpha]_D^{25} = 7.5°$ (EtOH), $[\alpha]_D^{25} = 21.9°$ ($CHCl_3$); λ_m = 286 nm (ε 11300 EtOH). *Sterling Winthrop, Inc.*

Pituitary/Hypothalamic Agents

18 Gestrinone
16320-04-0   4423

$C_{21}H_{24}O_2$
13-Ethyl-17-hydroxy-18,19-dinor-17α-pregna-4,9,11-trien-20-yn-3-one.
R-2323; RU-2323; A-46745; Dimetriose; Dimetrose; Nemestran; Tridomose. Progestogen. An antogonadotropin. Steroidal antiestrogen and antiprogestogen. mp = 154°; $[\alpha]_D^{20} = 84.6°$ (c = 0.41 MeOH). *Hoechst-Roussel Pharmaceuticals Inc.*

19 Paroxypropione
70-70-2   7176   200-743-2

$C_9H_{10}O_2$
4'-Hydroxypropiophenone.
B-360; H 365; NSC-2834; p-propionyl phenol; P.O.P.; Profenone; Frenantol; Frenohypon; Paroxon; Possipion; Hypostat. A pituitary gonadotropin hormone inhibitor. mp = 149°; soluble in H_2O (0.0345 g/100 ml at 15°, 3.3 g/100 ml at 100°); freely soluble in EtOH, Et_2O.

20 Ramorelix
127932-90-5
$C_{74}H_{95}ClN_{16}O_{18}$
1-[N-Acetyl-3-(2-naphthyl)-D-alanyl-p-chloro-D-phenylalanyl-D-tryptophyl-L-seryl-L-tyrosyl-O-(6-deoxy-α-L-mannopyranosyl)-D-seryl-L-leucyl-L-arginyl-L-prolyl]semicarbazide.
Hoe-013. Luteinizing-hormone-releasing hormone antagonist. Antigonadotropin. *Hoechst-Roussel Pharmaceuticals Inc.*

Gonad Stimulating Principles

21 Buserelin
57982-77-1   1527   261-061-9
$C_{60}H_{86}N_{16}O_{13}$
6-[O-(1,1-Dimethylethyl)-D-serine]-9-(N-ethyl-L-prolinamide)-10-deglycinamideluteinizing hormone-releasing factor (pig).
5-oxoPro-His-Trp-Ser-Tyr-D-Ser-(t-Bu)-Leu-Arg-Pro-NHEt. Nonapeptide agonist of LH-RH. Gonad stimulating principle. $[\alpha]_D^{20} = -40.4°$ (c = 1 dimethylacetamide). *Hoechst.*

22 Buserelin Acetate
68630-75-1   1527
$C_{62}H_{90}N_{16}O_{15}$
6-[O-(1,1-Dimethylethyl)-D-serine]-9-(N-ethyl-L-prolinamide)-10-deglycinamideluteinizing hormone-releasing factor (pig) acetate.
HOE-766; Receptal; Suprecur; Suprefact. Nonapeptide agonist of LH-RH. Gonad stimulating principle. *Hoechst.*

23 Cetrorelix
120287-85-6
$C_{70}H_{92}ClN_{17}O_{14}$
N-Acetyl-3-(2-naphthyl)-D-alanyl-p-chloro-D-phenylalanyl-3-(3-pyridyl)-D-alanyl-L-seryl-L-tyrosyl-N^5-carbamoyl-D-ornithyl-L-leucyl-L-arginyl-L-prolyl-D-alaninamide.
A gonadotrophin-releasing hormone antagonist.

24 Chorionic Gonadotropin
2273
Glycoprotein hormone synthesized by chorionic tissue of the placenta.
Choriogonadotropin; CG; Human Chorionic hormone; HCG; Ambinon; Antuitrin S; A.P.L.; Choragon; Choriogonin; Chorex; Choron; Coriantin; Coriovis; Corulon; Endocorion; Follutein; Glukor; Gonadotraphon L.H.; Gonic; Libigen; Luteogonin B; Physex; Predalon; Pregnesin; Pregnyl; Primogonyl; Profasi; Profasi HP; Progon. Gonad stimulating principle. Freely soluble in H_2O, glycerol, glycols; insoluble in EtOH, Me_2CO, Et_2O; molecular weight ca.

39,500; has two subunits, α-subunit with 92 residues and β-subunit with 145 residues.

25 Clomiphene
911-45-5   2446   213-008-6

$C_{26}H_{28}ClNO$
2-[4-(2-Chloro-1,2-diphenylethenyl)phenoxy]-N,N-diethylethanamine.
clomifene; chloramiphene; MRL-41. Gonad stimulating principle. *Merrell Pharmaceuticals Inc.*

26 Clomiphene Citrate
50-41-9   2446   200-035-3

$C_{32}H_{36}ClNO_8$
2-[4-(2-Chloro-1,2-diphenylethenyl)phenoxy]-N,N-diethylethanamine citrate.
Clomid; Clomphid; Clomivid; Clostilbegyt; Dyneric; Ikaclomine; Pergotime; Serophene. Gonad stimulating principle. mp = 116.5-118°; slightly soluble in H_2O, $CHCl_3$, EtOH; freely soluble in MeOH; insoluble in Et_2O. *Merrell Pharmaceuticals Inc.*

27 Cyclofenil
2624-43-3   2789   220-089-1

$C_{23}H_{24}O_4$
4-[[4-(Acetyloxy)phenyl]cyclohexylidene-methyl]phenol acetate.
H-3452; ICI-48213; Fertodur; Neoclym; Ondonid; Ondogyne; Rehibin; Sanocrisin; Sexadieno; Sexovid. Gonad stimulating principle. mp = 135-136°; λ_m 247 nm (ε 17000 EtOH); [free diol (F-6060)]: mp = 235-236°. *ICI.*

28 Epimestrol
7004-98-0   3654   230-278-0

$C_{19}H_{26}O_3$
3-Methoxyestra-1,3,5(10)-triene-16α,17α-diol.
Org-817; NSC-55975; Stimovul. Anterior pituitary activator. Gonad stimulating principle. mp = 158-160°; $[\alpha]_D^{20} = 48°$ ($CHCl_3$). *Organon Inc.*

29 FSH
9002-68-0   4299   232-662-3
Glycoprotein gonadotropic hormone found in the pituitary tissue of mammals. Follicle-stimulating hormone; urofollitrophin; Fertinorm; Follitropin; Luteoantine; Metrodin. Gonad stimulating principle. Directly regulates the metabolic activity of the granulosa cells of the ovaries and the Sertoli cells of the testis. Solid, soluble in H_2O.

30 Ganirelix
124904-93-4
$C_{80}H_{113}ClN_{18}O_{13}$
N-Acetyl-3-(2-naphthyl)-D-alanyl-p-chloro-D-phenylalanyl-3-(3-pyridyl)-D-alanyl-L-seryl-L-tyrosyl-N^6-(N,N'-diethylamidino)-D-lysyl-L-leucyl-N^6-(N,N'-diethylamidino)-L-lysyl-L-propyl-D-alaninamide.
Gonad stimulating principle. *Syntex International, Ltd.*

31 Ganirelix Acetate
129311-55-3
$C_{84}H_{121}ClN_{18}O_{17}$
N-Acetyl-3-(2-naphthyl)-D-alanyl-p-chloro-D-phenylalanyl-3-(3-pyridyl)-D-alanyl-L-seryl-L-tyrosyl-N^6-(N,N'-diethylamidino)-D-lysyl-L-leucyl-N^6-(N,N'-diethylamidino)-L-lysyl-L-propyl-D-alaninamide diacetate (salt).
RS-26306. Gonad stimulating principle. *Syntex International, Ltd.*

32 Gonadorelin
33515-09-2   251-553-1
$C_{55}H_{75}N_{17}O_{13}$
5-Oxo-L-prolyl-L-histidyl-L-tryptophyl-L-seryl-L-tyrosylglycyl-L-leucyl-L-arginyl-L-prolylglycinamide.
Gonad stimulating principle. *Hoechst.*

33 Gonadorelin Acetate
52699-48-6
$C_{55}H_{75}N_{17}O_{13} \cdot xC_2H_4O_2 \cdot yH_2O$
5-Oxo-L-prolyl-L-histidyl-L-tryptophyl-L-seryl-L-tyrosylglycyl-L-leucyl-L-arginyl-L-prolylglycinamide acetate (salt) hydrate.
Cryptolin; Cystorelin; Hypocrine; Lutrelef; Lutrepulse; Abbott-41070; luteinizing hormone-releasing factor diacetate tetrahydrate; luteinizing hormone-releasing factor acetate (salt) hydrate. Gonad stimulating principle. *Abbott Labs.; Hoechst-Roussel Pharmaceuticals Inc.; Ortho Pharmaceutical, Canada; Hoechst.*

34 Gonadorelin Hydrochloride
51952-41-1
$C_{55}H_{75}N_{17}O_{13} \cdot xHCl$
5-Oxo-L-prolyl-L-histidyl-L-tryptophyl-L-seryl-L-tyrosylglycyl-L-leucyl-L-arginyl-L-prolylglycinamide hydrochloride.
Factrel; luteinizing hormone-releasing factor dihydrochloride; AY-24031. Gonad stimulating principle. *Wyeth-Ayerst Labs.*

35 Gonadorelin, Serum
9002-70-4
gonadotropin, serum; Anteron; Gonadogen. Gonad stimulating principle. The follicle-stimulating substance obtained from the serum of pregnant mares. *Schering AG; Upjohn Inc. Ltd.*

36 Histrelin
76712-82-8   4760
$C_{66}H_{86}N_{18}O_{12}$
5-Oxo-L-prolyl-L-histidyl-L-tryptophyl-L-seryl-L-tyrosyl-N^σ-benzyl-D-histidyl-L-leucyl-L-arginyl-N-ethyl-L-prolinamide.
Gonadotropin-releasing hormone. $[\alpha]_D^{20} = -33.9°$ (AcOH, c = 1).

37 LH
9002-67-9   5499   232-661-8
Luteinizing Hormone.
ICSH. A glycoprotein gonadotropic hormoine found in the anterior lobe of the pituitary gland. Gonad stimulating principle. White powder, soluble in H_2O.

38 LH-RH
9034-40-6   5500   232-895-0
$C_{55}H_{75}N_{17}O_{13}$
Luteinizing Hormone-Releasing Factor.
LH-RF; luteinizing hormone-releasing hormone; LRF; LRH; gonadorelin; LH-RH/FSH-RH; Fertagyl; Fertiral; Kryptocur; Relefact LH-RH; gonadoliberin; luliberin; 5-oxoPro-His-Trp-Ser-Tyr-Gly-Leu-Arg-Pro-GlyNH$_2$. Gonad stimulating principle. Neurohumoral hormone produced in the hypothalamus; stimulates secretion of pituitary hormones that lead to induction of ovulation. $[\alpha]_D^{25} = -50°$ (1% AcOH); destroyed by chymotrypsin, papain, subtilisin, thermolysin. *Hoechst.*

39 LH-RH Hydrochloride
51952-41-1   5500
$C_{55}H_{75}N_{17}O_{13} \cdot xHCl$
Gonadorelin hydrochloride.

Factrel; luteinizing hormone-releasing factor dihydrochloride; AY-24031. Gonad stimulating principle. *Wyeth-Ayerst Labs.*

40   Zuclomiphene
15690-55-8   2446

$C_{26}H_{28}ClNO$
(Z)-2-[p-(2-Chloro-1,2-diphenylvinyl)-phenoxy]triethylamine.
Isomer A; RMI-16312; 224. cis-Form of clomiphene. Gonad stimulating principle.

Growth Hormone-Releasing Factors

41   Cetermin
157238-32-9
$C_{1132}H_{1716}N_{298}O_{330}S_{20}$
Transforming growth factor β2 (human).

42   Pralmorelin Dihydrochloride
158827-34-0
$C_{45}H_{57}Cl_2N_9O_6$
D-alanyl-3-(2-naphthyl)-D-alanyl-L-alanyl-L-tryptophyl-D-phenylalanyl-L-lysinamide dihydrochloride; WAY-GPA-748. Growth hormone-releasing factor. *Kakenyaku Kako.*

43   Sermorelin
86168-78-7   8605
$C_{149}H_{246}N_{44}O_{42}S$
Human growth hormone-releasing factor(1-29)amide.
human pancreatic somatoliberin(1-29)-amide; GRF(1-29)NH$_2$; hpGRF(1-29)NH$_2$; SM-8144; Geref; Groliberin; Tyr-Ala-Asp-Ala-Ile-Phe-Thr-Asn-Ser-Tyr-Arg-Lys-Val-Leu-Gly-Gln-Leu-Ser-Ala-Arg-Lys-Leu-Leu-Gln-Asp-Ile-Met-Ser-Arg-NH$_2$.
Amidated fragment of human somatoliberin. Growth hormone-releasing factor. $[α]_D^{20}$= -63.1° (c = 1 30% AcOH). *Serono Labs, Inc.*

44   Somatorelin
83930-13-6   8861
$C_{215}H_{358}N_{72}O_{66}S$
Growth hormone-releasing factor (human).
GH-RF; GH-RH;GRF; growth hormone-releasing factor; hGRF; hpGRF; somatocrinin. Stimulatory growth hormone-releasing factor of the hypothalamus that mediates, along with somatostatin, the deuroregulation of somatotropin secretion.

Growth Stimulants

45   Actaplanin
37305-75-2
Glycopeptide antibiotics derived from *Actinoplanes* strain ATCC 23342.
Kamoran; A-4696. Veterinary growth stimulant. *Eli Lilly & Co.*

46   Alexomycin
165101-50-8
Mixture of cyclic sulfur-containing peptides obtained from *Streptomyces arginensis*.
U-82127. Veterinary growth stimulant. *Pharmacia & Upjohn, Inc.*

47   Efrotomycin
56592-32-6   3567
$C_{59}H_{88}N_2O_{20}$
31-O-[6-Deoxy-4-O-(6-deoxy-2,4-di-O-methyl-α-L-mannopyranosyl)-3-O-methyl-β-D-allopyranosyl]-1-methylmocimycin.
Producil; MK-621; FR-02A. Veterinary growth stimulant. Yellow solid; $λ_m$ 232, 327 nm ($E_{1\ cm}^{1\%}$ 464 216 pH 7); LD$_{50}$ (mus orl) > 4000 mg/kg, (mus sc) > 2000 mg/kg. *Merck & Co., Inc.*

48   Laidlomycin Propionate Potassium
84799-02-0   5361
$C_{40}H_{65}KO_{13}$
16-Deethyl-3-O-demethyl-16-methyl-3-O-(1-oxopropyl)monensin 26-propanoate monopotassium salt.

Cattlyst; RS-11988. Veterinary growth stimulant. mp = 190-192°. *Syntex International, Ltd.*

49   Mecasermin
68562-41-4
Insulin-like growth factor I.
IGF-I. An endogenous growth hormone.

50   Narasin
55134-13-9   6506

$C_{43}H_{72}O_{11}$
α-Ethyl-6-[5-[2-(5-ethyltetrahydro-5-hydroxy-6-methyl-2H-pyran-2-yl)-15-hydroxy-2,10,12-trimethyl-1,6,8-trioxadispiro[4.1.5.3]pentadec-13-en-9-yl]-2-hydroxy-1,3-dimethyl-4-oxoheptyl]tetrahydro-3,5-dimethyl-2H-pyran-2-acetic acid.
Natacyn; CL-12625; Antibiotic A-5283; Monteban; C-7819B. Veterinary growth stimulant. mp = 98-100°, 198-200°; λ_m 285 nm (ε 58 EtOH); $[\alpha]_D^{25}$ = -54° (c = 0.2 MeOH); insoluble in H_2O, soluble in organic solvents; LD_{50} (mus ip) = 7.15 mg/kg. *Alcon Labs.; Eli Lilly & Co.*

51   Nosiheptide
56377-79-8   6816   260-138-4

$C_{51}H_{43}N_{13}O_{12}S_6$
N-[1-(Aminocarbonyl)ethenyl]-2-[14-ethylidene-9,10,11,12,13,14,19,20,21,22,23,24,26,33,35,36-hexadecahydro-3,23-di-hydroxy-11-(1-hydroxyethyl)-31-methyl-9,12,19,24,33,43-hexaoxo-30,32-imino-8,5:18,15:40,37-trinitrilo-21,36-([2,4]-endo-thiazolo-methanimino)-5H,15H,37H-pyrido[3,2-w][2,11,21, 27,31,7,14,17]benzoxatetrathiatriaza-cyclohexatriacontin-2-yl]-4-thiazole carboxamide.
RP-9671; Multhiomycin; Primofax. Veterinary growth stimulant. mp = 310-320° (dec); $[\alpha]_D^{20}$ = 38° (c = 1 C_5H_5N); λ_m 242, 322 nm ($E_{1cm}^{1\%}$ 525, 229 H_2O/DMF); soluble in $CHCl_3$, dioxane; C_5H_5N, DMF, DMSO; slightly soluble in MeOH, EtOH, EtOAc, C_6H_6; insoluble in H_2O, petroleum ether. *Rhône-Poulenc Rorer Pharmaceuticals Inc.*

52   Plauracin
62107-94-2
$C_{71}H_{88}N_{10}O_{18}$
Antibiotic complex produced by *Actinoplanes auranticolor* (ATCC 31011). CP-38754. Veterinary growth stimulant. *Pfizer International.*

Pituitary/Hypothalamic Agents

53   Ractopamine
97825-25-7   8275

$C_{18}H_{23}NO_3$
(±)-all-rac-p-Hydroxy-α-[[[3-(p-hydroxyphenyl)-1-methylpropyl]amino]methyl] benzyl alcohol.
Veterinary growth stimulant. *Eli Lilly & Co.*

54   Ractopamine Hydrochloride
90274-24-1   8275

$C_{18}H_{24}ClNO_3$
(±)-all-rac-p-Hydroxy-α-[[[3-(p-hydroxyphenyl)-1-methylpropyl]amino]methyl] benzyl alcohol hydrochloride.
LY-O31537; EL-737; Paylean. Veterinary growth stimulant. [mixture containing 51% RR,SS- and 49% RS,SR]: mp 124-129°; [RR-form hydrochloride]: mp = 176-176.5°; $[\alpha]_D$ = -22.7°, $[\alpha]_{365}$ = -71.2° (c = 0.37 MeOH). *Eli Lilly & Co.*

55   Somatotropin
9002-72-6   8864   232-666-5
Adenohypophyseal growth hormone.
GH; hypophyseal growth hormone; anterior pituitary growth hormone; phyone; pituitary growth hormone; somatotropic hormone; SH. Growth stimulant. *Pharmacia & Upjohn, Inc.*

56   Somavubove
126752-39-4
$C_{974}H_{1533}N_{265}O_{286}S_8$
127-L-Leucine growth hormone (ox).
recombinantly derived bovine somatotropin; 372. Recombinant bovine growth hormone. Galactopoietic agent (veterinary).

57   Sometribove
102744-97-8   8864
$C_{976}H_{1533}N_{268}O_{291}S_9$
Bovine somatotropin, produced by recombinant technology.
Veterinary growth stimulant. *Monsanto.*

58   Sometripor
102733-72-2
$C_{979}H_{1527}N_{265}O_{287}S_8$
Porcine somatotropin, produced by recombinant technology.
Veterinary growth stimulant. *Monsanto.*

59   Somfasepor
129566-95-6
$C_{938}H_{1465}N_{257}O_{278}S_5$
8-190-Growth hormone (pig).
8-190-Somatotropin (pig clone pPGH-1); Grolene; Leanstar; P-3232; P-3895.
Veterinary growth stimulant. *Pitman-Moore, Inc.*

60   Sulbenox
58095-31-1   9060

$C_9H_{10}N_2O_2S$
(4,5,6,7-Tetrahydro-7-oxobenzo[b]thien-4-yl)urea.
CL-206576; Vigazoo. Veterinary growth stimulant. mp = 245-246°; LD_{50} (rat orl) > 5000 mg/kg. *American Cyanamid.*

61   Temodox
34499-96-2

$C_{12}H_{12}N_2O_5$
2-Hydroxyethyl 3-methyl-2-quinoxalinecarboxylate 1,4-dioxide.
CP-22341. Veterinary growth stimulant. *Pfizer Inc.*

Pituitary/Hypothalamic Agents

62   Trafermin
131094-16-1
$C_{764}H_{1201}N_{217}O_{219}S_6$
2-155-Basic fibroblast growth factor (human clone λ-KB7/λHFL1 precursor reduced).
Recombinant human basic fibroblast growth factor. Growth stimulant.

Lactation Stimulating Hormones

63   Prolactin
9002-62-4   7961
Pituitary lactogenic hormone.
adenohypophysial luteotropin; Anterior pituitary luteotropin; lactogen; Galactin; mammotropin; luteotropic hormone; luteotropin; LTH; Ferolactan. Polypeptide hormone of molecular weight 23,000 responsible for induction of lactation in mammlas at parturition. Along with estrogen, promotes mammary gland proliferation. Causes release of progesterone from lutein cells. $[\alpha]_D^{25}$ = -40.5 (c = 1 in buffer at pH 7); poorly soluble in H_2O (0.01 g/100 ml); forms a water-soluble hydrochloride salt.

64   Somavubove
126752-39-4
$C_{976}H_{1533}N_{265}O_{286}S_8$
127-L-Leucine growth hormone (ox).
Recombinantly derived bovine somatotropin. Recombinant bovine growth hormone. Galactopoietic agent (veterinary). *Upjohn Ltd.*

LH-RH Agonists

65   Buserelin
57982-77-1   1527   261-061-9
$C_{60}H_{86}N_{16}O_{13}$
6-[O-(1,1-Dimethylethyl)-D-serine]-9-(N-ethylprolinamide)-10-deglycinamide-luteinizing hormone-releasing factor (pig).
5-oxoPro-His-Trp-Ser-Tyr-D-Ser(t-Bu)-Leu-Arg-ProNHCH$_2$CH$_3$. LH-RH agonist. Hormonal antineoplastic and gonad stimulating principle. Synthetic analog of LH-RH. $[\alpha]_D^{20}$ = -40.4° (c = 1 dimethylacetamide). *Hoechst.*

66   Buserelin Monoacetate
68630-75-1   1527
$C_{62}H_{88}N_{16}O_{14}$
6-[O-(1,1-Dimethylethyl)-D-serine]-9-(N-ethylprolinamide)-10-deglycinamide-luteinizing hormone-releasing factor (pig) monoacetate.
HOE-766; Receptal; Suprecur; Suprefact; Suprafact. LH-RH agonist. Hormonal antineoplastic and gonad stimulating principle. *Hoechst.*

67   Deslorelin
57773-65-6   2968
$C_{64}H_{83}N_{17}O_{12}$
6-D-Tryptophan-9-(N-ethyl-prolinamide)-10-deglycinamideluteinizing hormone-releasing factor (pig).
5-oxoPro-His-Trp-Ser-Tyr-D-Trp-Leu-Arg-Pro-NHCH$_2$CH$_3$; D-Trp^6,des-Gly^{10}-LH-RH ethylamide; Somagorad. LH-RH agonist. Used in treatment of precocious puberty. $[\alpha]_D^{24}$ = -61° (c = 0.37 0.1M AcOH).

68   Detirelix
89662-30-6
$C_{78}H_{105}ClN_{18}O_{13}$
N-Acetyl-3-(2-naphthalenyl)-D-alanyl-4-chloro-D-phenylalanyl-D-tryptophyl-L-seryl-L-tyrosyl-N^6-[(ethylamino)(ethylimino)methyl]-D-lysyl-L-luecyl-L-arginyl-L-prolyl-D-alaninamide.
LH-RH agonist. *Syntex International, Ltd.*

69   Detirelix Acetate
102583-46-0
$C_{82}H_{113}ClN_{18}O_{17}$
N-Acetyl-3-(2-naphthalenyl)-D-alanyl-4-chloro-D-phenylalanyl-D-tryptophyl-L-seryl-L-tyrosyl-N^6-[(ethylamino)(ethylimino)methyl]-D-lysyl-L-luecyl-L-arginyl-L-prolyl-D-alaninamide diacetate (salt).
RS-68439. LH-RH agonist. *Syntex International, Ltd.*

70   Goserelin
65807-02-5   4547
$C_{59}H_{84}N_{18}O_{14}$
6-[O-(1,1-Dimethylethyl)-D-serine]-10-deglycineanide luteinizing hormone-releasing factor (pig)-2-(aminocarbonyl) hydrazide.
D-Ser-(Bu')^{6}Azgly^{10}-gonadorelin; D-Ser-

(Bu^t)^{6}Azgly^{10}-luliberin; ICI-118630; 5-oxoPro-His-Trp-Ser-Tyr-D-Ser(t-Bu)-Lue-Arg-Pro-NHNHCONH$_2$; Zoladex. LH-RH agonist. Hormonal antineoplastic used in treatment of prostatic carcinoma. *ICI.*

71 Histrelin
76712-82-8   4760
$C_{66}H_{86}N_{18}O_{12}$
6-[1-(Phenylmethyl)-D-histidine]-9(n-ethyl-L-prolinamide)-10-deglycineamide luteinizing hormone-releasing factor (pig).
5-oxo-L-prolyl-L-histidyl-L-tryptophyl-L-seryl-L-tyrosyl-N-benzyl-D-histidyl-L-leucyl-L-arginyl-N-ethyl-L-prolinamide; [(im-Bzl)-D-His^6,Pro^9-Net]-gonadotropin-releasing hormone; ORF-17070; RWJ-17070. LH-RH agonist. Used in treatment of precocious puberty. $[\alpha]_D^{20}$ = -33.9° (c = 1 AcOH).

72 Leuprolide
53714-56-0   5484
$C_{59}H_{84}N_{16}O_{12}$
6-D-Leucine-9-(N-ethylprolinamide)-10-deglycineamide luteinizing hormone-releasing factor (pig).
leuprorelin; (D-leu^6)-des-Gly^{10}-LH-RH-ethylamide. LH-RH agonist. Hormonal antineoplastic used in treatment of prostatic carcinoma. $[\alpha]_D^{25}$ = -31.7° c = 1 1% AcOH). *Abbott Labs.; Takeda.*

73 Leuprolide Acetate
74381-53-6   5484
$C_{61}H_{88}N_{16}O_{14}$
6-D-Leucine-9-(N-ethylprolinamide)-10-deglycineamide luteinizing hormone-releasing factor (pig) monoacetate.
leuprolide acetate; Abbott 43818; A-43818; TAP-144; Carcinil; Enantone; Leuplin; Lucrin; Lupron; Prostap. LH-RH agonist.

74 Lutropin Alfa
152923-57-4
Luteinizing hormone (human α-subunit reduced complex human β-subunit reduced), glycoform α.
Luteinizing hormone; LH; interstitial cell stimulating hormone. A pituitary hormone that in the female stimulates development of corpora lutea and contributes to progesterone secretion and in the male stimulates development of interstitial tissue in the testis and secretion of testosterone. Luteolytic.

75 Nafareline
76932-56-4   6437
$C_{66}H_{83}N_{17}O_{13}$
6-[3-(2-Naphthalenyl)-D-alanine] luteinizing hormone-releasing factor (pig).
5-oxo-L-prolyl-L-histidyl-L-tryptophyl-L-seryl-L-tyrosyl-3-(2-naphthyl)-D-alanyl-L-leucyl-L-arginyl-L-prolylglycinamide; [6-[3-(2-naphthyl)-D-alanine] LHRH; NAG; D-nal(2)^6-LHRH. LH-RH agonist. Used in treatment of endometriosis. *Syntex International, Ltd.*

76 Nafareline Acetate Hydrate
86220-42-0   6437
$C_{66}H_{83}N_{17}O_{13} \cdot xC_2H_4O_2 \cdot yH_2O$
6-[3-(2-Naphthalenyl)-D-alanine]luteinizing hormone-releasing factor (pig) acetate hydrate.
RS-94991-298; Nacenyl; Nasanyl; Synarel; Synrelina. LH-RH agonist. *Syntex International, Ltd.*

77 Teverelix
144743-92-0
$C_{74}H_{100}ClN_{15}O_{14}$
N-Acetyl-3-(2-naphthyl)-D-alanyl-p-chloro-L-phenylalanyl-3-(3-pyridyl)-D-alanyl-L-seryl-L-tyrosyl-N^6-carbamoyl-D-lysyl-L-leucyl-N^6-isopropyl-L-lysyl-L-prolyl-D-alaninamide.
Antarelix. Potent LH-RH antagonist.

78 Triptorelin
57773-63-4   9878
$C_{64}H_{82}N_{18}O_{13}$
6-D-Tryptophan luteinizing hormone-releasing factor (pig).
6-D-tryptophan-LH-RH; D-trp^6-LHRH; D-Trp^{6}LRH; D-trp^6-gonadorelin; AY-25650; Wy-42462; Wy-42422. LH-RH agonist. Hormonal antineoplastic used in treatment of prostatic carcinoma. $[\alpha]_D^{23}$ = -58.8° (c = 0.33 AcOH). *Wyeth-Ayerst.*

Pituitary/Hypothalamic Agents

79   Triptorelin Acetate
140194-24-7   9878
$C_{66}H_{86}N_{18}O_{15}$
6-D-Tryptophanluteinizing hormone-releasing factor (pig) acetate. Decapeptyl. LH-RH agonist. Hormonal antineoplastic used in treatment of prostatic carcinoma.

Oxytocics

80   Carboprost
35700-23-3   1871

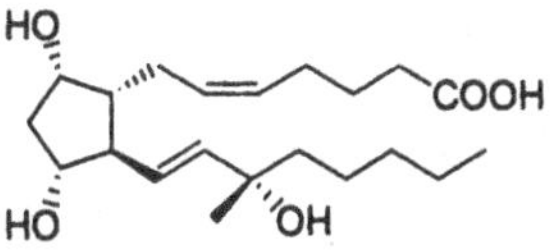

$C_{21}H_{36}O_5$
(E,Z)-(1R,2R,3R,5S)-7-[3,5-Dihydroxy-2-[(3S)-(3-hydroxy-3-methyl-1-octenyl)]cyclopentyl]-5-heptenoic acid.
U-32921; (15S)-15-methylprostaglandin $F_{2\alpha}$. Oxytocic. *Pharmacia & Upjohn, Inc.*

81   Carboprost Methyl
35700-21-1   1871

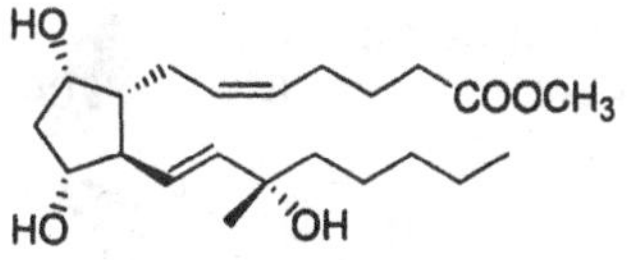

$C_{22}H_{18}O_5$
Methyl (E,Z)-(1R,2R,3R,5S)-7-[3,5-dihydroxy-2-[(3S)-(3-hydroxy-3-methyl-1-octenyl)]cyclopentyl]-5-heptenoate.
U-36384. Oxytocic. mp = 55-56°; $[\alpha]_D$ = 24° (c = 0.81 EtOH). *Pharmacia & Upjohn, Inc.*

82   Carboprost Tromethamine
58551-69-2   1871

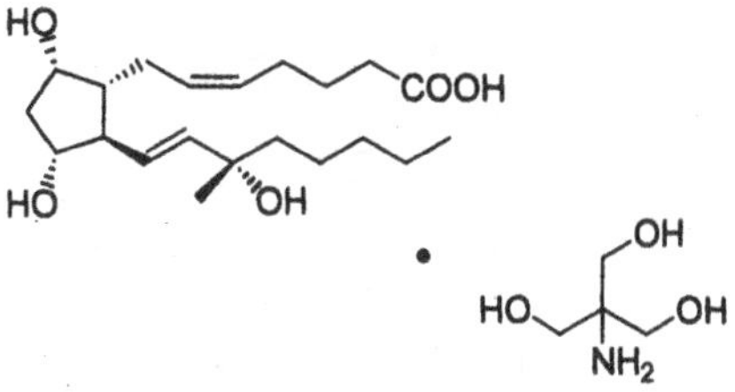

$C_{25}H_{47}NO_8$
(E,Z)-(1R,2R,3R,5S)-7-[3,5-Dihydroxy-2-[(3S)-(3-hydroxy-3-methyl-1-octenyl)]cyclopentyl]-5-heptenoic acid, compound with 2-amino-2-(hydroxymethyl)-1,3-propanediol.
U-32921E; Hemabate; Prostin/15M. Oxytocic. *Pharmacia & Upjohn, Inc.*

83   Cargutocin
33605-67-3   1887

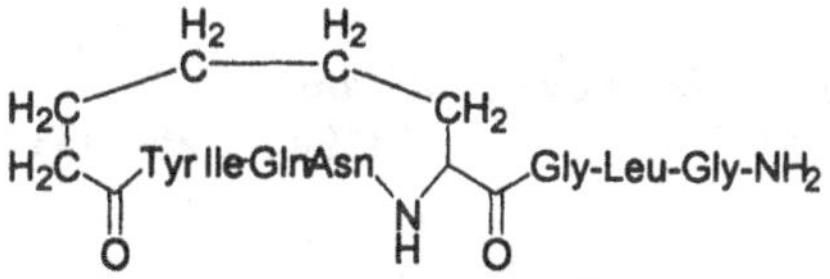

$C_{42}H_{65}N_{11}O_{12}$
1-Butyric acid-6-(L-2-aminobutyric acid)-7-glycineoxytocin.
Y-5350; Statocin. Oxytocic. $[\alpha]_D^{25}$ = -44.0° (c = 0.55 H_2O). *Yoshitomi.*

84   Deaminooxytocin
113-78-0   2899   204-034-9
$C_{43}H_{65}N_{11}O_{12}S_2$
1-(3-Mercaptopropanoic acid)oxytocin. demoxytocin; desaminooxytocin; ODA-914; Sandopart. Oxytocic. [(L)-isomer]: mp = 179°, 182-183°; $[\alpha]_D^{20}$ = -88.3°, $[\alpha]_D^{21}$ = -107°, $[\alpha]_D^{25}$ = -95.1 (all c = 0.5 1N AcOH); [(D)-isomer]: $[\alpha]_D^{20}$ = 104° (c = 0.5 in 1N AcOH).

85 Ergonovine
60-79-7   3694   200-485-0

$C_{19}H_{23}N_3O_2$
9,10-Didehydro-N-[(S)-2-hydroxy-1-methylethyl]-6-methylergoline-8β-carboxamide.
Ergotrate; ergopmetrine; Ergobasin; Ergotocine; Ergostetrine; Ergotrate; Ergoklinine; Syntometrine; Basergin [as tartrate hydrate]; Nofemergen [as tartrate hydrate]. Oxytocic. mp = 162°; $[\alpha]_D^{20}$ = 90° (H$_2$O); freely soluble in MeOH, EtOH, EtOAc, Me$_2$CO; soluble in H$_2$O; slightly soluble in CHCl$_3$. Eli Lilly & Co.

86 Ergonovine Maleate
129-51-1   3694   204-953-5

$C_{23}H_{27}N_3O_6$
9,10-Didehydro-N-[(S)-2-hydroxy-1-methylethyl]-6-methylergoline-8β-carboxamide maleate (1:1) (salt).
Ergotrate Maleate; Cornocentin; Ermetrine. Oxytocic; D-lysergic acid L-2-propanolamide. mp = 167° (dec); $[\alpha]_D^{25}$ = 48° to 57°; soluble in H$_2$O (2.8 g/100 ml), EtOH (0.83 g/100 ml); LD$_{50}$ (mus iv) = 8.26 mg/kg. Eli Lilly & Co.

87 Gemeprost
64318-79-2   4393

$C_{23}H_{38}O_5$
Methyl (E)-7-[(1R,2R,3R,)-3-hydroxy-2-[(E)-(3R)-3-hydroxy-4,4-dimethyloctenyl] 5-oxocyclopentyl]-2-heptenoate.
SC-37681; ONO-802; Cergem; Cervagem; Cervageme; Preglandin. Oxytocic. Ono Pharmaceutical Co., Ltd.

88 Meteneprost
61263-35-2

$C_{23}H_{38}O_4$
Z)-7-[(1R,2R,3R)-3-Hydroxy-2-[(E)-(3R)-3-hydroxy-4,4-dimethyl-1-octenyl]-5-methylenecyclopentyl]-5-heptenoic acid.
U-46785. Oxytocic. Pharmacia & Upjohn, Inc.

89 Methylergonovine
113-42-8   6147   204-027-0

$C_{20}H_{25}N_3O_2$
9,10-Didehydro-N-[(S)-1-(hydroxymethyl)propyl]-6-methylergoline-8β-carboxamide.
methylergometrine; methylergobasine. Oxytocic. mp = 172° (dec); $[\alpha]_D^{20}$ = -45°

Pituitary/Hypothalamic Agents

(c = 0.5 C_5H_5N); freely soluble in EtOH, Me_2CO; sparingly soluble in H_2O. *Sandoz Pharmaceuticals Corp.*

90 Methylergonovine Maleate
57432-61-8   6147   260-734-4

$C_{24}H_{29}N_3O_6$
9,10-Didehydro-N-[(S)-1-(hydroxymethyl)propyl]-6-methylergoline-8β-carboxamide maleate (1:1) (salt).
Methergine; Methergin; Basofortina; Metenarin; Methylergobrevin; Ryegonovin; Spametrin-F. Oxytocic. Slightly soluble in H_2O, EtOH; sparingly soluble in $CHCl_3$, Et_2O. *Sandoz.*

91 Methylergonovine Tartrate
6209-37-6   6147

$C_{44}H_{54}N_6O_{10}$
9,10-Didehydro-N-[(S)-1-(hydroxymethyl)propyl]-6-methylergoline-8β-carboxamide tartrate (2:1) (salt).
Oxytocic. Freely soluble in H_2O, EtOH; slightly soluble in Et_2O, $CHCl_3$. *Sandoz Pharmaceuticals Corp.*

92 Nacartocin
77727-10-7
$C_{46}H_{71}N_{11}O_{11}S$
1-(3-Mercaptopropionic acis)-2-[2-(p-ethylphenyl)-L-alanine]-6-(L-2-aminobutyric acid)oxytocin.
Synthetic oxytocin analog with natriuretic activity. Oxytotic.

93 Oxytocin
50-56-6   7114   200-048-4
$C_{44}H_{66}N_{12}O_{12}S_2$
Oxytocin.
Pitocin; Syntocinon; Uteracon; Alpha-hypophamine; ocytocin; Intertocine-S; Perlacton; Orasthin; Oxystin; Partocon; Synpitan; H-Cys-Tyr-Ile-Glu-Asp-Cys-Pro-Leu-Gly-NH_2 cyclic (1→6)-disulfide. Oxytocic. $[\alpha]_D^{22}$ = -26.2° (c = 0.53); soluble in H_2O, 1-BuOH, 2-BuOH. *Fermenta Animal Health Co.; Hoechst-Roussel Pharmaceuticals Inc.; Parke-Davis; Sandoz Pharmaceuticals Corp.; Wyeth-Ayerst Labs.*

94 Oxytocin Citrate
7563-62-4   7114
$C_{50}H_{74}N_{12}O_{19}S_2$
Oxytocin citrate (salt).
Pitocin-Buccal. Oxytocic.

95 Pituitary, Posterior
                 7666
Pituamin; Di-Sipidin; Pituitrin. Oxytocic and antidiuretic. The posterior lobe of the pituitary gland of domesticated animals. Contains oxytocin, vasopressin.

96 Prostaglandin E_2
363-24-6   8064   206-656-6

$C_{20}H_{32}O_5$
(E,Z)-(1R,2R,3R,5S)-7-[3-Hydroxy-2-[(3S)-(3-hydroxy-1-octenyl)-5-oxocyclopentyl]-5-heptenoic acid.
Prostaglandin E_2; U-12062; Prepidil; Dinoprost; $PGF_{2\alpha}$; Enzaprost F; Glandin; Prostarmon F. Oxytocic. mp = 25-35°; $[\alpha]_D^{25}$ = 23.5° (c = 1 THF); freely soluble in EtOH, MeOH, EtOAc, $CHCl_3$; slightly soluble in H_2O; LD_{50} (rbt iv) = 2.5-5.0 mg/kg, (rbt im) = 2.5-5.0 mg/kg. *Pharmacia & Upjohn, Inc.*

Pituitary/Hypothalamic Agents

97 Prostaglandin F$_{2\alpha}$
551-11-1   8065

C$_{20}$H$_{34}$O$_5$
(E,Z)-(1R,2R,3R,5S)-7-[3,5-Dihydroxy-2-[(3S)-(3-hydroxy-1-octenyl)]cyclopentyl]-5-heptenoic acid.
dinoprost; PGF$_{2\alpha}$; U-14583; Enzaprost F; Glandin; Prostarmon F. Oxytocic. mp = 25-35°; [α]$_D^{25}$ = 23.5° (c = 1 THF); freely soluble in MeOH, EtOH, EtOAc, CHCl$_3$; slightly soluble in H$_2$O; LD$_{50}$ (rbt iv) = 2.5-5.0 mg/kg, (rbt im) = 2.5-5.0 mg/kg. *Pharmacia & Upjohn, Inc.*

98 Prostaglandin F$_{2\alpha}$ Tromethamine Salt
38562-01-5   8065   254-002-3

C$_{24}$H$_{45}$NO$_8$
(E,Z)-(1R,2R,3R,5S)-7-[3,5-Dihydroxy-2-[(3S)-(3-hydroxy-1-octenyl)]cyclopentyl]-5-heptenoic acid compound with 2-amino-2-(hydroxymethyl)-1,3-propanediol (1:1).
PGF$_{2\alpha}$ THAM; U-14583E; Lutalyse; Prostin F$_2$ Alpha. Oxytocic. mp = 100-101°; freely soluble in H$_2$O (> 20 g/100 ml). *Pharmacia & Upjohn, Inc.*

99 Quipazine Maleate
5786-68-5   227-314-2

C$_{17}$H$_{19}$N$_3$O$_4$
2-(1-piperazinyl)quinoline maleate.
MA 1291. Oxytocic and antidepressant.
Bayer Corp., Pharmaceutical Div.

100 Sparteine
90-39-1   8887   201-988-8

C$_{15}$H$_{26}$N$_2$
Dodecahydro [7S-(7α,7aα,14α,14aβ)]-7,14-methano-2H,6H-dipyrido[1,2-a:1',2'-e][1,5]diazocine.
l-sparteine; lupinidine. Oxytocic. bp$_8$ = 173°; [α]$_D^{21}$ = -16.4° (c = 10 EtOH); d$_4^{20}$ = 1.020; soluble in H$_2$O (0.31 g/100 ml); freely soluble in EtOH, CHCl$_3$, Et$_2$O.

101 Sparteine Sulfate Pentahydrate
6160-12-9   8887

C$_{15}$H$_{28}$N$_2$O$_4$S.5H$_2$O
Dodecahydro [7S-(7α,7aα,14α,14aβ)]-7,14-methano-2H,6H-dipyrido[1,2-a:1',2'-e][1,5]diazocine sulfate (1:1) pentahydrate.

Depasan; Tocosamine. Oxytocic. Dec 136°; soluble in H_2O (9.1 g/100 ml), EtOH (3.3 g/100 ml); insoluble in $CHCl_3$, Et_2O.

Prolactin Inhibitors

102   Bromocriptine
25614-03-3   1437   247-128-5

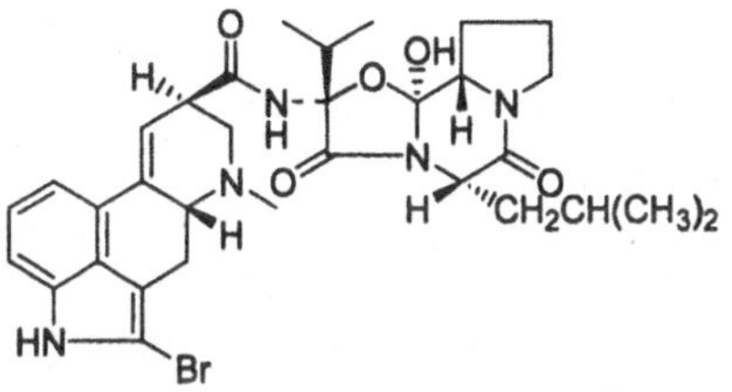

$C_{32}H_{40}BrN_5O_5$
2-Bromo-12'-hydroxy-2'-(1-methylethyl)-5'-(2-methylpropyl)-5'α-ergotaman-3',6',18-trione.
CB-154. Prolactin inhibitor. Antiparkinsonian. mp = 215-218° (dec); $[\alpha]_D^{20}$ = -195° (c = 1 CH_2Cl_2); LD_{50} (rbt orl) > 1000 mg/kg, (rbt iv) = 12 mg/kg. *Sandoz Pharmaceuticals Corp.*

103   Bromocriptine Methanesulfonate
22260-51-1   1437   244-881-1

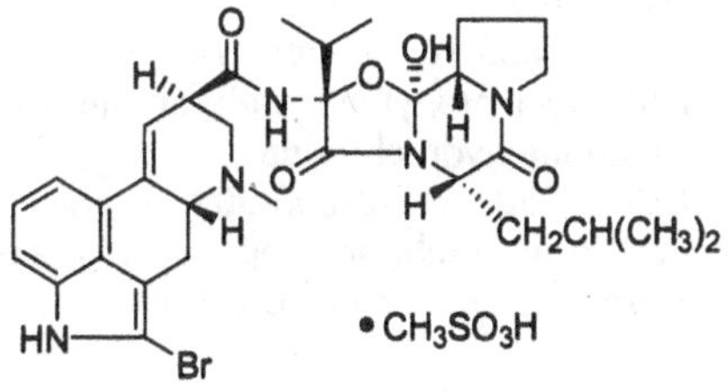

• CH_3SO_3H

$C_{33}H_{44}BrN_5O_8S$
2-Bromo-12'-hydroxy-2'-(1-methylethyl)-5'-(2-methylpropyl)-5'α-ergotaman-3',6',18-trione methanesulfonate.
CB 154 mesylate; Parlodel; Bagren; Pravidel. Prolactin inhibitor. Antiparkinsonian. mp = 192-196° (dec); $[\alpha]_D^{20}$ = 95° (c = 1 MeOH/CH_2Cl_2); soluble in MeOH (91 g/100 ml), EtOH (2.3 g/100 ml), H_2O (0.08 g/100 ml), $CHCl_3$ (0.045 g/100ml)C_6H_6 (< 0.01 g/100 ml). *Sandoz*.

104   Cabergoline
81409-90-7   1637

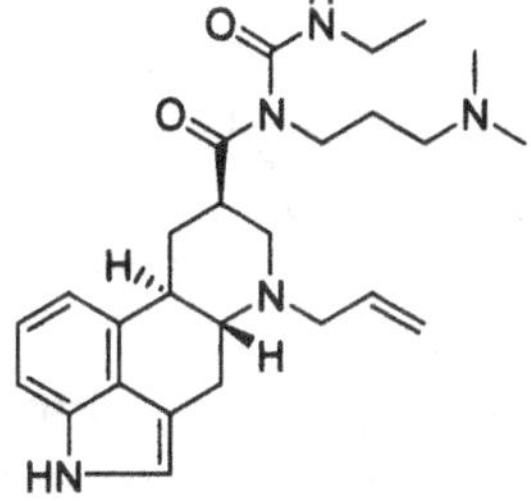

$C_{26}H_{37}N_5O_2$
1-[(6-Allylergolin-8β-yl)carbonyl]-1-[3-(dimethylamino)propyl]-3-ethylurea.
FCE-21336; Dostinex. Prolactin inhibitor. mp = 102-104°; LD_{50} (mus orl) > 400 mg/kg; [diphosphate ($C_{26}H_{43}N_5O_{10}P_2$)]: mp = 153-155°. *Farmitalia Carlo Erba SpA.*

105   Lergotrile
36945-03-6

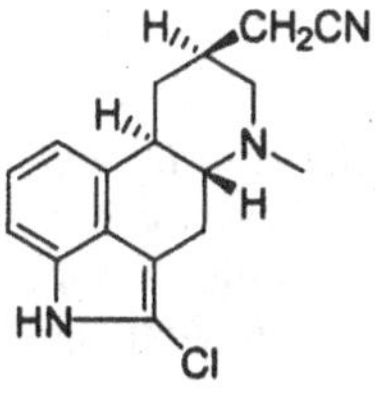

$C_{17}H_{18}ClN_3$
2-Chloro-6-methylergoline-8β-acetonitrile.
Prolactin inhibitor. *Eli Lilly & Co.*

106   Lergotrile Mesylate
51473-23-5   257-225-4

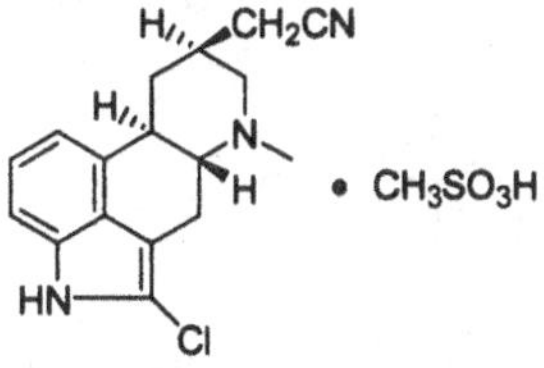

• CH_3SO_3H

$C_{18}H_{22}ClN_3O_3S$
2-Chloro-6-methylergoline-8β-acetonitrile monomethanesulfonate.
Prolactin inhibitor. *Eli Lilly & Co.*

107 Lisuride
18016-80-3   5541   241-925-1

$C_{20}H_{26}N_4O$
3-(9,10-Didehydro-6-methylergolin-8α-yl)-1,1-diethylurea.
methylergol carbamide; lysuride. Antimigraine, prolactin inhibitor and antiparkinsonian. mp = 186°; $[\alpha]_D^{20}$ = 313° (c = 0.60 C_5H_5N).

108 Lisuride Maleate
19875-60-6   5541   243-387-3

$C_{24}H_{30}N_4O_5$
3-(9,10-Didehydro-6-methylergolin-8α-yl)-1,1-diethylurea maleate.
Apodel; Cuvalit; Dopergin; Eunal; Lysenyl; Revanil. Antimigraine, prolactin inhibitor and antiparkinsonian. mp = 200° (dec); $[\alpha]_D^{20}$ = 288° (c = 0.5 MeOH); λ_m = 313 nm (MeOH); LD_{50} (mus iv) = 14.4 mg/kg.

109 Metergoline
17692-51-2   5999   241-686-3

$C_{25}H_{29}N_3O_3$
(+)-N-(Carboxy)-1-methyl-9,10-dihydrolysergamine benzyl ester.
Fl 6337; MCE. Prolactin inhibitor. mp = 146-149°; $[\alpha]_D^{28}$ = -7° ± 2°; λ_m 291 nm ($E_{1cm}^{1\%}$

165); soluble in C_5H_5N, EtOH, Me_2CO, $CHCl_3$; insoluble in C_6H_6, Et_2O, H_2O; LD_{50} (mus orl) = 430 mg/kg. *Farmitalia*.

110 Quinagolide
87056-78-8   8226

$C_{20}H_{33}N_3O_3S$
(±)-N,N-Diethyl-N'-[(3R*,4aR*,10aS*)-1,2,3,4,4a,5,10,10a-octahydro-6-hydroxy-1-propylbenzo[g]quinolin-3-yl]-sulfamide.
Prolactin inhibitor. mp = 122.5-124°. *Sandoz Pharmaceuticals Corp.*

111 Quinagolide Hydrochloride
94424-50-7   8226

$C_{20}H_{34}ClN_3O_3S$
(±)-N,N-Diethyl-N'-[(3R*,4aR*,10aS*)-1,2,3,4,4a,5,10,10a-octahydro-6-hydroxy-1-propylbenzo[g]quinolin-3-yl]-sulfamide hydrochloride.
CV-205-502; SDZ-205-502; Norprolac. Prolactin inhibitor. mp = 234-236°. *Sandoz Pharmaceuticals Corp.*

112 Terguride
37686-84-3   9308   253-624-2

$C_{20}H_{28}N_4O$
1,1-Diethyl-3-(6-methylergolin-8α-yl)-urea.

Androgens and Anabolic Steroids

TDHL. Prolactin inhibitor. Antiparkinsonian. mp = 203-204° (dec), 205-207° (dec); $[\alpha]_D^{20}$ = 30° (c = 1 C_5H_5N); 29° (c = 0.2 C_5H_5N); λ_m = 292, 281, 224 nm (log ε 3.72, 3.81, 4.42 C_5H_5N); insoluble in H_2O. SPOFA.

113   Terguride Hydrogen Maleate
37686-85-4   9308   253-625-8

$C_{24}H_{32}N_4O_5$
1,1-Diethyl-3-(6-methylergolin-8α-yl)-urea maleate.
SH-406; VUFB-6638; ZK31224; Dironyl; Mysalfon. Antihyperprolactinemic and antiparkinsonian. Prolactin inhibitor. mp = 190-191°; [monohydrate]: mp = 150-153°; $[\alpha]_D^{20}$ = -15.0° (c = 0.1 H_2O); soluble in H_2O (1.26 g/100 ml). SPOFA.

Somatostatins

114   Octreotide
83150-76-9   6859
$C_{49}H_{66}N_{10}O_{10}S_2$
D-Phenylalanyl-L-cysteinyl-L-phenylalanyl-D-tryptophyl-L-lysyl-L-threonyl-N-[(1R,2R)-2-hydroxy-1-(hydroxymethyl)propyl]-L-cysteinamide cyclic (2→7)-disulfide.
Sandostatin; SMS-201-995; Longastatin. Somatostatin analog. Gastric antisecretory agent. Used for treatment of agromegaly. $[\alpha]_D^{20}$ = -42° (c = 0.5 95% AcOH). Sandoz Pharmaceuticals Corp.

115   Octreotide Acetate
79517-01-4   6859
$C_{49}H_{66}N_{10}O_{10}S_2 \cdot xC_2H_4O_2$
D-Phenylalanyl-L-cysteinyl-L-phenylalanyl-D-tryptophyl-L-lysyl-L-threonyl-N-[(1R,2R)-2-hydroxy-1-(hydroxymethyl)propyl]-L-cysteinamide cyclic (2±7)-disulfide acetate (salt).
Sandostatin; SMS-201-995 ac. Somatostatin analog. Gastric antisecretory agent. Used for treatment of agromegaly. Sandoz Pharmaceuticals Corp.

Thyrotropic Hormones

116   Montirelin
90243-66-6

$C_{17}H_{24}N_6O_4S$
N-[[(3R,6R)-6-Methyl-5-oxo-3-thiomorpholinyl]carbonyl]-L-histidyl-L-prolinamide.
NS-3 [as tetrahydrate]; CG-3703 [as tetrahydrate]. Thyrotropin-releasing hormone analog.

117   Posatirelin
78664-73-0

$C_{17}H_{28}N_4O_4$
(2S)-N[(1S)-1-[[(2S)-2-Carbamoyl-1-pyrrolidinyl]carbonyl]-3-methylbutyl]-6-oxopipercolamide.
RGH-2202; L-6-ketopiperidine-2-carbonyl-L-leucyl-L-proline amide. Thyrotropin releasing hormone (TRH) analog, a neuroactive peptide.

Adrenocortical Agents

118 Taltirelin
103300-74-9

$C_{17}H_{23}N_7O_5$
(-)-N-[(S)-Hexahydro-1-methyl-2,6-dioxo-4-pyrimidinylcarbonyl]-L-histidyl-L-prolinamide tetrahydrate.
TA-0910 [as tetrahydrate]. A novel thyrotropin-releasing hormone analog.

119 TRH
24305-27-9   9720   246-143-4
$C_{16}H_{22}N_6O_4$
5-Oxo-L-prolyl-L-histidyl-L-prolinamide. Thyrotropin-releasing factor; TRF; TSH-releasing factor; pyroglutamylhistidylprolinamide; thyrotropin-releasing hormone; Protirelin; Thy-pinone; Abbott 38579; Synthetic TRH; thyroliberin; Antepan; Stimu-TSH; Thyrefact. A hypothalamic neuro-hormone. Stimulates release and synthesis of thyroid-stimulating hormone (TSH). Thyrotropic hormone. Freely soluble in MeOH, soluble in $CHCl_3$, insoluble in C_5H_5N. *Abbott Labs.*

120 TRH Tartrate
54974-54-8   9720
$C_{16}H_{22}N_6O_4 \cdot xC_4H_6O_6$
5-Oxo-L-prolyl-L-histidyl-L-prolinamide tartrate.
Irtonin; Xantium. Thyrotropic hormone.

121 TSH
9002-71-5   9931   232-664-4
Thyroid-stimulating hormone.
thyrotropic hormone; thyreotrophic hormone; TTH; Dermathycin; Thytropar. A glycoprotein hormone. Thyrotropic hormone.

Adrenocortical Agents

Adrenocortical Suppressants

122 Aminoglutethimide
125-84-8   460   204-756-4

$C_{13}H_{16}N_2O_2$
2-(p-Aminophenyl)-2-ethylglutarimide.
Cytadren; Elipten; Orimeten. Adrenocortical suppressant and antineoplastic agent. Has been used in treatment of Cushing's syndrome and other adrenal hormone disorders and in palliative treatment of breast cancer. mp = 149-150°; freely soluble in most organic solvents; poorly soluble in EtOAc, EtOH; insoluble in H_2O; [hydrochloride]: mp = 223-225°; soluble in H_2O. *Ciba-Geigy Corp.*

123 Tilostane
13647-35-3   9827   237-133-0

$C_{20}H_{27}NO_3$
4α,5α-Epoxy-3,17β-dihydroxyandrost-2-ene-2-carbonitrile.
Win-24540; Desopan; Modrastane; Modrenal. Adrenocortical suppressant; used in the treatment of breast cancer. In clinical trials prior to 1983. mp = 257.8-270°; $[\alpha]_D^{25}$ = 137.4° (c = 1 C_5H_5N); λ_m = 252 nm (ε 8300 EtOH). *Sterling Winthrop, Inc.*

Aldosterone Antagonists

124 Canrenoate Potassium
2181-04-6   1795   218-554-9

$C_{22}H_{29}KO_4$
Potassium 17-hydroxy-3-oxo-17α-pregna-4,6-diene-21-carboxylate.
SC-14266; Kanrenol; Soldactone; Venactone. Aldosterone antagonist. Used as a diuretic. *Searle, G.D., & Co.*

125 Canrenoic Acid
4138-96-9   223-963-0

$C_{22}H_{30}O_4$
17-Hydroxy-3-oxo-17α-pregna-4,6-diene-21-carboxylic acid.
Aldosterone antagonist. Used as a diuretic. *Searle, G.D., & Co.*

126 Canrenone
976-71-6   1795   213-554-5

$C_{22}H_{28}O_3$
17-Hydroxy-3-oxo-17α-pregna-4,6-diene-21-carboxylic acid γ lactone.
SC-9376; Phanurane. Aldosterone antagonist. Used as a diuretic. mp = 149-151°; $[\alpha]_D = 24.5°$ (CHCl$_3$); $\lambda_m = 283$ nm (ε 26700). *Searle, G.D., & Co.*

127 Dicirenone
41020-79-5

$C_{26}H_{36}O_5$
17-Hydroxy-3-oxo-17α-pregn-4-ene-7,21-dicarboxylic acid γ-lactone isopropyl ester.
SC-26304. Aldosterone antagonist, used as a hypotensive agent. *Searle, G.D., & Co.*

128 Eplerenone
107724-20-9

$C_{24}H_{30}O_6$
9,11α-Epoxy-17-hydroxy-3-oxo-17α-pregn-4-ene-7α,21-dicarboxylic acid γ-lactone methyl ester.
SC-66110. Aldosterone antagonist, used as an antihypertensive agent. *Searle, G.D., & Co.*

129 Mespirenone
87952-98-5

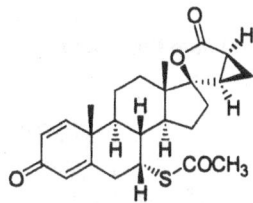

$C_{25}H_{30}O_4S$
15α,16α-Dihydro-17-hydroxy-7α-mercapto-3-oxo-3'H-cyclopropa[15,16]-17α-pregna-1,4,15-triene-21-carboxylic acid γ-lactone acetate.

Aldosterone antogonist. Mineralocorticoid receptor blocker; specific inhibitor of adrenocortical mineralocorticoid synthesis.

130 Mexrenoate Potassium
43169-54-6

$C_{24}H_{33}KO_6 \cdot 2H_2O$
7-Methyl-21-potassium-17-hydroxy-3-oxo-17α-pregn-4-ene-7α,21-dicarboxylate dihydrate.
SC-26714. Aldosterone antagonist, used as an antihypertensive agent. *Searle, G.D., & Co.*

131 Mexrenoic Acid
41020-68-2

$C_{24}H_{35}O_6$
7-Methyl-17-hydroxy-3-oxo-17α-pregn-4-ene-7α,21-dicarboxylic acid.
Aldosterone antagonist, used as an antihypertensive agent. *GD Searle.*

132 Prorenoate Potassium
49847-97-4

$C_{23}H_{31}KO_4$
Potassium 6,7-dihydro-17-hydroxy-3-oxo-3'H-cyclopropa[6,7]-17α-pregna-4,6-diene-21-carboxylate.
SC-23992. Aldosterone antagonist, used as an antihypertensive agent. *Searle, G.D., & Co.*

133 Spironolactone
52-01-7   8917   200-133-6

$C_{24}H_{32}O_4S$
17-Hydroxy-7α-mercapto-3-oxo-17α-pregn-4-ene-21-carboxylic acid γ-lactone acetate.
Aldactone; Aldactazide; SC-9420; Aldace; Aldopur; Almatol; Altex; Aquareduct; Deverol; Diatensec; Dira; Duraspiron; Euteberol; Lacalmin; Lacdene; Laractone; Nefurofan; Osiren; Osyrol; Sagisal; Sincomen; Spiretic; Spiroctan; Sprioderm; Spirolone; Spiro-Tablinen; Supra-Puren; Suracton; Urusonin; Verospiron; Xenalon. Aldosterone antagonist. Used as a diuretic. mp = 134-135°, 201-202°; $[\alpha]_D^{20} = -33.5°$ (CHCl$_3$); λ_m = 238 nm (ε 20200); insoluble in H$_2$O, soluble in most organic solvents. *Searle, G.D., & Co.; Parke-Davis.*

134 Spirorenone
74220-07-8   277-770-1

$C_{24}H_{28}O_3$
(6R,7R,8R,9S,10R,13S,14R,15S,16S,17S)-3',4',6,7,8,9,11,12,13,14,15,16,20,21-Tetradecahydro-10,13-dimethylspiro[17H-dicyclopropa[6,7:15,16]cyclopenta[a]phenanthrene-17,2'(5'H)-furan]-3(10H),5'-dione.

Aldosterone antagonist. Shows affinity for mineralocorticoid receptors.

Androgens and Anabolic Steroids

Anabolic Steroids

135   Androisoxazole
360-66-7   674

$C_{21}H_{31}NO_2$
17β-Hydroxy-17α-methylandrostano[3,2-c]isoxazole.
Neo-Ponden. An anabolic agent. mp = 169-170°; $[α]_D$ = 19°; $λ_m$ = 226 nm (log ε = 3.71 EtOH).

136   Androstenediol
521-17-5   677   208-306-8

$C_{19}H_{30}O_2$
Androst-5-ene-3β,17β-diol.
An anabolic agent. mp = 184°; $[α]_D^{18}$ = -55.5° (c = 0.4 iPrOH); insoluble in H_2O. Nopco.

137   Androstenediol 17-Acetate
5937-72-4   677

$C_{21}H_{32}O_3$
Androst-5-ene-3β,17β-diol 17-acetate.

An anabolic agent. mp= 146.5-148.5°; $[α]_D^{18}$= -62.4° (EtOH). Nopco.

138   Androstenediol 3-Acetate
1639-43-6   677   216-681-4

$C_{21}H_{32}O_3$
Androst-5-ene-3β,17β-diol 3-acetate.
An anabolic agent. mp= 147-148°. Nopco.

139   Androstenediol 3-Acetate-17-benzoate
5953-63-9   677   227-717-3

$C_{28}H_{36}O_4$
Androst-5-ene-3β,17β-diol 3-acetate-17-benzoate.
An anabolic agent. mp = 180-182°. Nopco.

140   Androstenediol Diacetate
2099-26-5   677   218-264-2

$C_{23}H_{34}O_4$
Androst-5-ene-3β,17β-diacetate.
An anabolic agent. mp = 165-166°; $[α]_D^{18}$ = -56.5° (EtOH). Nopco.

141 Androstenediol Dipropionate
2297-30-5   677   218-943-3

$C_{25}H_{38}O_4$
Androst-5-ene-3β,17β-dipropionate. Bisexovis; Stenandiol. An anabolic agent. Nopco.

142 Bolandiol
19793-20-5   1352

$C_{18}H_{28}O_2$
Estr-4-ene-3β,17β-diol. An anabolic agent. mp = 169-172°. Searle, G.D., & Co.

143 Bolandiol Dipropionate
1986-53-4   1352

$C_{24}H_{36}O_4$
Estr-4-ene-3β,17β-diol dipropionate. SC-7525; norpropandrolate; Anabiol; Storinol. An anabolic agent. Searle, G.D., & Co.

144 Bolasterone
1605-89-6   1353   216-519-2

$C_{21}H_{32}O_2$
17β-Hydroxy-7α,17-dimethylandrost-4-en-3-one. 7α,17-dimethyltestosterone; U-19763; NSC-66233. An anabolic agent. mp = 163-165°. Pharmacia & Upjohn, Inc.

145 Bolmantalate
1491-81-2

$C_{29}H_{40}O_3$
17β-Hydroxyestr-4-en-3-one 1-adamantanecarboxylate. 38851. An anabolic agent. Eli Lilly & Co.

146 Clostebol
1093-58-9   2475   214-133-9

$C_{19}H_{27}ClO_2$
4-Chloro-17β-hydroxyandrost-4-en-3-one. 4-chlorotestosterone. An anabolic agent. mp = 188-190°; $[\alpha]_D^{20}$ = 148° (CHCl$_3$); λ_m = 256 nm (log ε 4.13 EtOH). Farmitalia; Julian.

147 Clostebol Acetate
855-19-6   2475   212-720-4

$C_{21}H_{29}ClO_3$
4-Chloro-17β-acetoxyandrost-4-en-3-one.
Macrobin; Steranabol. An anabolic agent. mp = 228-230°; [α]$_D$ = 118° ±4° (CHCl$_3$); λ$_m$ = 255 nm (ε 13300); soluble in EtOH. *Farmitalia; Julian.*

148 Ethylestrenol
965-90-2   3851   213-523-6

$C_{20}H_{32}O$
19-Norpregn-4-en-17β-ol.
Orabolin; Durabolin-O; Orgaboral; Maxibolin; Orgabolin. An anabolic agent. mp = 209-212°; [α]$_D^{25}$ = -105° (CHCl$_3$); soluble in H$_2$O; LD$_{50}$ (rat ip) = 104 mg/kg, (rat sc) = 270 mg/kg, (rat orl) > 1000 mg/kg, (mus ip) = 187 mg/kg, (mus sc) = 293 mg/kg. *Organon Inc.*

149 Formebolone
2454-11-7   4266   219-523-2

$C_{21}H_{28}O_4$
11α,17β-Dihydroxy-17-methyl-3-oxo-androsta-1,4-diene-2-carboxaldehyde.
formyldienolone; Esiclene. An anabolic agent. mp = 209-212°; [α]$_D^{25}$ = -105° (CHCl$_3$); soluble in H$_2$O; LD$_{50}$ (rat ip) = 104 mg/kg, (rat sc) = 270 mg/kg, (rat orl) > 1000 mg/kg, (mus ip) = 187 mg/kg, (mus sc) = 293 mg/kg. *Lab. Prod. Biol. Braglia.*

150 Methandriol
521-10-8   6017   208-301-0

$C_{20}H_{32}O_2$
17α-Methylandrost-5-ene-3β,17β-diol.
Methostan; methylandrostenediol; MAD; mestenediol; Masdiol; Metocryst; Metildiolo; Androdiol; Metidione; Nabadial; Neosteron; Diolandrone; Stenediol; Protandren; Neostene; Crestabolic; Diolostene; Metendiol; Metandiol; Methandiol; Methanabol; Methostan; Neutrormone; Neutrosteron; Androteston-M; Megabion; Notandron. An anabolic agent. mp = 205.5-206.5°; [α]$_D^{20}$ = -73° (EtOH); slightly soluble in organic solvents, insoluble in H$_2$O. *Schering Corp.*

151 Methandriol Diacetate
2061-86-1   6017   218-167-5

$C_{24}H_{36}O_4$
17α-Methylandrost-5-ene-3β,17β-diacetate.
An anabolic agent. mp= 145-146°; [α]$_D^{21}$= -59° (c = 0.984 EtOH). *Schering Corp.*

152 Methandriol Dipropionate
3593-85-9   6017   222-735-8

$C_{26}H_{40}O_4$
17α-Methylandrost-5-ene-3β,17β-dipropionate.
Probolin. An anabolic agent. *Schering Corp.*

153 Methenolone
153-00-4   6044   205-812-0

$C_{20}H_{30}O_2$
17β-Hydroxy-1-methyl-5α-androst-1-en-3-one.
mêtênolone. An anabolic agent. mp = 149.5-152°, 160-161°; [α]$_D$ = 58.9°. *Schering AG.*

154 Methenolone 17-Acetate
434-05-9   6044   207-097-0

$C_{22}H_{32}O_3$
17β-Hydroxy-1-methyl-5α-androst-1-en-3-one 17-acetate.
SH-567; SQ-16496; NSC-74226; Primobolan Tablets; Primonabol. An anabolic agent. mp = 138-139°; λ$_m$ = 240 nm (ε 13300 MeOH); soluble in MeOH, Et$_2$O, CHCl$_3$. *Schering AG.*

155 Methenolone 17-Enanthate
303-42-4   6044   206-141-6

$C_{27}H_{42}O_3$
17β-Hydroxy-1-methyl-5α-androst-1-en-3-one 17-heptanoate.
SH-601; SQ-16374; NSC-64967; methenolone enanthate; Primobolan-Depot; Primonabol Depot. An anabolic agent. *Schering AG.*

156 Methyltrienolone
965-93-5   6211

$C_{19}H_{24}O_2$
17β-Hydroxy-17α-methylestra-4,9,11-trien-3-one.
metribolone; R-1881. An anabolic agent. mp = 170°; [α]$_D^{20}$ = -58.7° (c = 0.5 EtOH). *Roussel-UCLAF.*

157 Mibolerone
3704-09-4   6262   223-046-5

$C_{20}H_{30}O_2$
17β-Hydroxy-7α,17-dimethylestr-4-en-3-one.
U-10997; Cheque; Matenon. An anabolic steroid with androgenic properties. Soluble in H$_2$O (4.54 mg/100 ml at 37°). *Pharmacia & Upjohn, Inc.*

158 Nandrolone Cyclohexanecarboxylate
18470-94-5   6452   242-351-4

$C_{25}H_{36}O_3$
17β-Hydroxyestr-4-en-3-one cyclohexanecarboxylate.
19-nortestosterone hexahydrobenzoate; Nolongandron; Nor-Durandron. An anabolic steroid with androgenic properties. mp = 88-89°; $[\alpha]_D^{20} = 50°$ (c = 0.5 CHCl$_3$). *Organon Inc.; Forest Pharmaceuticals Inc.*

159 Nandrolone Cyclohexanepropionate
912-57-2   6452   213-013-3

$C_{27}H_{40}O_3$
17β-Hydroxyestr-4-en-3-one cyclohexanepropionate.
19-nortestosterone cyclohexylpropionate; Sanabolicum. An anabolic steroid with androgenic properties. *Organon Inc.; Forest Pharmaceuticals Inc.*

160 Nandrolone Decanoate
360-70-3   6452   206-639-3

$C_{28}H_{44}O_3$
17β-Hydroxyestr-4-en-3-one decanoate.
19-nortestosterone decanoate; Deca-Durabol; Deca-Hybolin; Hybolin decanoate; Deca-Durabolin; Nandrobolic L.A.; Retabolil. An anabolic steroid with androgenic properties. A controlled substance. mp= 32-35°; soluble in EtOH, Et$_2$O, Me$_2$CO, CHCl$_3$; insoluble in H$_2$O. *Organon Inc.; Forest Pharmaceuticals Inc.*

161 Nandrolone Dodecanoate
26490-31-3   6452   247-739-7

$C_{30}H_{48}O_3$
17β-Hydroxyestr-4-en-3-one dodecanoate.
nandrolone laurate; Laurabolin. An anabolic steroid with androgenic properties. *Organon Inc.; Forest Pharmaceuticals Inc.*

162 Nandrolone Furylpropionate
7642-64-0   6452   231-580-5

$C_{25}H_{32}O_4$
17β-Hydroxyestr-4-en-3-one furylpropionate.
19-nortestosterone furylpropionate; NFP; Demelon. An anabolic steroid with androgenic properties. *Organon Inc.; Forest Pharmaceuticals Inc.*

163 Nandrolone Phenpropionate
62-90-8   6452   200-551-9

$C_{27}H_{34}O_3$
17β-Hydroxyestr-4-en-3-one hydrocinnamate.
Durabolin; Nandrobolic; NSC-23162; Activin; Durabol; Strabolene; Superanabolon; Nandrolin. An anabolic steroid with androgenic properties. mp = 95-96°; $[\alpha]_D$ = 58° (CHCl$_3$). Organon Inc.; Forest Pharmaceuticals Inc.

164 Nandrolone p-Hexyloxyphenylpropionate
52279-57-9   6452   257-810-4

$C_{33}H_{46}O_4$
17β-Hydroxyestr-4-en-3-one p-Hexyloxyphenylpropionate.
Anador; Anadur; 19-nortestosterone-3-(p-hexyloxyphenyl)propionate. An anabolic steroid with androgenic properties. mp = 53-55°; $[\alpha]_D$ = 45° (c = 1 dioxane). Organon Inc.; Forest Pharmaceuticals.

165 Nandrolone Propionate
7207-92-3   6452   230-587-0

$C_{21}H_{30}O_3$
17β-Hydroxyestr-4-en-3-one propionate.

19-nortestosterone propionate; Norybol-19; Nortesto. An anabolic steroid with androgenic properties. mp = 55-60°; $[\alpha]_D^{23.5}$ = 58° (CHCl$_3$); λ_m = 240 nm (ε 16650). Organon Inc.; Forest Pharmaceuticals Inc.

166 Norbolethone
1235-15-0   6779

$C_{21}H_{32}O_2$
(±)-13-Ethyl-17β-hydroxy-18,19-dinorpregn-4-en-3-one.
Wy-3475; Genabol. An anabolic steroidal agent. mp = 144-145°; λ_m = 241 nm (ε 16500); LD$_{50}$ (mus orl) > 5010 mg/kg; [d form]: mp = 175-176°; $[\alpha]_D$ = 20.7° (CHCl$_3$); [l form]: mp = 172-175.5°; $[\alpha]_D$ = -18.1° (CHCl$_3$). Wyeth-Ayerst Labs.

167 Oxabolone
4721-69-1   7034   225-212-2

$C_{18}H_{26}O_3$
4,17β-Dihydroxy-estr-4-en-3-one.
19-norandrost-4-ene-4,17β-diol-3-one.
4-hydroxy-19-nortestosterone. An anabolic steroidal agent. mp = 188-190°; λ_m = 278 nm (ε 11600). Farmitalia.

168 Oxabolone
17-Cyclopentanepropionate
1254-35-9   7034   215-011-8

$C_{26}H_{38}O_4$
4,17β-Dihydroxy-estr-4-en-3-one 17-cyclopentanepropionate.
FI-5852; oxabolone cypionate; Steranabol Long-Acting; Steranabol ritardo. An anabolic agent. mp = 158-160°; $[\alpha]_D^{20}$ = 30° (c = 1 $CHCl_3$); λ_m = 276 nm ($E_{1\,cm}^{1\%}$ = 315EtOH); soluble in $CHCl_3$, dioxane, C_6H_6; less soluble in MeOH; insoluble in H_2O, C_6H_{16}. Farmitalia.

169 Oxymesterone
145-12-0   7099   205-646-9

$C_{20}H_{30}O_3$
4,17β-Dihydroxy-17α-methylandrost-4-en-3-one.
oxymestrone; Anamidol; Oranabol; Theranabol. An anabolic steroid with androgenic properties. mp = 169-171°; $[\alpha]_D^{20}$ = 69° (EtOH); λ_m = 278 nm ($E_{1\,cm}^{1\%}$ 406 EtOH); soluble in $CHCl_3$, Me_2CO, EtOH; insoluble in H_2O. Farmitalia.

170 Pizotyline
15574-96-6   7671   239-632-9

$C_{19}H_{21}NS$
4-(9,10-Dihydro-4H-benzo[4,5]-cyclohepta[1,2-b]thien-4-ylidene)-1-methylpiperidine.
BC-105; pizotifen; pizotifan; Litec. Anabolic and antidepressant. Serotonin inhibitor. Used to alleviate migraine. Sandoz Pharmaceuticals Corp.

171 Pizotyline Hydrochloride
73391-87-4   7671

$C_{19}H_{22}ClNS$
4-(9,10-Dihydro-4H-benzo[4,5]-cyclohepta[1,2-b]thien-4-ylidene)-1-methylpiperidine hydrochloride.
Anabolic and antidepressant. Serotonin inhibitor. Used to alleviate migraine. mp = 261-263°. Sandoz Pharmaceuticals Corp.

172 Pizotyline Malate
5189-11-7   7671

$C_{23}H_{27}NO_5S$
4-(9,10-Dihydro-4H-benzo[4,5]-cyclohepta[1,2-b]thien-4-ylidene)-1-methylpiperidine malate.
Sandomigran; Sanmigran; Sanomigran; Mosegor. Anabolic and antidepressant. Serotonin inhibitor. Used to alleviate migraine. mp = 185-186° (dec). *Sandoz Pharmaceuticals Corp.*

173 Quinbolone
2487-63-0   8236

$C_{24}H_{32}O_2$
17β-(1-Cyclopenten-1-yloxy)androsta-1,4-dien-3-one.
Anabolicum Vister. An anabolic agent. mp = 133-135°; $[\alpha]_D^{20}$= 61° (dioxane); λ_m = 244-245 nm ($e_1^{1\%}{}_{cm}$ 430-450 dioxane); soluble in organic solvents; sparingly soluble in EtOH, C_6H_{14}; soluble in sesame oil (4.0-4.5 g/100 ml), insoluble in H_2O.

174 Stenbolone
5197-58-0   8962

$C_{20}H_{30}O_2$
17β-Hydroxy-2-methyl-5α-androst-1-en-3-one.
An anabolic agent. The acetate is used as an anabolic. mp = 155-158°; $[\alpha]_D$ = 52° (CHCl$_3$), $[\alpha]_D^{26}$ = 47° (CHCl$_3$); λ_m = 241 nm (log ε = 3.99 EtOH). *Syntex International, Ltd.; Schering AG.*

175 Stenbolone Acetate
1242-56-4   8962

$C_{22}H_{32}O_3$
17β-Hydroxy-2-methyl-5α-androst-1-en-3-one acetate.
Anatrofin. An anabolic agent. The acetate is used as an anabolic. mp= 155-158°; $[\alpha]_D$ = 32° (CHCl$_3$), $[\alpha]_D^{26}$ = 60° (CHCl$_3$); λ_m = 241 nm (log ε 4.03). *Syntex International, Ltd.; Schering AG.*

176 Trenbolone
10161-33-8   9716

$C_{18}H_{22}O_2$
17β-Hydroxyestra-4,9,11-trien-3-one.
An anabolic agent. mp = 186°, 183-186°;

$[\alpha]_D^{20}$ = 19° (c = 0.45 EtOH); λ_m = 239, 340.5 nm (ϵ = 5260, 28000). *Roussel-UCLAF.*

177 Trenbolone Acetate
10161-34-9   9716   233-432-5

$C_{20}H_{24}O_3$
17β-Hydroxyestra-4,9,11-trien-3-one acetate.
Finaplix; RU-1697. An anabolic agent. mp = 96-97°; $[\alpha]_D^{20}$ = 36.8° (c = 0.37 MeOH). *Roussel-UCLAF.*

178 Trenbolone Cyclohexylmethyl Carbonate
23454-33-3   716   245-669-1

$C_{26}H_{34}O_4$
17β-17-[(Cyclohexylmethoxy)carbonyl]-oxyestra-4,9,11-trien-3-one.
Parabolan. Anabolic. mp = 90-95°; $[\alpha]_D^{20}$ = 41.6° (c = 0.5 etOH). *Roussel-UCLAF.*

179 Zeranol
26538-44-3   247-769-0

$C_{18}H_{26}O_5$
(3S,7X)-3,4,5,6,7,8,9,10,11,12-Deca-hydro-7,14,16-trihydroxy-3-methyl1H-2-benzoxacyclotetradecin-1-one.

Ralabol; Ralgro; THFES(HM); P-1496; MK-188. Anabolic. *Pitman-Moore, Inc.*

Androgens

180 Boldenone
846-48-0   1354   212-686-0

$C_{19}H_{26}O_2$
17β-Androsta-1,4-dien-3-one. dehydrotestosterone. Androgen. Has properties of an anabolic steroid. mp = 164-166°; $[\alpha]_D^{25}$ = 25° ($CHCl_3$); [acetate]: mp = 151-153°. *Schering Corp.; Olin Mathieson.*

181 Boldenone 10-Undecanoate
13103-34-9   1354   236-024-5

$C_{30}H_{44}O_3$
17β-Androsta-1,4-dien-3-one 10-undecenoate.
Equipoise; Ba-9038; Parenabol. Androgen. Has properties of an anabolic steroid. *Solvay Animal Health, Inc.*

182 Cloxotestosterone
53608-96-1   2482

$C_{21}H_{29}Cl_3O_3$
17β-(2,2,2-Trichloro-1-hydroxyethoxy)-androst-4-en-3-one.

testosterone 17-chloral hemiacetal. Androgen. mp = 200-201°; λ_m = 241 nm (ϵ = 16300 EtOH). *Lovens Komiske Fabrik.*

183 Cloxotestosterone Acetate
13867-82-8   2482

$C_{23}H_{31}Cl_3O_4$
17β-(2,2,2-Trichloro-1-acetoxyethoxy)-androst-4-en-3-one.
Caprosem. Androgen. mp = 192-193°; λ_m = 241 nm (ϵ = 16400 EtOH). *Lovens Komiske Fabrik.*

184 Fluoxymesterone
76-43-7   4223   200-961-8

$C_{20}H_{29}FO_3$
9-Fluoro-11β,17β-dihydroxy-17-methylandrost-4-en-3-one.
Halotestin; Ora-Testryl; NSC-12165; Androsterolo; Oratestin; Testoral; Ultandren. Androgen. mp = 270° (dec); $[\alpha]_D$ = 109° (EtOH); λ_m = 240 nm (ϵ 16700 EtOH); soluble in C_5H_5N; moderately soluble in Me_2CO, $CHCl_3$; sparingly soluble in MeOH; insoluble in H_2O, Et_2O, C_6H_6, C_6H_{12}. *Pharmacia & Upjohn, Inc.; Bristol-Myers Squibb Co.*

185 Mestanolone
521-11-9   5973   208-302-6

$C_{20}H_{32}O_2$
17β-Hydroxy-17α-methyl-5α-androstan-3-one.
Androstalone. Androgen. mp = 192-193°; insoluble in H_2O; soluble in Me_2CO, EtOH, Et_2O, EtOAc. *Ciba-Geigy Corp.*

186 Mesterolone
1424-00-6   5974   215-836-3

$C_{20}H_{32}O_2$
17β-Hydroxy-1α-methyl-5α-androstan-3-one.
SH-723; NSC-75054. Androgen. mp = 203.5-205.0°; $[\alpha]_D^{20}$ = 17.6° (c = 0.875 $CHCl_3$); [acetate]: mp = 169-170°; $[\alpha]_D^{25}$ = 16.5° (c = 0.88 $CHCl_3$). *Schering AG.*

187 Methandrostenolone
72-63-9   6018   200-787-2

$C_{20}H_{28}O_2$
17β-Hydroxy-17α-methylandrosta-1,4-dien-3-one.
NSC-42722; Danabol; Nerobol; Nabolin;

Sterolon; Dianabol. Androgen. mp = 163-164°; $[\alpha]_D^{26}$ = 0° (c = 1.15 CHCl$_3$)λ_m = 245 nm (ε = 15600). *Ciba-Geigy Corp.*

188 17α-Methyltestosterone 3-cyclopentyl enol ether
67-81-2   6207   200-670-6

$C_{25}H_{38}O_2$
(17β)-3-(Cyclopentyloxy)-17-methylandrosta-3,5-dien-17-ol.
RP-12222; Pandrocine; Penmestrol. Androgen. mp = 148-152°; $[\alpha]_D$ = -150° (dioxane).

189 17-Methyltestosterone
58-18-4   6206   200-366-3

$C_{20}H_{30}O_2$
17β-Hydroxy-17α-methylandrost-4-en-3-one.
Android; Metandren; Oraviron; Oreton Methyl; Synandrets; Synandrotabs; Testred; Glosso-Stérandryl; Neohombreol M; Orchisterone-M; Perandren; component of: Estan, Estratest, Premarin ith Methyltestosterone. Androgen. mp = 161-166°; $[\alpha]_D^{25}$ = 69° to 75° (dioxane); soluble in EtOH, MeOH, Et$_2$O, most organic solvents; insoluble in H$_2$O. *ICN Pharmaceuticals, Inc.; Eli Lilly & Co.; Ciba-Geigy Corp.; Schering Corp.; Pfizer Inc.; Solvay Pharmaceuticals; Wyeth-Ayerst Labs.*

190 Mibolerone
3704-09-4   6262   223-046-5

$C_{20}H_{30}O_2$
17β-Hydroxy-7α,17-dimethylestr-4-en-3-one.
U-10997; Cheque; Matenon. Androgen. Soluble in H$_2$O (4.54 mg/100 ml at 37°). *Pharmacia & Upjohn, Inc.*

191 Nandrolone
434-22-0   6452   207-101-0

$C_{18}H_{26}O_2$
17β-Hydroxyestr-4-en-3-one.
19-nortestosterone. Androgen. mp = 112°, 124°; $[\alpha]_D^{22}$ = 55° (c = 0.93 CHCl$_3$); λ_m = 241 nm (ε 17000 EtOH); soluble in EtOH, Et$_2$O, CHCl$_3$; [benzoate]:mp = 174-175°; $[\alpha]_D^{20}$ = 104.5° (EtOH).

192 Nandrolone Cyclohexanecarboxylate
18470-94-5   6452   242-351-4

$C_{25}H_{36}O_3$
17β-Hydroxyestr-4-en-3-one cyclohexanecarboxylate.
19-nortestosterone hexahydrobenzoate; Nolongandron; Nor-Durandron. Androgen. mp = 88-89°; $[\alpha]_D^{20}$ = 50° (c = 0.5 CHCl$_3$). *Organon Inc.; Forest.*

193 Nandrolone Cyclohexanepropionate
912-57-2   6452   213-013-3

$C_{27}H_{40}O_3$
17β-Hydroxyestr-4-en-3-one cyclohexanepropionate.
19-nortestosterone cyclohexylpropionate; Sanabolicum. Androgen. *Organon Inc.; Forest Pharmaceuticals Inc.*

194 Nandrolone Decanoate
360-70-3   6452   206-639-3

$C_{28}H_{44}O_3$
17β-Hydroxyestr-4-en-3-one decanoate.
19-nortestosterone decanoate; Deca-Durabol; Deca-Hybolin; Hybolin decanoate; Deca-Durabolin; Nandrobolic L.A.; Retabolil. Androgen. mp= 32-35°; soluble in EtOH, Et$_2$O, Me$_2$CO, CHCl$_3$; insoluble in H$_2$O. *Organon Inc.; Forest Pharmaceuticals Inc.*

195 Nandrolone Dodecanoate
26490-31-3   6452   247-739-7

$C_{30}H_{48}O_3$
17β-Hydroxyestr-4-en-3-one dodecanoate.
nandrolone laurate; Laurabolin.

Androgen. *Organon Inc.; Forest Pharmaceuticals Inc.*

196 Nandrolone Furylpropionate
7642-64-0   6452   231-580-5

$C_{25}H_{32}O_4$
17β-Hydroxyestr-4-en-3-one furylpropionate.
19-nortestosterone furylpropionate; NFP; Demelon. Androgen. *Organon Inc.; Forest Pharmaceuticals Inc.*

197 Nandrolone Phenpropionate
62-90-8   6452   200-551-9

$C_{27}H_{34}O_3$
17β-Hydroxyestr-4-en-3-one hydrocinnamate.
Durabolin; Nandrobolic; NSC-23162; Activin; Durabol; Strabolene; Superanabolon; Nandrolin. Androgen. mp = 95-96°; $[α]_D$ = 58° (CHCl$_3$). *Organon Inc.; Forest Pharmaceuticals Inc.*

198 Nandrolone p-Hexyloxyphenylpropionate
52279-57-9   6452   257-810-4

$C_{33}H_{46}O_4$
17β-Hydroxyestr-4-en-3-one p-Hexyloxyphenylpropionate.
Anador; Anadur; 19-nortestosterone-3-(p-

hexyloxyphenyl)propionate. Androgen. mp = 53-55°; [α]$_D$ = 45° (c = 1 dioxane). *Organon Inc.; Forest Pharmaceuticals Inc.*

199 Nandrolone Propionate
7207-92-3   6452   230-587-0

C$_{21}$H$_{30}$O$_3$
17β-Hydroxyestr-4-en-3-one propionate. 19-nortestosterone propionate. Androgen. mp = 55-60°; [α]$_D^{23.5}$ = 58° (CHCl$_3$); λ$_m$ = 240 nm (ε 16650). *Organon Inc.; Forest Pharmaceuticals Inc.*

200 Nisterime acetate
51354-31-5

C$_{27}$H$_{35}$ClN$_2$O$_5$
2α-Chloro-17β-hydroxy-5α-androstan-3-one O-(p-nitrophenyl)oxime acetate (ester).
ORF-9326. Androgen. *Ortho Pharmaceutical Corp.*

201 Norethandrolone
52-78-8   6789   200-153-5

C$_{20}$H$_{30}$O2
17α-Ethyl-17β-hydroxyestr-4-en-3-one. Nilevar; Solevar. Androgen. mp = 140-141°; λ$_m$ = 240 nm (ε 16500); soluble in EtOH, C$_6$H$_6$, Et$_2$O, EtOAc; insoluble in H$_2$O. *Searle, G.D., & Co.*

202 Normethandrone
514-61-4   6805   208-183-0

C$_{19}$H$_{28}$O$_2$
17α-Methyl-17β-hydroxyestr-4-en-3-one. methylnortestosterone; normethandrolone; normetandrone; Orgasteron; Metalutin; Methalutin. Androgen. mp = 156-158°; [α]$_D$ = 33°; λ$_M$ = 240 nm (log ε 4.23 EtOH). *Syntex International, Ltd.*

203 Oxandrolone
53-39-4   7054   200-172-9

C$_{19}$H$_{30}$O$_3$
17β-Hydroxy-17α-methyl-2-oxa-5α-androstan-3-one.
Anavar; SC-11585; NSC-67068; Lonavar; Provitar; Vasorome. Androgen. mp = 235-238°; [α]$_D^{25}$ = -23°, λ$_m$ = 287, 579 nm. *Searle, G.D., & Co.*

204 Oxymesterone
145-12-0   7099   205-646-9

C$_{20}$H$_{30}$O$_3$
4,17β-Dihydroxy-17-methylandrost-4-en-3-one.

oxymestrone; Anamidol; Oranabol; Theranabol. Androgen. mp = 169-171°; $[\alpha]_D^{20} = 69°$ (EtOH); $\lambda_m = 278$ nm ($E_{1\,cm}^{1\%}$ 406 EtOH); insoluble in H_2O; soluble in $CHCl_3$, Me_2CO, EtOH. *Farmitalia*.

205 Oxymetholone
434-07-1   7101   207-098-6

$C_{21}H_{32}O_3$
17β-Hydroxy-2-(hydroxymethylene)-17-methyl-5α-androstan-3-one.
Adroyd; Anadrol; anasterone; Anapolon; Pardroyd; Plenastril; Protanabol; Nastenon; Synasteron. Androgen. mp = 178-180°; $[\alpha]_D = 38°$; $\lambda_m = 285$ nm (log ε 3.99); [enol acetate]: mp = 144-148°; $[\alpha]_D = 27°$ (EtOH); $\lambda_m = 255$ nm (log ε 4.09); [enol propionate]: mp = 135°; $[\alpha]_D = 26°$ (EtOH); $\lambda_m = 257$ nm (logε 4.11); [enol benzoate]: mp = 188-190°; $[\alpha]_D = 0°$ (EtOH); $\lambda_m = 230$ nm (logε 4.19). *Parke-Davis; Syntex International, Ltd.*

206 Prasterone
53-43-0   7892   200-175-5

$C_{19}H_{28}O_2$
3β-Hydroxyandrost-5-en-17-one.
DHEA; Astenile; Deandros; Diandrone; Psicosterone. Androgen. mp = 140-141°, 152-153°; $[\alpha]_D^{18} = 10.9°$ (c = 0.4 EtOH); soluble in C_6H_6, EtOH, Et_2O; sparingly soluble in $CHCl_3$, petroleum ether.

207 Prasterone Sodium Sulfate
1099-87-2   7892   214-152-2

$C_{19}H_{27}NaO_5S$
3β-Hydroxyandrost-5-en-17-one sodium sulfate.
sodium dehydroepiandrosterone sulfate; DHA-S; Mylis. Androgen. mp = 154° (dec); soluble in MeOH; slightly soluble in EtOH, H_2O; insoluble in Me_2CO, $CHCl_3$, C_6H_6; LD_{50} (mmus orl) > 10000 mg/kg, (mmus sc) = 899 mg/kg, (mmus ip) = 460 mg/kg, (mmus iv) = 274 mg/kg, (mrat orl) > 10000 mg/kg, (mrat sc) = 1005 mg/kg, (mrat ip) = 559 mg/kg, (mrat iv) = 468 mg/kg.

208 Silandrone
5055-42-5   225-755-5

$C_{22}H_{36}O_2Si$
17β-(Trimethylsiloxy)androst-4-en-3-one.
SC-16148; NSC-95147. Androgen. *Searle, G.D., & Co.*

209 Stanolone
521-18-6   8950   208-307-3

$C_{19}H_{30}O_2$
17β-Hydroxy-5α-androstan-3-one.
Neodrol; androstanolone; Anabolex;

Andractim; Androlone. Androgen. mp = 181°; $[\alpha]_D^{20}$ = 32.4° (EtOH); soluble in EtOH, Me$_2$CO, Et$_2$O, EtOAc; insoluble in H$_2$O. Pfizer Inc.; Schering AG.

210   Stanozolol
10418-03-8   8951   233-894-8

$C_{21}H_{32}N_2O$
17-Methyl-2'H-5α-androst-2-eno[3,2-c]-pyrazol-17β-ol.
Winstrol; Win-14833; NSC-43193; androstanazolestanazol; Stromba; Strombaject. Androgen. mp = 229.8-242°; $[\alpha]_D$ = 35.7° (CHCl$_3$), 48.6° (EtOH); λ_m = 223 nm (ε 4740). Sterling Winthrop, Inc.

211   Testosterone
58-22-0   9322   200-370-5

$C_{19}H_{28}O_2$
17β-Hydroxyandrost-4-en-3-one.
Andro 100; Mertestate; Oreton; Synandrol F; Testoderm; Testolin; Testro AQ; Virosterone. Androgen. mp = 155°; $[\alpha]_D^{24}$ = 109° (c = 4 EtOH); λ_m = 238 nm; soluble in EtOH, Et$_2$O, other organic solvents; insoluble in H$_2$O. Forest Pharmaceuticals Inc.; Sterling Winthrop, Inc.; Schering AG; Pfizer International.

212   Testosterone Acetate
1045-69-8   9322   213-876-6

$C_{21}H_{30}O_3$
17-[(1-Oxoacetyl)oxy]androst-4-en-3-one.
Androgen. mp = 140-141°. Forest Pharmaceuticals Inc.; Mead Johnson Pharmaceuticals; Savage Labs.; Schering AG.

213   Testosterone Cypionate
58-20-8   9322   200-368-4

$C_{27}H_{40}O_3$
17-(Cyclopentyl-1-oxopropoxy)androst-4-en-3-one.
depAndro 100; depAndro 200; Depo; Depovirin; Depotest; Depo-Testosterone; Pertestis; Virilon; component of: Depo-Testadiol. Androgen. mp = 101-102°; $[\alpha]_D^{25}$ = 87° (CHCl$_3$); soluble in oils. Forest Pharmaceuticals Inc.; Pharmacia & Upjohn, Inc.; Hoechst-Roussel Pharmaceuticals Inc.

214   Testosterone Enanthate
315-37-7   9322   206-253-5

$C_{26}H_{40}O_3$
17-[(1-Oxoheptyl)oxy]androst-4-en-3-one.
Andro L.A. 200; Delatestryl; NSC-17591;

Androtardyl; Everone; Primoteston; Testinon; Testo-Enant; component of: Androgyn L.A., Ditate. Androgen. mp = 36-37.5°. *Forest Pharmaceuticals Inc.; Mead Johnson Pharmaceuticals; Savage Labs.; Schering AG.*

215 Testosterone Ketolaurate
5874-98-6   9322   227-540-1

$C_{31}H_{48}O_4$
17-[(1,3-Dioxododecyl)oxy]androst-4-en-3-one.
Androgen. *Organon Inc.; Forest Pharmaceuticals Inc.*

216 Testosterone Phenylacetate
5704-03-0   9322

$C_{27}H_{34}O_3$
17-[(Phenylacetyl)oxy]androst-4-en-3-one.
Androgen. *Organon Inc.; Forest Pharmaceuticals Inc.*

217 Testosterone Propionate
57-85-2   9322   200-351-1

$C_{22}H_{32}O_3$
17-[(1-Oxopropanoyl)oxy]androst-4-en-3-one.
Anertan; Enarmon; Neo-Hombreol; Orchisterone; Perandren; Synandrol; Synerone; Testex; Testoviron; Virormone.

Androgen. mp = 118-122°; $[\alpha]_D^{25}$ = 83° to 90° (c = 1 dioxane); soluble in EtOH, Et_2O, C_5H_5N, other organic solvents; insoluble in H_2O. *Forest Pharmaceuticals Inc.; Mead Johnson Pharmaceuticals; Savage Labs.; Schering AG.*

218 Tiomesterone
2205-73-4   9596   218-614-4

$C_{24}H_{34}O_4S_2$
1α,7α-Diacetylthio-17β-hydroxy-17α-methylandrost-4-en-3-one.
STA-307; Thiomesterone; Emdabol; Emdabolin; Protabol. Androgen. mp = 205-206°; $[\alpha]_D$ = -66° (dioxane); λ_m = 237.5 nm (ε 19800). *E. Merck.*

219 Trestolone
3764-87-2

$C_{19}H_{28}O_2$
17β-Hydroxy-7α-methylestr-4-en-3-one.
Androgen.

220 Trestolone Acetate
6157-87-5

$C_{21}H_{30}O_3$
17β-Hydroxy-7α-methylestr-4-en-3-one acetate.
U-15,614; NSC-69948. Androgen.

Antiprostatic Hypertrophy Agents

221   Epristeride
119169-78-7   3668

$C_{25}H_{37}NO_3$
17β-(tert-Butylcarbamoyl)androsta-3,5-diene-3-carboxylic acid.
SK&F-105657. A 5α-reductase inhibitor. Used in treatment of benign prostatic hypertrophy. mp = 242-249°. *SmithKline Beecham Pharmaceuticals.*

222   Finasteride
98319-26-7   4125

$C_{23}H_{36}N_2O_2$
N-tert-Butyl-3-oxo-4-aza-5α-androst-1-ene 17β-carboxamide.
Propecia; Proscar; MK-906; Chibro-Proscar; Finastid; Prostide. A 5α-reductase inhibitor (testosterone → dihydrotestosterone converting enzyme). Formerly used as a treatment for benign prostatic hypertrophy. Also reported to have anti-alopecia properties and is now used to treat alopecia. mp = 257°, 252-254°; $[\alpha]_D$ = -59° (c = 1 MeOH); freely soluble in $CHCl_3$, DMSO, MeOH, EtOH, n-PrOH; sparingly soluble in propylene glycol, polyethylene glycol 400; very slightly soluble in H_2O, acids, bases. *Merck & Co., Inc.*

223   Gestonorone Caproate
1253-28-7   4422   215-010-2

$C_{26}H_{38}O_4$
17-Hydroxy-19-norpregn-4-ene-3,20-dione hexanoate.
SH-582; NSC-84054; gestronol caproate; Depostat. Progestogen Used in treatment of benign prostatic hypertrophy. mp = 123-124°; $[\alpha]_D$ = 13° ($CHCl_3$); λ_m = 239 nm (ε 17540). *Schering Corp.*

224   Mepartricin
11121-32-7   5891

mixture (≅ 1:1) of meparticin A and mepartricin B; SPA-S-160; SN 654; Partricin methyl ester; methylpartricin; Ipertrofan; Orofungin; Tricandil; Tricangine. Antifungal and antiprotozoal (trichomonas); also used to treat benign prostatic hypertrophy. Antiprostatic hypertrophy. λ_m = 401, 378, 359, 340 nm; slightly soluble in H_2O, Et_2O, C_6H_6, petroleum ether; soluble in ROH, C_5H_5N, DMF, DMSO, Me_2CO; LD_{50} (mus orl) > 2000 mg/kg, (mus ip) = 200 mg/kg.R74.

225   Mepartricin A
62534-68-3   5891

$C_{60}H_{88}N_2O_{19}$
40-Demethyl-3,7-dideoxo-3,7-dihydroxy-N^{47}-methyl-5-oxocandicidin D methyl ester cyclic 15,19-hemiacetal gedamycin methyl ester.

Antifungal and antiprotozoal (trichomonas); also used to treat benign prostatic hypertrophy. Antiprostatic hypertrophy. mp = 145-149° (dec); λ_m = 400, 377, 357, 339, 287, 240, 234, 204 nm (ϵ 79326, 92454, 68094, 51685, 14199, 24612, 26505, 16092 MeOH).

226 Mepartricin B
62534-69-4   5891

$C_{59}H_{86}N_2O_{19}$
[sodium lauryl sulfate complex]: SPA-S-222; Montricin. Antifungal and antiprotozoal (trichomonas); also used to treat benign prostatic hypertrophy. Antiprostatic hypertrophy. mp = 154-158°; λ_m = 402, 379, 359, 340, 285, 233, 204 nm (ϵ 81101, 94729, 64171, 41558, 16196, 23835, 21696 MeOH).

227 Osaterone
105149-04-0   7019

$C_{20}H_{25}ClO_4$
(+)-6-Chloro-17-hydroxy-2-oxapregna-4,6-diene-3,2-dione.
Anti-androgen (androgen receptor antagonist). Used in treatment of benign prostatic hypertrophy. mp = 218-221°. Teikoku Hormone.

228 Osaterone Acetate Ester
105149-00-6   7019

$C_{22}H_{27}ClO_5$
(+)-6-Chloro-17-hydroxy-2-oxapregna-4,6-diene-3,2-dione acetate (ester).
2-oxochlormadinone acetate; TZP-4238. Anti-androgen (androgen receptor antagonist). Used in treatment of benign prostatic hypertrophy. mp = 253-255°. Teikoku Hormone.

229 Oxendolone
33765-68-3   7065

$C_{20}H_{30}O_2$
16β-Ethyl-17β-hydroxyestr-4-en-3-one. TSAA-291. Anti-androgen (androgen receptor antagonist). Used in treatment of benign prostatic hypertrophy. mp = 152-153°; $[\alpha]_D$ = 41° (c = 1.0 EtOH); λ_m = 240 nm (ϵ 15800 EtOH)); Stable against heat, humidity and indoor light; Converts to the 16α- and 17α-epimers in sunlight; LD_{50} (rat mus orl) > 10000 mg/kg, (rat mus im) = 5000-10000 mg/kg, (rat mus ip) = 5000 - 10000 mg/kg. Takeda.

230 Sitogluside
474-58-8

$C_{35}H_{60}O_6$
3β-(α-D-Glucopyranosyloxy)stigmast-5-ene.
BSSG; EU-4906; AW-10; WA-184.
Antiprostatic hypertrophy.

231 Tamsulosin
106133-20-4   9217

$C_{20}H_{28}N_2O_5S$
(-)-(R)-5-[2-[[2-(o-Ethoxyphenoxy)ethyl]amino]propyl]-2-methoxybenzenesulfonamide.
amsulosin. Specific α_1-adrenoceptor antagonist. Used in treatment of benign prostatic hypertrophy. Boehringer Ingelheim Pharmaceuticals, Inc.; Yamanouchi U.S.A. Inc.

232 dl-Tamsulosin Hydrochloride
80223-99-0   9217

$C_{20}H_{29}ClN_2O_5S$
(±)-(R)-5-[2-[[2-(o-Ethoxyphenoxy)ethyl]amino]propyl]-2-methoxybenzenesulfonamide hydrochloride.

Specific α_1-adrenoceptor antagonist. Used in treatment of benign prostatic hypertrophy. mp = 254-256°. Boehringer Ingelheim Pharmaceuticals, Inc.; Yamanouchi U.S.A. Inc.

233 (R)-Tamsulosin Hydrochloride
106463-17-6   9217

$C_{20}H_{29}ClN_2O_5S$
(-)-(R)-5-[2-[[2-(o-Ethoxyphenoxy)ethyl]amino]propyl]-2-methoxybenzenesulfonamide hydrochloride.
LY-253351; R-(-)-YM-12617; YM-12617-1; YM-617; Harnal. Used in treatment of benign prostatic hypertrophy. mp = 228-230°; $[\alpha]_D^{24}$ = -4.0° (c = 0.35 MeOH). Boehringer Ingelheim Pharmaceuticals, Inc.; Yamanouchi U.S.A. Inc.

234 (S)-Tamsulosin Hydrochloride
106463-19-8   9217
$C_{20}H_{29}ClN_2O_5S$
(+)-(S)-5-[2-[[2-(o-Ethoxyphenoxy)ethyl]amino]propyl]-2-methoxybenzenesulfonamide hydrochloride.
YM-12617-2. Used in treatment of benign prostatic hypertrophy. mp = 228-230°; $[\alpha]_D^{24}$ = +4.2° (c = 0.36 MeOH). Boehringer Ingelheim Pharmaceuticals, Inc.; Yamanouchi U.S.A. Inc.

235 Terazosin
63590-64-7   9297

$C_{19}H_{25}N_5O_4$
1-(4-Amino-6,7-dimethoxy-2-quinazolinyl)-4-(tetrahydro-2-furoyl)piperazine.

An α_1-adrenergic blocker related to prazocin. Used to treat hypertension and benign antiprostatic hypertrophy and hyperplasia. mp = 272.6-274°; λ_m = 214, 245 330 nm (a = 65.7, 127,5 24,0 H_2O); soluble in MeOH (3.37 g/100 ml), H_2O (2.97 g/100 ml), EtOH (0.41 g/100 ml), 0.1N HCl (0.38 g/100 ml), $CHCl_3$ (0.12 g/100 ml), Me_2CO (0.001 g/100 ml); pKa (0.1 N NaOH) = 7.1. [hydrochloride]: mp = 278-279°; soluble in H_2O 761.2 mg/ml)l LD_{50} (mus iv) = 259.3 mg/kg. Abbott Labs.

236 Terazosin Hydrochloride Dihydrate
70024-40-7   9297

$C_{19}H_{26}ClN_5O_4$
1-(4-Amino-6,7-dimethoxy-2-quinazolinyl)-4-(tetrahydro-2-furoyl)-piperazine hydroclhoride dihydrate.
Abbott-45975; Heitrin; Hytracin; Hytrin; Hytrinex; Itrin; Urodie; Vasocard; Vasomet; Vicard. An α_1-adrenergic blocker related to prazocin. Used to treat hypertension and benign antiprostatic hypertrophy and hyperplasia. mp = 271-274°; soluble in H_2O (7.62 g/100 ml); LD_{50} (mrat iv) = 277 mg/kg, (frat iv) = 293 mg/kg. Abbott Labs.

Calcium Metabolizing Agents

Antiosteoporotics

237 Alendronic Acid
66376-36-1   228

$C_4H_{13}NO_7P_2$
(4-Amino-1-hydroxybutylidene)bis-phosphonic acid.
ABDP. Calcium regulator. mp = 233-235° (dec). Merck & Co., Inc.; Inst. Gentili S.p.A.

238 Alendronic Acid Trisodium Salt
121268-17-5   228

$C_4H_{12}NNaO_7P_2.3H_2O$
Sodium trihydrogen (4-amino-1-hydroxybutylidene)diphosphonate trihydrate.
Fosamax; MK-217; G-704650; Adronat; Alendros; Onclast. Calcium regulator. Merck & Co., Inc.; Inst. Gentili S.p.A.

239 Clodronic Acid
10596-23-3   2432   234-212-1

$CH_4ClO_6P_2$
(Dichloromethylene)diphosphonic acid.
Cl_2MDP; DMDP. Calcium regulator. mp = 249-251°. Procter & Gamble Pharmaceuticals, Inc.

240 Clodronic Acid Disodium Salt
22560-50-5   2432   245-078-9

CH$_2$Cl$_2$Na$_2$O$_6$P$_2$
Sodium (dichloromethylene) diphosphonate.
DClMDP; Bonefos; Clasteon; Difoafonal; Loron; Mebonat; Ossiten; Ostac. Calcium regulator. *Procter & Gamble Pharmaceuticals, Inc.*

241 Etidronic Acid
2809-21-4   3908   220-552-8

C$_2$H$_8$O$_7$P$_2$
(1-Hydroxyethylidene)diphosphonic acid.
EHDP. Calcium regulator. Very soluble in H$_2$O, insoluble in AcOH. *Procter & Gamble Pharmaceuticals, Inc.*

242 Etidronic Acid Disodium Salt
7414-83-7   3908   231-025-7

C$_2$H$_6$Na$_2$O$_7$P$_2$
Disodium dihydrogen (1-hydroxyethylidene)diphosphonate.
Didronel; Calcimux; Diphos; Etidron. Calcium regulator. Bone resorption inhibitor. Soluble in H$_2$O. *Procter & Gamble Pharmaceuticals, Inc.*

243 Idoxifene
116057-75-1

C$_{28}$H$_{30}$INO
1-[2-[p-[(E)-β-Ethyl-α-(p-iodophenyl)-styryl]phenoxy]ethyl]pyrrolidine.
CB-7432; SB-223030. Antineoplastic; hormone (replacement therapy, estrogen receptor antagonist). Used to treat and prevcent osteoporosis. *SmithKline Beecham Pharmaceuticals.*

244 Olpadronic Acid
63132-39-8

C$_5$H$_{15}$NO$_7$P$_2$
[3-(Dimethylamino)-1-hydroxypropylidene]diphosphonic acid.
An N-containing bisphosphonate that suppresses bone resorption by inhibiting isopentenyl pyrophosphate isomerase/farnesyl pyrophosphate synthase activity. Antiosteoporotic.

245 Pamidronic Acid
40391-99-9   7135   254-905-2

C$_3$H$_{11}$NO$_7$P$_2$
(3-Amino-1-hydroxypropylidene)-diphosphonic acid.

ADP; AHPrBP. Bone resorption inhibitor. *Ciba-Geigy Corp.*

246 Pamidronic Acid Disodium Salt
57248-88-1   7135   260-647-1

$C_3H_9NNa_2O_7P_2 \cdot 5H_2O$
Disodium dihydrogen (3-amino-1-hydroxypropylidene)-diphosphonate pentahydrate.
Aredia; CGP-23339AE; Aminomux. Bone resorption inhibitor. *Ciba-Geigy Corp.*

247 Raloxifene
84449-90-1   8281

$C_{28}H_{27}NO_4S$
6-Hydroxy-2-(p-hydroxyphenyl)benzo[b]thien-3-yl-p-(2-piperidinoethoxy)-phenyl ketone.
LY-139481; keoxifene. Anti-estrogen; used to treat osteoporosis. mp = 143-147°; λ_m = 290 nm (ε 34000 EtOH). *Eli Lilly & Co.*

248 Raloxifene Hydrochloride
82640-04-8   8281

$C_{28}H_{28}ClNO_4S$
6-Hydroxy-2-(p-hydroxyphenyl)benzo[b]thien-3-yl-p-(2-piperidinoethoxy)-phenyl ketone hydrochloride.

LY-156758. Anti-estrogen; used to treat osteoporosis. mp = 258°; λ_m = 286 nm (ε 32800 EtOH). *Eli Lilly & Co.*

249 Risedronic Acid
105462-24-6   8396

$C_7H_{11}NO_7P_2$
[1-Hydroxy-2-(3-pyridyl)ethylidene]-diphosphonic acid.
Calcium regulator. *Procter & Gamble Pharmaceuticals, Inc.*

250 Risedronic Acid Monosodium Salt
115436-72-1   8396

$C_7H_{10}NNaO_7P_2$
Sodium trihydrogen [1-hydroxy-2-(3-pyridyl)ethylidene]diphosphonate.
NE-58095. Calcium regulator. *Procter & Gamble Pharmaceuticals, Inc.*

251 Sodium Fluoride
7681-49-4   8762   231-667-8

F—Na

FNa
Hydrofluoric acid sodium salt.
Florinse; Minute-Gel; Neutra-Care; Pediaflor; Chemifluor; Dentalfluoro; Duraphat; Fuoros; Luride-SF; Villiaumite; Florocid; Flura-Drops; Karidium; Lemoflur; Ossalin; Ossin; Osteo-F; Osteoflur; Slow-Fluoride; Zymafluor. Dental caries prophylactic. d = 2.78; mp

= 993°; bp = 1704°; soluble in H_2O (4.0 g/100 ml at 15°, 4.3 g/100 ml at 25°, 5.0 g/100 ml at 100°), insoluble in EtOH; LD_{50} (rat orl) = 180 mg/kg. *Ross Products.*

252 Teriparatide
52232-67-4
$C_{181}H_{291}N_{55}O_{51}S_2$
L-Seryl-L-valyl-L-seryl-L-α-glutamyl-L-isoleucyl-L-methionyl-L-histidyl-L-asparaginyl-L-leucylglcyl-L-lysyl-L-histidyl-L-leucyl-L-asparaginyl-L-seryl-L-methionyl-L-α-glutaminyl-L-arginyl-L-valyl-L-α-glutamyl-L-tryptophyl-L-leucyl-L-arginyl-L-lysyl-L-lysyl-L-leucyl-L-glutaminyl-L-α-aspartyl-L-valyl-L-histidyl-L-asparaginyl-L-phenylalanine.
LY-333334; H-Ser-Val-Ser-Glu-Ile-Gln-Leu-Met-His-Asn-Leu-Gly-Lys-His-Leu-Asn-Ser-Met-Glu-Arg-Val-Glu-Trp-Leu-Arg-Lys-Lys-Leu-Gln-Asp-Val-His-Asn-Phe-OH. Bone resorption inhibitor. Osteoporosis therapy adjunct. *Rhône-Poulenc Rorer Pharmaceuticals Inc.*

253 Teriparatide Acetate
99294-94-7   9309
$C_{181}H_{291}N_{55}O_{51}S_2 \cdot xH_2O \cdot yC_2H_4O_2$
L-Seryl-L-valyl-L-seryl-L-α-glutamyl-L-isoleucyl-L-methionyl-L-histidyl-L-asparaginyl-L-leucylglcyl-L-lysyl-L-histidyl-L-leucyl-L-asparaginyl-L-seryl-L-methionyl-L-α-glutaminyl-L-arginyl-L-valyl-L-α-glutamyl-L-tryptophyl-L-leucyl-L-arginyl-L-lysyl-L-lysyl-L-leucyl-L-glutaminyl-L-α-aspartyl-L-valyl-L-histidyl-L-asparaginyl-L-phenylalanine acetate (salt) hydrate.
Parathar; hPTH 1-34 (acetate salt); H-Ser-Val-Ser-Glu-Ile-Gln-Leu-Met-His-Asn-Leu-Gly-Lys-His-Leu-Asn-Ser-Met-Glu-Arg-Val-Glu-Trp-Leu-Arg-Lys-Lys-Leu-Gln-Asp-Val-His-Asn-Phe-OH·xH$_2$O·yCH$_3$COOH. Bone resorption inhibitor. A synthetic polypeptide consisting of the 1-34 terminal fragment of the human parathyroid hormone. Osteoporosis therapy adjunct. Used as a diagnostic aid. *Rhône-Poulenc Rorer Pharmaceuticals Inc.*

254 Tiludronate Disodium
149845-07-8

$C_7H_7ClNa_2O_6P_2S$
Disodium dihydrogen [[(p-chlorophenyl)thio]methylene]diphosphonate.
SR-41319B. Used for treatment of and intervention in osteoporosis and treatment of Paget's disease. *Sanofi, Inc.*

255 Tiludronic Acid
89987-06-4   9582

$C_7H_9ClO_6P_2S$
[[(p-Chlorophenyl)thio]methylene]diphosphonic acid.
SR-41319; ACPMD; Cl-TMBP; ME-3737; Skelid. Used for treatment of and intervention in osteoporosis and treatment of Paget's disease. [di-tert-butylamine salt]: mp = 253° (dec). *Sanofi, Inc.*

256 Zoledronate Disodium
165800-07-7
$C_5H_8N_2Na_2O_7P_2 \cdot 4H_2O$
Disodium dihydrogen (1-hydroxy-2-imidazol-1-ylethylidene)diphosphonate tetrahydrate.
CGP-42446A. Osteoporosis therapy adjunct. *Ciba-Geigy Corp.*

257 Zoledronate Trisodium
165800-08-8
$C_{25}H_{35}N_{10}Na_{15}O_{35}P_{10} \cdot 2H_2O$
Trisodium hydrogen (1-hydroxy-2-imidazol-1ylethylidene)diphosphonate hydrate (5:2).
CGP-42446B. Osteoporosis therapy adjunct. *Ciba-Geigy Corp.*

Calcium Metabolizing Agents

258 Zoledronic Acid
165800-06-6

$C_5H_{10}N_2O_7P_2 \cdot H_2O$
(1-Hydroxy-2-imidazol-1-ylethylidene)-diphosphonic acid monohydrate.
CGP-42446. Osteoporosis therapy adjunct. *Ciba-Geigy Corp.*

Antipagetics

259 Alendronic Acid
66376-36-1   228

$C_4H_{13}NO_7P_2$
(4-Amino-1-hydroxybutylidene)bis-phosphonic acid.
ABDP. Calcium regulator. mp = 233-235° (dec). *Merck & Co., Inc.; Inst. Gentili S.p.A.*

260 Alendronic Acid Trisodium Salt
121268-17-5   228

$C_4H_{12}NNaO_7P_2 \cdot 3H_2O$
Sodium trihydrogen (4-amino-1-hydroxybutylidene)diphosphonate trihydrate.
Fosamax; MK-217; G-704650; Adronat; Alendros; Onclast. Calcium regulator.

Merck & Co., Inc.; Inst. Gentili S.p.A.

261 Elcatonin
60731-46-6   3578   262-393-7
$C_{148}H_{244}N_{42}O_{47}$
1-Butyric acid-7-(L-2-aminobutyric acid)-26-L-aspartic acid-27-L-valine-29-L-alaninecalcitonin (salmon).
carbocalcitonin; HC-58; Calcinil; Carbicalcin; Elcitonin; Turbocalcin. Calcium regulator. Polypeptide hormone that reduces plasma calcium. Synthetic analog of eel calcitonin with amino acid sequence similar to that of salmon calcitonin. Absence of disulfide bridges makes it more stable than natural calcitonin. Used to treat Paget's disease.

262 Etidronic Acid
2809-21-4   3908   220-552-8

$C_2H_8O_7P_2$
(1-Hydroxyethylidene)diphosphonic acid.
EHDP. Calcium regulator. Very soluble in H_2O, insoluble in AcOH. *Procter & Gamble Pharmaceuticals, Inc.*

263 Etidronic Acid Disodium Salt
7414-83-7   3908   231-025-7

$C_2H_6Na_2O_7P_2$
Disodium dihydrogen (1-hydroxyethylidene)diphosphonate.
Didronel; Calcimux; Diphos; Etidron. Calcium regulator. Bone resorption inhibitor. Soluble in H_2O. *Procter & Gamble Pharmaceuticals, Inc.*

264   Pamidronic Acid
40391-99-9   7135   254-905-2

$C_3H_{11}NO_7P_2$
(3-Amino-1-hydroxypropylidene)-
diphosphonic acid.
ADP; AHPrBP. Bone resorption inhibitor.
Ciba-Geigy Corp.

265   Pamidronic Acid Disodium Salt
57248-88-1   7135   260-647-1

$C_3H_9NNa_2O_7P_2 \cdot 5H_2O$
Disodium dihydrogen (3-amino-1-
hydroxypropylidene)diphosphonate
pentahydrate.
Aredia; CGP-23339AE; Aminomux. Bone resorption inhibitor. *Ciba-Geigy Corp.*

266   Teriparatide
52232-67-4
$C_{181}H_{291}N_{55}O_{51}S_2$
L-Seryl-L-valyl-L-seryl-L-α-glutamyl-L-
isoleucyl-L-methionyl-L-histidyl-L-
asparaginyl-L-leucylglcyl-L-lysyl-L-
histidyl-L-leucyl-L-asparaginyl-L-seryl-L-
methionyl-L-α-glutaminyl-L-arginyl-L-
valyl-L-α-glutamyl-L-tryptophyl-L-leucyl-
L-arginyl-L-lysyl-L-lysyl-L-leucyl-L-
glutaminyl-L-α-aspartyl-L-valyl-L-histidyl-
L-asparaginyl-L-phenylalanine.
LY-333334; H-Ser-Val-Ser-Glu-Ile-Gln-
Leu-Met-His-Asn-Leu-Gly-Lys-His-Leu-
Asn-Ser-Met-Glu-Arg-Val-Glu-Trp-Leu-
Arg-Lys-Lys-Leu-Gln-Asp-Val-His-Asn-
Phe-OH. Bone resorption inhibitor.
Osteoporosis therapy adjunct. *Rhône-Poulenc Rorer Pharmaceuticals Inc.*

267   Teriparatide Acetate
99294-94-7   9309
$C_{181}H_{291}N_{55}O_{51}S_2 \cdot xH_2O \cdot yC_2H_4O_2$
L-Seryl-L-valyl-L-seryl-L-α-glutamyl-L-
isoleucyl-L-methionyl-L-histidyl-L-
asparaginyl-L-leucylglcyl-L-lysyl-L-
histidyl-L-leucyl-L-asparaginyl-L-seryl-L-
methionyl-L-α-glutaminyl-L-arginyl-L-
valyl-L-α-glutamyl-L-tryptophyl-L-leucyl-
L-arginyl-L-lysyl-L-lysyl-L-leucyl-L-
glutaminyl-L-α-aspartyl-L-valyl-L-histidyl-
L-asparaginyl-L-phenylalanine   acetate
(salt) hydrate.
Parathar; hPTH 1-34 [as acetate salt]; H-
Ser-Val-Ser-Glu-Ile-Gln-Leu-Met-His-
Asn-Leu-Gly-Lys-His-Leu-Asn-Ser-Met-
Glu-Arg-Val-Glu-Trp-Leu-Arg-Lys-Lys-
Leu-Gln-Asp-Val-His-Asn-Phe-
OH.$xH_2O \cdot yCH_3COOH$;   hPTH   1-34
acetate MN-10T; Parathar. A synthetic polypeptide consisting of the 1-34 terminal fragment of the human parathyroid hormone. Bone resorption inhibitor. Osteoporosis therapy adjunct. Used as a diagnostic aid. *Rhône-Poulenc Rorer Pharmaceuticals Inc.*

268   Tiludronate Disodium
149845-07-8

$C_7H_7ClNa_2O_6P_2S$
Disodium dihydrogen
[[(p-chlorophenyl)thio]methylene]-
diphosphonate.
SR-41319B. Used for treatment of and intervention in osteoporosis and treatment of Paget's disease. *Sanofi, Inc.*

Calcium Metabolizing Agents

269 Tiludronic Acid
89987-06-4   9582

$C_7H_9ClO_6P_2S$
[[(p-Chlorophenyl)thio]methylene]-diphosphonic acid.
SR-41319; ACPMD; Cl-TMBP; ME-3737; Skelid. Used for treatment of and intervention in osteoporosis and treatment of Paget's disease. [di-tert-butylamine salt]: mp = 253° (dec). *Sanofi, Inc.*

270 Zoledronate Disodium
165800-07-7

$C_5H_8N_2Na_2O_7P_2 \cdot 4H_2O$
Disodium dihydrogen (1-hydroxy-2-imidazol-1-ylethylidene)diphosphonate tetrahydrate.
CGP-42446A. Osteoporosis therapy adjunct. *Ciba-Geigy Corp.*

271 Zoledronate Trisodium
165800-08-8

$C_{25}H_{35}N_{10}Na_{15}O_{35}P_{10} \cdot 2H_2O$
Trisodium hydrogen (1-hydroxy-2-imidazol-1-ylethylidene)diphosphonate hydrate (5:2).
CGP-42446B. Osteoporosis therapy adjunct. *Ciba-Geigy Corp.*

272 Zoledronic Acid
165800-06-6

$C_5H_{10}N_2O_7P_2 \cdot H_2O$
(1-Hydroxy-2-imidazol-1-ylethylidene)-diphosphonic acid monohydrate.
CGP-42446. Osteoporosis therapy adjunct. *Ciba-Geigy Corp.*

Bone Resorption Inhibitors

273 Alendronic Acid
66376-36-1   228

$C_4H_{13}NO_7P_2$
(4-Amino-1-hydroxybutylidene)bis-phosphonic acid.
ABDP. Calcium regulator. mp = 233-235° (dec). *Merck & Co., Inc.; Inst. Gentili S.p.A.*

274 Alendronic Acid Trisodium salt
121268-17-5   228

$C_4H_{12}NNaO_7P_2 \cdot 3H_2O$
Sodium trihydrogen (4-amino-1-hydroxybutylidene)diphosphonate trihydrate.
Fosamax; MK-217; G-704650; Adronat; Alendros; Onclast. Calcium regulator. *Merck & Co., Inc.; Inst. Gentili S.p.A.*

Calcium Metabolizing Agents

275 Clodronic Acid
10596-23-3   2432   234-212-1

CH₄Cl₂O₆P₂ — shown as: CH,ClO,P,
(Dichloromethylene)diphosphonic acid.
Cl₂MDP; DMDP. Calcium regulator. mp = 249-251°. *Procter & Gamble Pharmaceuticals, Inc.*

276 Clodronic Acid Disodium salt
22560-50-5   2432   245-078-9

CH₂ClNa₂O₆P₂
Sodium (dichloromethylene)-diphosphonate.
DClMDP; Bonefos; Clasteon; Difoafonal; Loron; Mebonat; Ossiten; Ostac. Calcium regulator. *Procter & Gamble Pharmaceuticals, Inc.*

277 Etidronic Acid
2809-21-4   3908   220-552-8

C₂H₈O₇P₂
(1-Hydroxyethylidene)diphosphonic acid.
EHDP. Calcium regulator. Very soluble in H₂O, insoluble in AcOH. *Procter & Gamble Pharmaceuticals, Inc.*

278 Etidronic Acid Disodium salt
7414-83-7   3908   231-025-7

C₂H₆Na₂O₇P₂
Disodium dihydrogen (1-hydroxyethylidene)diphosphonate.
Didronel; Calcimux; Diphos; Etidron. Calcium regulator. Bone resorption inhibitor. Soluble in H₂O. *Procter & Gamble Pharmaceuticals, Inc.*

279 Pamidronic Acid
40391-99-9   7135   254-905-2

C₃H₁₁NO₇P₂
(3-Amino-1-hydroxypropylidene)-diphosphonic acid.
ADP; AHPrBP. Bone resorption inhibitor. *Ciba-Geigy Corp.*

280 Pamidronic Acid Disodium salt
57248-88-1   7135   260-647-1

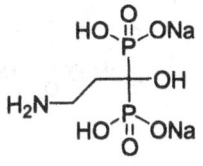

C₃H₉NNa₂O₇P₂·5H₂O
Disodium dihydrogen (3-amino-1-hydroxypropylidene)-diphosphonate pentahydrate.
Aredia; CGP-23339AE; Aminomux. Bone resorption inhibitor. *Ciba-Geigy Corp.*

281   Risedronic Acid
105462-24-6   8396

$C_7H_{11}NO_7P_2$
[1-Hydroxy-2-(3-pyridyl)ethylidene]-diphosphonic acid.
Calcium regulator. *Procter & Gamble Pharmaceuticals, Inc.*

282   Risedronic Acid Monosodium salt
115436-72-1   8396

$C_7H_{10}NNaO_7P_2$
Sodium trihydrogen [1-hydroxy-2-(3-pyridyl)ethylidene]diphosphonate.
NE-58095. Calcium regulator. *Procter & Gamble Pharmaceuticals, Inc.*

283   Tiludronate Disodium
149845-07-8

$C_7H_7ClNa_2O_6P_2S$
Disodium dihydrogen [[(p-Chlorophenyl)thio]methylene]-diphosphonate.
SR-41319B. Used for treatment of and intervention in osteoporosis and treatment of Paget's disease. *Sanofi, Inc.*

284   Tiludronic Acid
89987-06-4   9582

$C_7H_9ClO_6P_2S$
[[(p-Chlorophenyl)thio]methylene]-diphosphonic acid.
SR-41319; ACPMD; CI-TMBP; ME-3737; Skelid. Used for treatment of and intervention in osteoporosis and treatment of Paget's disease. [di-tert-butylamine salt]: mp = 253° (dec). *Sanofi, Inc.*

Estrogens and Progestins

Antiestrogens

285   Centchroman
78994-24-8   2018

$C_{30}H_{35}NO_3$
(trans)-1-[2-[p-(7-Methoxy-2,2-dimethyl-3-phenyl-4-chromanyl)phenoxy]ethyl]-pyrrolidine.
Estrogen antagonist. Antiestrogen. mp = 99-101°. *Rexall Sundown, Inc.*

286 Centchroman Hydrochloride
51023-56-4   2018

$C_{30}H_{36}ClNO_3$
(trans)-1-[2-[p-(7-Methoxy-2,2-dimethyl-3-phenyl-4-chromanyl)phenoxy]ethyl]-pyrrolidine hydrochloride.
67/20 CDRI. Estrogen antagonist. Antiestrogen. mp = 165-166°; λ_m = 232, 278 nm (ϵ 3701 at 278 nm MeOH); soluble in $CHCl_3$ (10 g/100 ml), Me_2CO (5 g/100 ml), EtOH (1.67 g/100 ml), MeOH (5 g/100 ml); insoluble in H_2O; LD_{50} (mus ip) = 400 mg/kg. *Rexall Sundown, Inc.*

287 Clometherone
5591-27-5

$C_{22}H_{11}ClO_2$
6α-Chloro-16α-methylpregn-4-ene-3,2-dione.
38000. Antiestrogen. *Eli Lilly & Co.*

288 Clomiphene
911-45-5   2446   213-008-6

$C_{26}H_{28}ClNO$
2-[p-(2-Chloro-1,2-diphenylvinyl)-phenoxy]triethylamine.
Clomifene; Chloramiphene; MRL-41. Gonad stimulating principle. Antiestrogen. *Lemmon Co.; Merrell Pharmaceuticals Inc.; Serono Labs., Inc.*

289 Clomiphene Citrate
50-41-9   2446   200-035-3

$C_{32}H_{36}ClNO_8$
2-[p-(2-Chloro-1,2-diphenylvinyl)-phenoxy]triethylamine citrate (1:1).
Clomid; Serophene; MRL-41; MER-41; NSC-35770; Clomphid; Clomivid; Clostilbegyt; Ikaclomine; Pergotime; zuclomiphene [cis-form]; enclomiphene [trans-form]. Gonad stimulating principle. Antiestrogen. mp = 116.5-118°; slightly soluble in H_2O, $CHCl_3$; freely soluble in MeOH; sparingly soluble in EtOH; insoluble in Et_2O. *Lemmon Co.; Merrell Pharmaceuticals Inc.; Serono Labs., Inc.*

290 Delmadinone
15262-77-8   2930   239-306-6

$C_{21}H_{25}ClO_3$
6-Chloro-17-hydroxypregna-1,4,6-triene-3,20-dione.
Progestogen and anti-androgen. Antiestrogen. *Pharmacia & Upjohn, Inc.*

291   Delmadinone Acetate
13698-49-2   2930   237-219-8

$C_{23}H_{27}ClO_4$
6-Chloro-17-hydroxypregna-1,4,6-triene-3,20-dione acetate.
RS-1301; Delminal; Estrex; Tardastrex; Tarden; Zenadrex. Progestogen and anti-androgen. Antiestrogen. mp = 168-170°; $[\alpha]_D$ = -83° (CHCl$_3$); λ_m = 229, 258, 297 nm (log ε 4.00, 4.00, 4.03, EtOH). *Pharmacia & Upjohn, Inc.*

292   Enclomiphene
15690-57-0

$C_{26}H_{28}ClNO$
(E)-2-[p-(2-Chloro-1,2-diphenylvinyl)-phenoxy]triethylamine.
Anti-estrogen. *Marion Merrell Dow Inc.*

293   Levormeloxifene
78994-23-7

$C_{30}H_{35}NO_3$
(-)-1-[2-[4-[(3R,4R)-7-Methoxy-2,2-dimethyl-3-phenyl-4-chromanyl)-phenoxy]ethyl]pyrrolidine.
L-enantiomer of the racemic compound ormeloxifene, Selective estrogen receptor modulator. Estrogen receptor agonist.

294   Nafoxidine
1845-11-0

$C_{29}H_{31}NO_2$
1-[2-[p-(3,4-Dihydro-6-methoxy-2-phenyl-1-naphthyl)phenoxy]ethyl]-pyrrolidine.
Antiestrogen. *Pharmacia & Upjohn, Inc.*

295   Nafoxidine Hydrochloride
1847-63-8

$C_{29}H_{32}ClNO_2$
1-[2-[p-(3,4-Dihydro-6-methoxy-2-phenyl-1-naphthyl)phenoxy]ethyl]-pyrrolidine hydrochloride.
U-11100A; NSC-70735. Antiestrogen. *Pharmacia & Upjohn, Inc.*

296   Nitromifene
10448-84-7

$C_{27}H_{28}N_2O_4$
1-[2-[p-[α-(p-Methoxyphenyl)-β-nitrostyryl]phenoxy]ethyl]pyrrolidine.
Antiestrogen. *Parke-Davis.*

297 Nitromifene Citrate
5863-35-4

$C_{33}H_{36}N_2O_{11}$
1-[2-[p-[α-(p-Methoxyphenyl)-β-nitrostyryl]phenoxy]ethyl]pyrrolidine citrate (1:1).
Antiestrogen. *Parke-Davis.*

298 Panomifene
77599-17-8

$C_{25}H_{24}F_3NO_2$
(E)-2-[[2-[p-(3,3,3-Trifluoro-1,2-diphenylpropenyl)phenoxy]ethyl]amino]ethanol.
EGIS-5660. An analog of tamoxifen. Antiestrogen.

299 Raloxifene
84449-90-1   8281

$C_{28}H_{27}NO_4S$
6-Hydroxy-2-(p-hydroxyphenyl)-benzo[b]thien-3-yl-p-(2-piperidino-ethoxy)phenyl ketone.
Keoxifene; LY-139481. Antiostreoporotic and antiestrogenic. Nonsteroidal estrogen receptor mixed agonist/antagonist. mp = 143-147°; λ_m = 290 nm (ε 34000 EtOH). *Eli Lilly & Co.*

300 Raloxifene Hydrochloride
82640-04-8   8281

$C_{28}H_{28}ClNO_4S$
6-Hydroxy-2-(p-hydroxyphenyl)-benzo[b]thien-3-yl-p-(2-piperidino-ethoxy)phenyl ketone hydrochloride.
Keoxifene hydrochloride; LY-156758. Antiostreoporotic and antiestrogenic. Nonsteroidal estrogen receptor mixed agonist/antagonist. mp = 258°; λ_m = 286 nm (ε 32800 EtOH). *Eli Lilly & Co.*

301 Tamoxifen
10540-29-1   9216   234-118-0

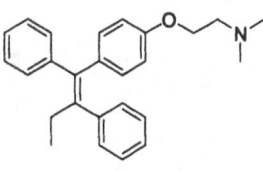

$C_{26}H_{29}NO$
(Z)-2-[p-(1,2-Diphenyl-1-butenyl)phenoxy]-N,N-dimethylethylamine.
1-p-β-dimethylaminoethoxyphenyl-trans-1,2-diphenylbut-1-ene. Antiestrogen. Nonsteroidal estrogen antagonist. Used in the prevention and palliative treatment of breast cancer. mp = 96-98°; [cis-form]: mp = 72-74°. *Zeneca Pharmaceuticals.*

302 Tamoxifen Citrate
54965-24-1 9216 259-415-2

$C_{32}H_{37}NO_8$
(Z)-2-[p-(1,2-Diphenyl-1-butenyl)-phenoxy]-N,N-dimethylethylamine citrate.
Nolvadex; ICI-46474; Kessar; Noltam; Nourytam; Tamofen; Tomaxasta; Zemide. Antiestrogen. Used in prevention and palliative treatment of breast cancer. mp = 140-142°; soluble in EtOH, MeOH, Me$_2$CO; slightly soluble in H$_2$O; LD$_{50}$ (mus ip) = 200 mg/kg, (mus iv) = 62.5 mg/kg, (mus orl) = 3000-6000 mg/kg, (rat ip) = 600 mg/kg, (rat iv) = 62.5 mg/kg, (rat orl) = 1200-2500 mg/kg; [cis-form ($C_{32}H_{37}NO_8$; ICI-57699)]: mp = 126-128°. *Zeneca Pharmaceuticals.*

303 Toremifene
89778-26-7 9688

$C_{26}H_{28}ClNO$
2-[p-[(Z)-4-Chloro-1,2-diphenyl-1-butenyl]phenoxy]-N,N-dimethyl-ethylamine.
Antiestrogen and antineoplastic. Nonsteroidal antiestrogen structurally similar to maoxifen. mp = 108-110°. *Farmos Group Ltd.*

304 Toremifene Citrate
89778-27-8 9688

$C_{32}H_{36}ClNO_8$
2-[p-[(Z)-4-Chloro-1,2-diphenyl-1-butenyl]phenoxy]-N,N-dimethyl-ethylamine citrate.
FC-1157a; Fareston. Antiestrogen and antineoplastic. mp = 160-162°. *Farmos Group Ltd.*

305 Trioxifene
63619-84-1

$C_{30}H_{31}NO_3$
3,4-Dihydro-2-(p-methoxyphenyl)-1-naphthyl-p-[2-(1-pyrrolidinyl)ethoxy] phenyl ketone.
Antiestrogen. *Eli Lilly & Co.*

306 Trioxifene Mesylate
68307-81-3

$C_{31}H_{35}NO_6S$
3,4-Dihydro-2-(p-methoxyphenyl)-1-naphthyl-p-[2-(1-pyrrolidinyl)ethoxy]

phenyl ketone methanesulfonate. Compound 133314. Antiestrogen. *Eli Lilly & Co.*

307 Zindoxifene
86111-26-4

$C_{21}H_{21}NO_4$
1-Ethyl-2-(p-hydroxyphenyl)-3-methylindol-5-ol diacetate (ester). D-16726. Antiestrogen; antineoplastic.

Contraceptives

308 Desogestrel
54024-22-5 2971 258-929-4

$C_{22}H_{30}O$
13-Ethyl-11-methylene-18,19-dinor-17α-pregn-4-en-20-yn-17-ol.
ORG-2969; component of: Cyclosa, Desogen, Dicromil, Marvelon 150/30, Mercilon, Ortho-Cept, Varnoline. Progestogen. In combination with an estrogen (Ethinylestradiol), used as an oral contraceptive [71138-35-7]. Has low androgenic potency. mp = 109-110°; $[\alpha]_D^{20} = 55°$ (CHCl$_3$). *Organon Inc.*

309 Ethinyl Estradiol
57-63-6 3780 200-342-2

$C_{20}H_{24}O_2$
19-Nor-17α-pregna-1,3,5(10)-trien-20-yn-3,17-diol.
Diogyn E; Estinyl; NSC-10973; component of: Brevicon, Demulen, Desogen, Estopherol, Estostep, Levlen, Loestrin, Lo/Ovral, ModiCon, Nordette, Norethrin 1/35E, Norlestrin, Ortho-Cyclen, Ortho-Novum, Ovcon, Ovral, Tri-Levlen, Triphasil. Estrogen. Used in combination with a progestogen (Desogestrel [71138-35-7], Gestodene [109852-02-0], Lynestrenol [8064-76-4], Norgestimate [79871-54-8]) as an oral contraceptive. mp = 141-146°; $[\alpha]_D^{25} = 0 \pm 1°$ (dioxane); λ_m 281 nm (ε 2040 ± 60 EtOH); insoluble in H$_2$O; soluble in EtOH (16.6 g/100 ml), Et$_2$O (25 g/100 ml), Me$_2$CO (20 g/100 ml), dioxane (25 g/100 ml), CHCl$_3$ (5 g/100 ml); LD$_{50}$ (rat orl) = 2952 mg/kg, (mus orl) = 1737 mg/kg. *Roberts Pharmaceutical Corp.; Berlex Labs., Inc.; Organon Inc.; Marion Merrell Dow Inc.; Mead Johnson Labs.; Parke-Davis; Pfizer International; Schering Corp.; Searle, G.D., & Co.; Syntex International, Ltd.; Wyeth-Ayerst.*

310 Ethynodiol
1231-93-2 3905 214-971-5

$C_{20}H_{28}O_2$
19-Nor-17α-pregn-4-en-20-yn-3β,17-diol.
ED. Progestogen. *Searle, G.D., & Co.*

311   Ethynodiol Diacetate
297-76-7   3905   206-044-9

$C_{24}H_{32}O_4$
19-Nor-17α-pregn-4-en-20-yn-3β,17-diol diacetate.
SC-11800; Femulen; Luteonorm; Luto-Metrodiol; Metrodiol; component of: Demulon, Metrulen, Ovulen. Progestogen. Used in combination with an estrogen (mestranol, ethinyl estradiol) as an oral contraceptive. mp = 126-127°; $[\alpha]_D$ = -72.5°. *Searle, G.D., & Co.*

312   Gestodene
60282-87-3   4421   262-145-8

$C_{21}H_{26}O_2$
13-Ethyl-17-hydroxy-18,19-dinor-17α-pregna-4,15-dien-20-yn-3-one.
SH B 331. Progestogen. Used in combination with ethinyl estradiol [109852-02-0] as an oral contraceptive. mp = 197.9°. *Schering AG.*

313   Lynestrenol
52-76-6   5659   200-151-4

$C_{20}H_{28}O$
19-Nor-17α-pregn-4-en-20-yn17β-ol.

NSC-37725. Progestogen. Used in combination with estrogens (ethinyl estradiol [109852-02-0], mestranol [8015-14-3]), as an oral contraceptive. mp = 158-160°; $[\alpha]_D$ = -13° (CHCl$_3$).

314   Medroxyprogesterone
520-85-4   5838   208-298-6

$C_{22}H_{32}O_3$
17-Hydroxy-6α-methylpregn-4-en-3,20-dione.
Progestogen. Used in combination with an estrogen (ethinyl estradiol) as an oral contraceptive. mp = 220-223.5°; $[\alpha]_D^{25}$ = 75° (CHCl$_3$); λ_m 241 nm (ε 16000 EtOH). *Pharmacia & Upjohn, Inc. ; Farmitalia.*

315   Medroxyprogesterone Acetate
71-58-9   5838

$C_{24}H_{34}O_4$
17-Hydroxy-6α-methylpregn-4-en-3,20-dione acetate.
Curretab; Cycrin; Depo-Provera; Provera; MAP; Amen; Clinovir; Depo-Clinivir; Farlutal; Gestapuran; G-Farlutal; Hysron; Lutoral; Nadigest; Nidaxin; Oragest; Perlutex; Prodasone; Provera; Sodelut G; Veramix. Progestogen. Used in combination with an estrogen (ethinyl estradiol) as an oral contraceptive. mp = 207-209°; $[\alpha]_D$ = 61° (CHCl$_3$); λ_m = 240 nm (ε 15900 EtOH). *Pharmacia & Upjohn, Inc.; Solvay Pharmaceuticals; Wyeth-Ayerst Labs.*

316 Mestranol
72-33-3   5976   200-777-8

$C_{21}H_{26}O_2$
3-Methoxy-19-nor-17α-pregna-1,3,5(10)-trien-20-yn-17-ol.
EE₃ME; 33355; Menophase; Norquen; Ovastol; component of: Enovid, Norethrin 1/50M, Norinyl, Norquen, Ortho-Novum, Ovulen. Estrogenic steroid. Used in combination with a progestogen as an oral contraceptive. This substance may be a carcinogen. mp = 150-151°; λ_m 279, 287.5 nm ($E_{1\,cm}^{1\%}$ 82, 14.4 MeOH); insoluble in H₂O; poorly soluble in MeOH; soluble in EtOH, CHCl₃, Et₂O, Me₂CO, dioxane. Roberts Pharmaceutical Corp.; Ortho Pharmaceutical Corp.; Searle, G.D., & Co.; Syntex International, Ltd.

317 Nomegestrol
58691-88-6

$C_{21}H_{28}O_3$
17-Hydroxy-6-methyl-19-norpregna-4,6-diene-3,20-dione.
TX-066 [as acetate]; Lutenyl [as acetate]; Uniplant [as acetate]; Thermex; Monaco. A synthetic progestin with a high affinity for the progesterone receptor used, in the acetate form, as a subdermal contraceptive. Nonandrogenic progestogen.

318 Norethindrone
68-22-4   6790   200-681-6

$C_{20}H_{26}O_2$
17-Hydroxy-19-nor-17α-pregn-4-en-20-yn-3-one.
Conludag; Menzol; Micronor; Micronovum; Mini-Pe; Norcolut; Noriday; Norluten; Norlutin; Nor-QD; Primolut N; Utovlan; component of: Binovum, Brevicon, Brevinor, Conceplan, Modicon, Neocon 1/35, Norimin, Norinyl 1+35, Norquentiel, Ortho-Novum 1/35, Ortho-Novum 7/7/7, Ovcon, Ovysmen, Synphase, Tri-Norinyl, Trinovum, Norinyl-1, Ortho-Novin 1/50, Ortho-Novum 1/50. mp = 203-204°; $[\alpha]_D^{20}$ = -31.7° (CHCl₃); λ_m 240 nm (log ε 4.24 EtOH).

319 Norethindrone Acetate
51-98-9   6790   200-132-0

$C_{22}H_{28}O_3$
17-Hydroxy-19-nor-17α-pregn-4-en-20-yn-3-one acetate.
Aygestin; Milligynon; Norlutate; Primolut-Nor; component of: Estrostep, Loestrin, Norlestrin, Etalontin, Primosiston, Anovlar, Gynovlar, Minovlar. mp = 161-162°; λ_m = 240 nm (ε 18690). Bristol-Myers Squibb Pharmaceutical Res. and Dev; Parke-Davis; Wyeth-Ayerst Labs.

320 Norethynodrel
68-23-5   6791   200-682-1

$C_{20}H_{26}O_2$
17-Hydroxy-19-nor-17α-pregn-5(10)-en-20-yn-3-one.
SC-4642; NSC-15432; component of: Enovid. Progestogen. Used in combination with an estrogen (mestranol) as an oral contraceptive. mp = 167-190°; [α]$_D$ = 108° (c = 1 CHCl$_3$). Searle, G.D., & Co.

321 Norgestimate
35189-28-7   6796

$C_{23}H_{31}NO_3$
(+)-13-Ethyl-17-hydroxy-18,19-dinor-17α-pregn-4-en-20-yn-3-one oxime acetate.
ORF-10131; RWJ-10131; D-138; component of: Ortho-Cyclen, Cilest, Ortho Tri-Cyclen, Ortrel, TriCilest. Progestogen. Used in combination with an estrogen (ethinyl estradiol) as an oral contraceptive. mp = 214-218°; [α]$_D^{25}$ = 110°. Ortho Pharmaceutical Corp.

322 Norgestrel
6533-00-2   6797   229-433-5

$C_{21}H_{28}O_2$
(±)-13-Ethyl-17-hydroxy-18,19-dinor-17α-pregn-4-en-20-yn-3-one.
Ovrette, WY-3707; Neogest; component of: Lo/Ovral, Ovral. Progestogen. Used in combination with an estrogen (ethinyl estradiol) as an oral contraceptive. mp = 205-207°; λ$_m$ 241 nm (ε 16700 EtOH). Wyeth-Ayerst Labs.

323 (+)-Norgestrel
797-64-8   6797

$C_{21}H_{28}O_2$
(+)-13-Ethyl-17-hydroxy-18,19-dinor-17α-pregn-4-en-20-yn-3-one.
dextronorgestrel. Progestogen. mp = 238-242°; [α]$_D^{25}$ = 40.7° (CHCl$_3$). Wyeth-Ayerst Labs.

324 (-)-Norgestrel
797-63-7   6797

$C_{21}H_{28}O_2$
(-)-13-Ethyl-17-hydroxy-18,19-dinor-17α-pregn-4-en-20-yn-3-one.
levonorgestrel; D-norgestrel; Microlut; Microval; Norgeston; Norplant; component of: Levlen, Logynon, Microgynon, Nordette, Ovran, Ovranette, Tetragynon, Tri-Levlen, Trinordiol, Triphasil. Progestogen. Used in combination with an estrogen (ethinyl estradiol) as an oral contraceptive. mp = 235-237°; [α]$_D^{20}$ = -32.4° (c = 0.496 CHCl$_3$)λ$_m$ 241 nm (ε 16770 MeOH). Wyeth-Ayerst Labs.

Estrogens

325 Benzestrol
85-95-0   1102

$C_{20}H_{26}O_2$
4,4'-(1,2-Diethyl-3-methyltrimethylene)-diphenol.
Octofollin; Ocestrol; Chemestrogen. Estrogen mp = 162-166°; freely soluble in Me$_2$CO, Et$_2$O, EtOH, MeOH; slightly soluble in Et$_2$O, C$_6$H$_6$, CHCl$_3$, petroleum

ether; insoluble in H$_2$O; [dibenzoate]: mp = 118-120°; [dimethyl ether]: mp = 56°.

326 Broparoestrol
479-68-5   1471   207-537-1

C$_{22}$H$_{19}$Br
1-(2-Bromo-1,2-diphenylethenyl)-4-ethylbenzene.
B.D.P.E.; LN-107; Acnestrol; Longestrol. Estrogen. Used in dermatology. Commercial product is a mixture of cis- and trans-isomers. [cis isomer]: mp = 112-113.5°; [trans isomer]: mp = 111.5-112°; soluble in Et$_2$O, C$_6$H$_6$, CHCl$_3$; less soluble in EtOH.

327 Chlorotrianisene
569-57-3   2225   209-318-6

C$_{23}$H$_{21}$ClO$_3$
1,1',1(1-Chloro-1-ethenyl-2-ylidene)-tris[4-methoxybenzene].
tris(p-methoxyphenyl)chloroethylene; tri-p-anisylchloroethylene; chlorotris(p-methoxyphenyl)ethylene Hormonisene; Merbentul; Tace. Estrogen. mp = 114-116°; λ_m = 310 nm (E1%;Ks$_{1\,cm}$ = 423 CHCl$_3$); insoluble in H$_2$O; soluble in EtOH (0.28 g/100 ml), Et$_2$O (3.6 g/100 ml); also soluble in AcOH, Me$_2$CO, CHCl$_3$, CCl$_4$, C$_6$H$_6$, vegetable oils. *Marion Merrell Dow Inc.*

328 Cloxestradiol
54063-33-1

C$_{20}$H$_{25}$Cl$_3$O$_3$
17β-(2,2,2-Trichloro-1-hydroxyethoxy)-estra-1,3,5(10)-trien-3-ol.
Estrogen.

329 Colpormon
1247-71-8   2554   214-997-7

C$_{22}$H$_{26}$O$_5$
16α-Hydroxyestrone diacetate.
Colpogynon. Estrogen. mp = 179-180°; [α]$_D^{28}$ = 122° (CHCl$_3$). *Lab. Albert Rolland.*

330 Dienestrol
84-17-3   3153   201-519-7

C$_{18}$H$_{18}$O$_2$
4,4'-(1,2-Diethylidene-1,2-ethanediyl)-bisphenol.
dienoestrol; estrodienol; Cycladiene; Dienol; Dinovex; DV; Estroral; Gynefollin; Hormofemin; Oestrasid; Oestrodiene; Oestroral; Restrol; Retalon; Synestrol. Estrogen. mp = 227-228°, 231-234°; freely soluble in EtOH, MeOH, Et$_2$O, Me$_2$CO, propylene glycol, soluble in CHCl$_3$; insoluble in H$_2$O. *Boots Pharmaceuticals Inc.; Hoffmann-LaRoche Inc.*

331 Dienestrol Diacetate
84-19-5   3153   201-520-2

$C_{22}H_{22}O_4$
4,4'-(1,2-Diethylidene-1,2-ethanediyl)-bisphenol diacetate.
Lipamone; Retalon-Oral. Estrogen. mp = 119-120°. *Boots; Hoffmann-LaRoche.*

332 Diethylstilbestrol
56-53-1   3177   200-278-5

$C_{18}H_{20}O_2$
(E)-4,4'-(1,2-Diethyl-1,2-ethenediyl)-bisphenol.
DES; Antigestil; Bufon; Cyren A; Domestrol; Estrobene; Estrosyn; Oestromensyl; Oestromon; Palestrol; Serral; Sexocretin; Sibol; Stilbetin; Stilboefral; Stilboestroform; Stilkap; Synestrin (tablets); Synthoestrin; Vagestrol. Estrogen. mp = 169-172°; λ_m = 259 nm ($E_{1\ cm}^{1\%}$ 654 0.1N NaOH); insoluble in H_2O; soluble in EtOH, Et_2O, $CHCl_3$, fatty oils. *Bayer AG; Ayerst; Cooper Vision, Inc.; Mallinckrodt, Inc.; E. Merck; Bristol-Myers Squibb Co.; Norwich.*

333 Diethylstilbestrol Diphosphate
522-40-7   3177   208-328-8

$C_{18}H_{22}O_8P_2$
(E)-4,4'-(1,2-Diethyl-1,2-ethenediyl)-bisphenol diphosphate.
Stilphostrol. Estrogen. mp = 204-206°; sparingly soluble in cold H_2O. *Asta-Werke AG; Miles.*

334 Dimestrol
130-79-0   3257   204-994-9

$C_{20}H_{24}O_2$
(E)-1,1'-(1,2-Diethyl-1,2-ethenediyl)bis-[4-methoxybenzene].
Depot-Oestromenine; Synthila; Depot-Oestrromon. Estrogen. mp = 124°; insoluble in H_2O; soluble in EtOH, Me_2CO, Et_2O.

335 Equilenin
517-09-9   3675   208-230-5

$C_{18}H_{18}O_2$
3-Hydroxyestra-1,3,5,7,9-pentaen-17-one.
Estrogen. mp = 258-259°; $[\alpha]_D^{16}$ = 87° dioxane); λ_m = 231, 270, 282, 292, 325, 340 nm; soluble in EtOH (.63 g/100 ml at 20°, 2.5 g/100 at 76°).

336 Equilin
474-86-2   3676   207-488-6

$C_{18}H_{20}O_2$
3-Hydroxyestra-1,3,5(10),7-tetraen-17-one.
Estrogen. mp = 238-240°; $[\alpha]_D^{25}$ = 308° (c = 2 dioxane); λ_m = 283-285 nm; soluble in EtOH, dioxane, Me_2CO, EtOAc;

sparingly soluble in H$_2$O; [benzoate]: mp = 196-197°h; [methyl ether]: mp = 161-162°. *Schering Corp.*

337   Estradiol
50-28-2   3746   200-023-8

C$_{18}$H$_{24}$O$_2$
(17β)-Estra-1,3,5(10)-triene-3,17-diol.
dihydrofollicular hormone; dihydrofolliculin; Dihydroxyestrin; dihydrotheelin; Dimenformon; Diogyn; Estrace; Estraderm; Estroclim; Evorel; Gynoestryl; Macrodiol; Menorest; Oestrogel; Ovocyclin; Ovocylin; Profoliol B; Progynon; Systen; Vagifem; Zumenon; Aquadiol; Climara; Diogyn; Diogynets; Estrace; Estraderm TTS; Estring Vaginal Ring; Progynon; Vivelle; NSC-9895; NSC-20293. Estrogen. mp = 173-179°; [α]$_D^{25}$ = 76° to 83° (dioxane); λ$_m$ = 225, 280 nm; insoluble in H$_2$O; soluble in EtOH, Me$_2$CO, dioxane. *Schering Corp.; Apothecon; Marion Merrell Dow Inc.; Berlex Labs., Inc.; Pfizer Inc.; Mead Johnson Labs.; Ciba-Geigy Corp.; Pharmacia & Upjohn, Inc.*

338   Estradiol Benzoate
50-50-0   3746   200-043-7

C$_{25}$H$_{28}$O$_3$
(17β)-Estra-1,3,5(10)-triene-3,17-diol 3-benzoate.
Agofollin; Benzo-Gynoestryl; Benztrone; Pelanin benzoate; Progynon B; Ovahormon Benzoate; NSC-9566. Estrogen. mp = 191-196°; [α]$_D^{25}$ = 58° to 63° (dioxane); λ$_m$ = 225, 280 nm (c = 2, dioxane); soluble in EtOH, Me$_2$CO, dioxane; slightly soluble in Et$_2$O. *Schering Corp.*

339   Estradiol Cypionate
313-06-4   3746   206-237-8

C$_{26}$H$_{36}$O$_3$
(17β)-Estra-1,3,5(10)-triene-3,17-diol 17β-cyclopentanepropanoate.
ECP; Depgynogen; Depogen; Estrofem; component of: Depo-Testadiol. Estrogen. mp = 151-152°; [α]$_D^{25}$ = 45° (CHCl$_3$); soluble in EtOH, MeOH, C$_6$H$_6$, CHCl$_3$, vegetable oils. *Pharmacia & Upjohn, Inc.*

340   Estradiol Dipropionate
113-38-2   3746   204-026-5

C$_{24}$H$_{32}$O$_4$
(17β)-Estra-1,3,5(10)-triene-3,17-diol 3,17-dipropionate.
Ovahormon Depot. Estrogen. mp = 104-105°. *Ciba-Geigy Corp.*

341   Estradiol Enanthate
4956-37-0   3746   225-599-8

C$_{25}$H$_{36}$O$_3$
(17β)-Estra-1,3,5(10)-triene-3,17-diol 17-heptanoate.

SQ-16150. Estrogen. mp = 94-96°. Bristol-Myers Squibb Co.

342 Estradiol Undecylate
3571-53-7   3746   222-677-3

$C_{29}H_{44}O_3$
(17β)-Estra-1,3,5(10)-triene-3,17-diol 17-undecanoate.
SQ-9993; Delestrec. Estrogen. *Bristol-Myers Squibb Co.*

343 Estradiol Valerate
979-32-8   3746   213-559-2

$C_{23}H_{32}O_3$
(17β)-Estra-1,3,5(10)-triene-3,17-diol 17-valerate.
Climaval; Cyclacur; Delestrogen; Gynogen LA; Pelanin Depot; Progynon Depot; Progynova; Primofol; Valergen; Deladumone; Delestrogen; Gynogen L.A. 40; NSC-17590; component of: Deluteval 2X, Ditate. Estrogen. mp = 144-145°. *Ciba-Geigy Corp.; Bristol-Myers Squibb Co.; Forest Pharmaceuticals Inc.; Mead Johnson Labs.; Savage Labs.*

344 Estrapronicate
4140-20-9

$C_{27}H_{31}NO_4$
Estradiol 17-nicotinate 3-propionate. Estrogen.

345 Estrazinol Hydrobromide
15179-97-2

$C_{20}H_{26}BrNO_2$
(±)-3-Methoxy-8-aza-19-nor-17α-pregna-1,3,5(10)-trien-20-yn-17-ol hydrobromide.
W-4454A. Estrogen. *Parke-Davis.*

346 Estriol
50-27-1   3750   200-022-2

$C_{18}H_{24}O_3$
Estra-1,3,5(10)-triene-3,16α,17β-triol.
Theelol; follicular hormone hydrate; oestriol; trihydroxyestrin; Aacifemine; Colpogyn; Destriol; Gynasan; Hormomed; Klimax E; Klimoral; Oekolp; Ortho-Gynest; Ovesterin; Ovestin; Ovo-Vinces; Tridestrin; Triovex. Estrogen.

Used in estrogenic hormone therapy. mp = 282°; d = 1.27; $[\alpha]_D^{25}$ = 58° ± 5° (c = 4 dioxane); λ_m = 280 nm; insoluble in H_2O; soluble in EtOH, dioxane, $CHCl_3$, Et_2O, vegetable oils, C_5H_5N. *Parke-Davis*.

347 Estriol Succinate
514-68-1   3750   208-185-1

$C_{26}H_{30}Na_2O_9$
Estra-1,3,5(10)-triene-3,16α,17β-triol 16,17-bis(sodium hemisuccinate).
Orgastyptin; Stiptanon; Synapause. Estrogen. Used in estrogenic hormone therapy. *Parke-Davis*.

348 Estrofurate
10322-73-3

$C_{24}H_{26}O_4$
21,23-Epoxy-19,24-dinor-17α-chola-1,3,5(10)-7,20,22-hexaene-3,17-diol 3-acetate.
AY-11483. Estrogen. *Wyeth-Ayerst Labs*.

349 Estrogens, Conjugated
Premarin; component of: PMB-2000, PMB-4000. Estrogen. *Wyeth-Ayerst Labs*.

350 Estrogens, Esterified
Amnestrogen; Estratab; Menest; component of: Estratest, Menrium. Estrogen. *Bristol-Myers Squibb Co.; Solvay Pharmaceuticals; SmithKline Beecham Pharmaceuticals; Hoffmann-LaRoche Inc.*

351 Estrone
53-16-7   3751   200-164-5

$C_{18}H_{22}O_2$
3-Hydroxyestra-1,3,5(10)-17-one.
Theelin; oestrone; folliculin; follicular hormone; tokokin; thelykinin; ketohydroxyestrin; Hiestrone; Menformon; Glandubolin; Cristallovar; Destrone; Endofolliculina; Estrol; Fermidyn; Folikrin; Kolpon; Crinovaryl; Folisan; Disynformon; Hormovarine; Oestroperos; Wynestron; Thelestrin; Kestrone; Estrusol; Estrugenone; Femestrone Inj.; Folipex; Follestrine; Follidrin (tablets); Follicunodis; Hormofollin; Oestrin; Ovifollin; Perlatan; Ketodestrin. Estrogen. mp = 254.5-256°; $[\alpha]_D^{22}$ = 152° (c = 0.995 $CHCl_3$); λ_m = 282, 296 nm (ε 2300, 2130 dioxane), 300, 450 nm (conc. H_2SO_4), 239, 293 nm (0.1M NaOH); soluble in H_2O (0.003 g/100 ml), EtOH (0.4 g/100 ml at 15°, 2 g/100 ml at 76°), Me_2CO (2 g/100 ml at 15°), $CHCl_3$ (0.0.91 g/100 ml at 15°), C_6H_6 (0.69 g/100 ml at 80°), dioxane, C_5H_5N, vegetable oils, slightly soluble in Et_2O. *Savage Labs.; Parke-Davis; Wyeth-Ayerst Labs*.

352 Estrone Acetate
901-93-9   3751

$C_{20}H_{24}O_3$
3-Hydroxyestra-1,3,5(10)-17-one acetate.
Hogival. Estrogen. mp = 125-127°. *Parke-Davis*.

353 Estrone Methyl Ether
1091-94-7   3751

$C_{19}H_{24}O_2$
3-Hydroxyestra-1,3,5(10)-17-one methyl ether.
Estrogen. mp = 164-165°; [dl form]: mp = 143.2-144.2°. *Parke-Davis.*

354 Estrone Propionate
975-64-4   3751

$C_{21}H_{26}O_3$
3-Hydroxyestra-1,3,5(10)-17-one propionate.
Estrogen. mp = 134-135°. *Parke-Davis.*

355 Estrone Sulfate Piperazine Salt
7280-37-7   3751   230-696-3

$C_{22}H_{32}N_2O_5S$
3-Hydroxyestra-1,3,5(10)-17-one sulfate piperazine (salt).
estropipate; piperazine estrone sulfate; Harmogen; Ogen; Sulestrex Piperazine. Estrogen. mp = 190°, 245°; $[\alpha]_D^{25}$ = 87.8° (c = 1 0.4% NaOH); λ_m = 275, 268 nm (ε = 838, 851 0.4% NaOH). *Parke-Davis.*

356 Ethinyl Estradiol
57-63-6   3780   200-342-2

$C_{20}H_{24}O_2 \cdot 0.5H_2O$
19-Nor-17α-pregna1,3,5(10)-trien-20-yne-3,17-diol.
Diogyn E; Estinyl; NSC-10973; Estigyn; Ethy 11; Eticylol; Eticyclin; Etivex; Feminone; Gynolett; Kolpolyn; Linoral; Lynoral; Oradiol; Orestralyn; Primogyn C; Progynon C; Progynon M; component of: Brevicon, Demulen, Desogen, Estopherol, Estrostep, Levlen, Loestrin, Lo/Ovral, ModiCon, Nordette, Norethin 1/35E, Nolestrin, Ortho-Cyclen, Ortho-Novum, Ovcon, Ovral, Tri-Levlen, Triphasil. Estrogen. mp = 141-146°; $[\alpha]_D^{25}$ = 0° ± 1° (dioxane); [anhydrous]: mp = 182-184°; $[\alpha]_D^{24}$ = 3.5° ± 0.5° (c = 2 dioxane), -29.5° ± 1° (c = 2 C_5H_5N); λ_m = 281 nm (ε 2040 ± 60 EtOH); insoluble in H_2O; soluble in EtOH (16.6 g/100 ml), Et_2O (25.0 g/100 ml), Me_2CO (20.0 g/100 ml), dioxane (25 g/100 ml), $CHCl_3$ (5 g/100 ml); LD_{50} (rat orl) = 2952 mg/kg, (mus orl) = 1737 mg/kg. *Pfizer Inc.; Schering Corp.; Syntex Labs. Inc.; Searle, G.D., & Co.; Organon Inc.; Marion Merrell Dow Inc.; Berlex Labs., Inc.; Parke-Davis; Wyeth-Ayerst Labs.; Ortho Pharmaceutical Corp.;* 59;248.

357 Fenestrel
7698-97-7

$C_{16}H_{20}O_2$
5-Ethyl-6-methyl-4-phenyl-3-cyclohexene-1-carboxylic acid.
Estrogen. *Ortho Pharmaceutical Corp.*

358 Fosfestrol
522-40-7   4279   208-328-8

$C_{18}H_{22}O_8P_2$
(E)-4,4'-(1,2-Diethyl-1,2-ethenediyl)-bisphenol diphosphate.
Stilphostrol. Estrogen. Also used as a hormonal antineoplastic. mp = 204-206°; sparingly soluble in cold H_2O; [disodium salt]: mp = 230°; soluble in H_2O. *Asta-Werke AG; Miles; Bayer AG.*

359 Fosfestrol Tetrasodium Salt
4719-75-9   4279   225-209-6

$C_{18}H_{20}N_4O_8P_2$
(E)-4,4'-(1,2-Diethyl-1,2-ethenediyl)-bisphenol diphosphate tetrasodium salt.
Cytonal; Honvan; Honvol; ST-52; Stilbostatin. Estrogen. Also used as a hormonal antineoplastic. *Asta-Werke AG; Miles; Bayer AG.*

360 Hexestrol
84-16-2   4738   201-518-1

$C_{18}H_{22}O_2$
4,4'-(1,2-Diethylethylene)diphenol.
NSC-9894; hexoestrol; Synthovo; Cycloestrol; Hexanoestrol; Hormoestrol; Syntrogene. Estrogen. Also used as a hormonal antineoplastic. mp = 185-188°; soluble in Et_2O, Me_2CO, EtOH, MeOH; slightly soluble in C_6H_6, $CHCl_3$, insoluble in H_2O; [diacetate (Retalon-Lingual)]: mp = 137-139°; [dipropionate (Retalon Oleosum)]: mp = 127-128°. *Hoffmann-LaRoche Inc.*

361 Hexestrol Diphosphate
14188-82-0   4738

$C_{18}H_{24}O_8P_2$
4,4'-(1,2-Diethylethylene)diphenol diphosphate.
Cytostatin; hexestrol 4,4'-diphosphoric acid. Estrogen. Also used as a hormonal antineoplastic. *Hoffmann-LaRoche Inc.*

362 Hydromadinone
16469-74-2

$C_{21}H_{29}ClO_3$
6α-Chloro-17-hydroxyprogesterone. Estrogen.

363 Mestranol
72-33-3   5976   200-777-8

$C_{21}H_{26}O_2$
3-Methoxy-19-norpregna-1,3,5(10)-trien-20-yn-17β-ol.
Menophase, Norquen, Ovastol; EE_3ME; 33355; component of: Enovid, Norethin 1/50 M, Norinyl, Norquen, Ortho-Novum, Ovulen. Estrogen. Used in combination with a progestogen as an oral contraceptive. mp = 150-151°; λ_m = 279, 287.5 nm ($E_{1\ cm}^{1\%}$ 82, 14.4 MeOH);

soluble in EtOH, Et$_2$O, CHCl$_3$, Me$_2$CO, dioxane; insoluble in H$_2$O. *Searle, G.D., & Co.; Roberts Pharmaceutical Corp.; Syntex Labs. Inc.; Ortho Pharmaceutical.*

364 Methallenestrol
517-18-0   6012   208-232-6

C$_{18}$H$_{22}$O$_3$
3-(6-Methoxy-2-naphthyl)-2,2-dimethyl-pentanoic acid.
Vallestril. Estrogen. mp = 139-140°; soluble in Et$_2$O, vegetable oils.

365 Methestrol
130-73-4   6045

C$_{20}$H$_{26}$O$_2$
4,4'-(1,2-Diethylethylene)di-o-cresol. dimethylhexestrol; σ-promethestrol; promethestrol. Estrogen. mp = 145°; [dipropionate (meprane diproipionate)]: mp = 115°; soluble in Et$_2$O, EtOAc, C$_6$H$_6$; slightly soluble in EtOH; insoluble in H$_2$O.

366 Moxestrol
34816-55-2   6372

C$_{21}$H$_{26}$O$_3$
11β-Methoxy-19-nor-17α-pregna-1,3,5(10)-trien-20-yne-3,17-diol.
R-2858; Surestryl. Estrogen. mp = 280°; [α]$_D^{20}$ = 29° (c = 0.6 EtOH); λ$_m$ = 280 nm (E$_{1cm}^{1\%}$ = 58.4 EtOH). *Roussel-UCLAF.*

367 Mytatrienediol
5108-94-1   6424

C$_{20}$H$_{28}$O$_3$
3-Methoxy-16-methyl-1,3,5(10)-estratriene-16β,17β-diol.
SC-6924; Anvene; Manvene. Estrogen. Also has antilipemic and hypocalciuric properties. mp = 179-181°; [α]$_D^{20}$ = 71° (dioxane). *Searle, G.D., & Co.*

368 Nylestriol
39791-20-3

C$_{25}$H$_{32}$O$_3$
17α-Ethynylestra-1,3,5(10)-triene-3,16α,17β-triol 3-cyclopentyl ether.
49825. Estrogen. *Eli Lilly & Co.*

369 Pregnenolone Succinate
4598-67-8   225-001-5

C$_{25}$H$_{36}$O$_5$
3β-Hydroxypregn-5-en-20-one hydrogen succinate.
Formula 405. Non-hormonal sterol derivative. A neurosteroid. Forms a progesterone analog on dehydrogenation. *Doak Pharmacal Co.*

Estrogens and Progestins

370 Promestriene
39219-28-8   254-361-6

$C_{22}H_{32}O_2$
17β-Methoxy-3-propoxyestra-1,3,5(10)-triene.
An estrogen studied for topical treatment of hyperseborrhea.

371 Quinestradiol
1169-79-5   8238   214-623-2

$C_{23}H_{32}O_3$
3-(Cyclopentyloxy)estra-1,3,5(10)-triene-16α,17β-diol.
quinestradol; estriol 3-cyclopentyl ether; Colpovis; Pentovis. Estrogen. mp = 98-100°. *Vismara.*

372 Quinestrol
152-43-2   8239   205-803-1

$C_{25}H_{32}O_2$
3-(Cyclopentyloxy)19-norpregna-1,3,5(10)-triene-20-yn-17β-ol.
W-3566; Estrovis. Estrogen. mp = 107-108°; $[\alpha]_D^{25}$ = 5° (c = 0.5 dioxane). *Vismara.*

Progestogens

373 Algestone Acetophenide
24356-94-3   239

$C_{29}H_{36}O_4$
(R)-16α,17-Dihydroxypregn-4-ene-3,20-dione cyclic acetal with acetophenone.
Deladroxone; Droxone; SQ-15,101; P-DHP; Neolutin Depositum. Progestogen. Used to treat acne. mp = 150-151°; $[\alpha]_D^{23}$ = 51° (CHCl$_3$). *Bristol-Myers Squibb Co.*

374 Allylestrenol
432-60-0   299

$C_{21}H_{32}O$
17α-Allyl-17β-hydroxy-19-nor-4-androstene.
Gestanin; Gestanol; Orageston; Gestanyn; Gestanon; Turinal. Progestogen. mp = 769.5-80°; insoluble in H$_2$O; soluble in EtOH, Et$_2$O, Me$_2$CO, CHCl$_3$. *Organon, Inc.*

375 Altrenogest
850-52-2   327

$C_{21}H_{26}O_2$
17α-Allyl-17β-hydroxyestra-4,9,11-trien-3-one.

A-35957; RU-2267; Regumate. Progestogen. mp = 120°; $[\alpha]_D^{20}$ = -72° (c = 0.5 EtOH). *Roussel-UCLAF*.

376 Amadinone
30781-27-2

$C_{20}H_{25}ClO_3$
6-Chloro-17α-hydroxy-19-norpregna-4,6-diene-3,20-dione.
Progestogen. *Syntex Labs. Inc.*

377 Amadinone Acetate
22304-40-3

$C_{22}H_{27}ClO_4$
6-Chloro-17α-hydroxy-19-norpregna-4,6-diene-3,20-dione acetate.
RS-2208. Progestogen. *Syntex Labs. Inc.*

378 Anagestone
2740-52-5   664

$C_{22}H_{34}O_2$
17α-Hydroxy-6α-methylpregn-4-ene-20-one.
Progestogen. mp = 190-193°; $[\alpha]_D^{20}$ = 51° (CHGCl$_3$). *Ortho Pharmaceutical Corp.*

379 Anagestone Acetate
3137-73-3   664

$C_{24}H_{36}O_3$
17α-Hydroxy-6α-methylpregn-4-ene-20-one acetate.
Anatropin. Progestogen. mp = 173-175°; $[\alpha]_D^{20}$ = 24° (CHCl$_3$). *Ortho Pharmaceutical Corp.*

380 Chlormadinone Acetate
302-22-7   2152

$C_{23}H_{29}ClO_4$
6-Chloro-17α-hydroxypregna-4,6-diene-3,20-dione acetate.
NSC-92338; Chronosyn; Cyclonorm; Fertiletten; Gestafortin; Lormin; Luteran; Lutoral; Natrol; Normenon; Menstridyl; Prostal; Traslan; Verton; component of: Amenyl, Lutestral, Menova, C-Quens, Gestamestrol, Sequens. An orally active progestogen with antiandrogenic activity. Used as a component of oral contraceptives. Used as a hormonal antineoplastic and, in veterinary medicine, as an estrus regulator. mp = 212-214°; $[\alpha]_D$ = 6° (c = 1 CHCl$_3$); λ_m = 283.5, 286 nm (ε = 23400, 22100). *Syntex Labs. Inc.*

381 Cingestol
16915-71-2

$C_{20}H_{28}O$
19-Nor-17α-pregn-5-en-20-yn-17β-ol.
Progestogen.

382 Clogestone
20047-75-0

$C_{23}H_{31}ClO_4$
6-Chloro-3β,17-dihydroxypregna-4,6-dien-20-one.
Progestogen. *Wyeth-Ayerst Labs.*

383 Clogestone Acetate
3044-32-4

$C_{25}H_{33}ClO_5$
6-Chloro-3β,17-dihydroxypregna-4,6-dien-20-one diacetate.
AY-11440. Progestogen. *Wyeth-Ayerst Labs.*

384 Clomegestone
5367-84-0

$C_{22}H_{29}ClO_3$
6-Chloro-17α-hydroxy-16α-methylpregna-4,6-diene-3,20-dione.
Progestogen. *Schering AG.*

385 Clomegestone Acetate
424-89-5

$C_{24}H_{31}ClO_4$
6-Chloro-17α-hydroxy-16α-methylpregna-4,6-diene-3,20-dione acetate.
SH-741. Progestogen. *Schering AG.*

386 Delmadinone
15262-77-8   2930

$C_{21}H_{25}ClO_3$
6-Chloro-17α-hydroxypregna-1,4,6-triene-3,20-dione.
Δ¹-chlormadinone. Progestogen with anti-estrogenic and anti-androgenic activity. *Pharmacia & Upjohn, Inc.*

387 Delmadinone Acetate
13698-49-2   2930

$C_{23}H_{27}ClO_4$

6-Chloro-17α-hydroxypregna-1,4,6-triene-3,20-dione acetate.
RS-1301; Δ¹-chlormadinone acetate; Delminal; Estrex; Tardastrex; Tarden; Zenadrex. Progestogen with anti-estrogenic and anti-androgenic activity. mp = 168-170°; [α]$_D$ = -83° (CHCl$_3$); λ$_m$ = 229, 258, 297 nm (log ε 4.00, 4.00, 4.03 EtOH). *Pharmacia & Upjohn, Inc.*

388 Demegestone
10116-22-0   2939

$C_{21}H_{28}O_2$

17α-Methyl-19-nor-Δ^{4,9}-pregnadiene-3,20-dione.
R-2453; Lutionex. Progestogen. mp = 106°; [α]$_D$ = -275° (c = 0.5 EtOH); λ$_m$ = 214, 302 nm (ε 6350, 21000 EtOH). *Roussel-UCLAF.*

389 Desogestrel
54024-22-5   2971

$C_{22}H_{30}O$

13-Ethyl-11-methylene-18,19-dinor-17α-pregn-4-en-20-yn-17-ol.
Org-2969; Cyclosa; Dicromil; Marvelon 150/320; Mercilon; Ortho-Cept; Oviol; Varnoline; component of: Desogen. Progestogen with low androgenic potency. Used with estrogens in oral contraceptives. mp = 109-110°; [α]$_D^{20}$ = 55° (CHCl$_3$). *Organon Inc.*

390 Dienogest
65928-58-7

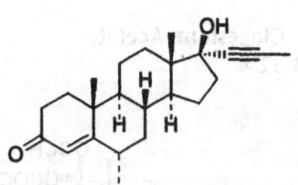

$C_{20}H_{25}NO_2$

17-Hydroxy-3-oxo-19-nor-17α-pregna-4,9-diene-21-nitrile.
Dienol; DV; Estrodienol; Cycladiene; Dinovex; Estroral; Gynefollin; hormofemin; Oestrasid; Oestrodiene; Oestroral; Restrol; Retalon; Synestrol. Progestogen.

391 Dimethisterone
79-64-1   3268

$C_{23}H_{32}O_2$

6α,21-Dimethyl-17β-hydroxy-17α-pregn-4-en-20-yn-3-one.
Secrosteron; component of: Oracon, Ovin, Tova. Progestogen. Formerly used with estrogens in oral contraceptives. mp = 102°; [α]$_D^{20}$ = 10° (c = 1 CHCl$_3$); λ$_m$ = 240 nm (E$_{1\ cm}^{1\%}$ 450 iPrOH); insoluble in H$_2$O; soluble in EtOH; less soluble in Me$_2$CO, CHCl$_3$. *BDH Laboratory Supplies.*

392 Drospirenone
67392-87-4   3510

$C_{24}H_{30}O_3$
6β,7β,15β,16β-Dimethylene-3-oxo-4-androstene[17-β-1')-spiro-5']-perhydrofuran-2'-one.
ZK-30595; dihydrospirorenone. Progestogen with antimineralocorticoid and anti-androgenic activity. mp = 201.3°; $[\alpha]_D^{22}$ = -8182° (c = 0.5 CHCl$_3$); λ_m = 265 nm (ε 19000 MeOH). Schering AG.

393 Dydrogesterone
152-62-5   3524

$C_{21}H_{28}O_2$
10α-Pregna-4,6-diene-3,20-dione.
Dufaston; Duphaston; Gestatron; Gynorest; Prodel; Retrone; NSC-92336. Progestogen. mp = 169-170°; $[\alpha]_D^{25}$ = -484.5 (CHCl$_3$); λ_m = 286.5 (ε 26400).

394 Ethisterone
434-03-7   3787

$C_{21}H_{28}O_2$
17α-Ethynyl-17β-hydroxyandrost-4-en-3-one.
Ora-Lutin; Pranone; Syngestrotabs; Trosinone; NSC-9565; Pregneninolone; Lutocyclin; Lutocyclol; Progestoral. Progestogen. mp = 269-275°; $[\alpha]_D^{23}$ = 23.8° (dioxane), $[\alpha]_D^{25}$ = -32.0° (C$_5$H$_5$N); λ_m = 241 nm ($E_{1cm}^{1\%}$ 513 MeOH); insoluble in H$_2$O; soluble in EtOH, Me$_2$CO, Et$_2$O, CHCl$_3$, vegetable oils. Abbott Labs.; Schering Corp.; Parke-Davis; Pfizer Inc.

395 Ethynerone
3214-93-4

$C_{20}H_{23}ClO_2$
21-Chloro-17-hydroxy-19-nor-17α-pregna-4,9-dien-20-yn-3-one.
Progestogen.

396 Ethynodiol
1231-93-2   3905

$C_{22}H_{30}O_3$
19-Nor-17α-pregn-4-en-20-yne-3β,17-diol.
ED. Progestogen.

397 Ethynodiol Diacetate
297-76-7   3905

$C_{24}H_{32}O_4$
19-Nor-17α-pregn-4-en-20-yne-3β,17-diol diacetate.
SC-11800; Femulen; Luteonorm; Luto-Metrodiol; Metrodiol; component of: Demulen, Metrulen, Ovulen, Luteolas, Ovaras, Conova, Miniluteolas.

Progestogen. Used in combination with estrogens as an oral contraceptive. mp -126-127°; $[\alpha]_D$ = -72.5° (CHCl$_3$).

398 Etonogestrel
54048-10-1

$C_{22}H_{28}O_2$
13-Ethyl-17-hydroxy-11-methylene-18,19-dinor-17α-pregn-4-en-20-yn-3-one.
Org-3236. Progestogen. *Organon Inc.*

399 Flurogestone Acetate
2529-45-5   4235

$C_{23}H_{31}FO_5$
9-Fluoro-11β,17-dihydroxypregn-4-ene-3,20-dione 17-acetate.
SC-9880; NSC-65411; Chronogest; Cronolone; Synchronate; component of: Syncro-Mate. Progestogen used in veterinary medicine for estrus regulation. mp = 266-269°; $[\alpha]_D$ = 77.6° (CHCl$_3$); λ_m = 238 nm (ε 17500 MeOH). *Searle, G.D., & Co.*

400 Gestaclone
19291-69-1

$C_{23}H_{27}ClO_2$
6-Chloro-1α,2α:16α,17-bismethylene-4,6-pregnadiene-3,20-dione.
SH-1040. Progestogen. *Schering AG.*

401 Gestodene
60282-87-3   4421

$C_{21}H_{26}O_2$
13-Ethyl-17-hydroxy-18,19-dinor-17α-pregn-4,15-dien-20-yn-3-one.
SH B 331; component of: Femodene, Femovan, Ginoden, Gynera, Milvane, Minulet, Monodie, Phaeva, Triminulet. Progestogen. mp = 197.9°. *Schering AG.*

402 Gestonorone Caproate
1253-28-7   4422

$C_{26}H_{38}O_4$
17-Hydroxy-9-norpregn-4-ene-3,20-dione hexanoate.
SH-582; NSC-84054; Depostat. Progestogen. mp = 123-124°; $[\alpha]_D$ = 13° (CHCl$_3$); λ_m = 239 nm (ε 17540). *Schering AG.*

403 Gestrinone
40542-65-2

$C_{21}H_{24}O_2$
13-Ethyl-17-hydroxy-18,19-dinor-17α-pregn-4,9,11-trien-20-yn-3-one.
R-2323; RU-2323; A-46745. Progestogen. *Hoechst-Roussel Pharmaceuticals.*

404 Haloprogesterone
3538-57-6

$C_{21}H_{28}BrFO_2$
17-Bromo-6α-fluoropregn-4-ene-3,20-dione.
17α-bromo-6α-fluoroprogesterone.
Progestogen.

405 17-Hydroxy-16-methylene-Δ⁶-progesterone
10087-54-4   4878

$C_{12}H_{28}O_3$
17-Hydroxy-16-methylene-Δ⁶-progesterone.
Progestogen. mp = 196.5-197°; $[\alpha]_D^{20}$ = -72.5°; λ_m = 283 nm (log ε 4.51). E. Merck.

406 17-Hydroxy-16-methylene-Δ⁶-progesterone Acetate
805-84-5   4878

$C_{34}H_{30}O_4$
17-Hydroxy-16-methylene-Δ⁶-progesterone acetate.
Superlutin. Progestogen. mp = 233-234°; $[\alpha]_D^{20}$ = -132°; λ_m = 283 nm (lpg ε 4.50). E. Merck.

407 17α-Hydroxyprogesterone
68-96-2   4886

$C_{21}H_{30}O_3$
17-Hydroxypregn-4-ene-3,20-dione.
Gestageno; Prodox. Progestogen. Used in veterinary medicine for estrus regulation. mp = 222-223°; $[\alpha]_D^{17}$ = 105.6° (c = 1.0417 CHCl₃); [acetate]: mp = 239-240°; λ_m = 240 nm (log ε 4.33). Syntex Labs. Inc.; Merck & Co., Inc.; Pharmacia & Upjohn, Inc.

408 17α-Hydroxyprogesterone Caproate
630-56-8   4886

$C_{27}H_{40}O_4$
17-Hydroxypregn-4-ene-3,20-dione caproate.
Delalutin; Hyproval P.A.; Lewntogest; Pharlon; Proge; Proluton Depot; Teralutil. Progestogen. Used in veterinary medicine for estrus regulation. mp = 119-121°; $[\alpha]_D^{20}$ = 61° (c = 1 CHCl₃). Schering AG.

409 Levonorgestrel
797-63-7

$C_{21}H_{28}O_2$
(-)-13-Ethyl-17-hydroxy-18,19-dinor-17α-pregn-4-ene-20-yn-3-one.

Norplant; Wy-5104; component of: Levlen, Nordette, Tri-Levlen, Triphasil. Progestogen. $[\alpha]_D$ = -33°. *Berlex Labs., Inc.; Wyeth-Ayerst Labs.*

410 Lilopristone
97747-88-1

$C_{22}H_{36}O_3$
11β-[p-(Dimethylamino)phenyl]-17β-hydroxy-17-[(Z)-3-hydroxypropenyl]-estra-4,9-dien-3-one.
13β-configured (type II) progestin antagonist. Antiprogestin; antigestagin; abortifacient.

411 Lynestrenol
52-76-6   5659

$C_{20}H_{28}O$
17α-Ethinyl-17β-hydroxyestr-4-ene.
3-desoxynorlutin; ethinylestrenol; Exluton; Exlutona; Exlutena; Orgametril; Orgametil; NSC-37725; component of (with ethinyl estradiol): Anacyclin, Fysionorm, Minilyn, Noracyclin, Ovanon, Ovoresta, Yermonil; component of (with mestranol): Lyndiol. Progestogen. Used in combination with estrogens as an oral contraceptive. mp = 158-160°; $[\alpha]_D$ = -13° (CHCl₃).

412 Medrogestone
977-79-7   5836

$C_{23}H_{32}O_2$
6,17-Dimethylpregna-4,6-diene-3,20-dione.
AY-62022; NSC-123018; Colpro; Colprone; Prothil. Progestogen. mp = 144-146°; $[\alpha]_D^{23}$ = 79° (c = 1 CHCl₃); λ_m = 288 nm (ε 25000). *Wyeth-Ayerst Labs.*

413 Medroxyprogesterone
520-85-4   5838

$C_{22}H_{32}O_3$
17α-Hydroxy-6α-methylprogesterone. Progestogen. Orally active progestogen used with estrogens in oral contraceptives. Used in veterinary medicine for estrus regulation. mp = 220-223.5°; $[\alpha]_D^{25}$ = 75° (CHCl₃); λ_m = 241 nm (ε 16000 EtOH). *Farmitalia; Pharmacia & Upjohn, Inc.*

414 Medroxyprogesterone Acetate
71-58-9   5838

$C_{24}H_{34}O_4$
17α-Hydroxy-6α-methylprogesterone acetate.

MAP; Amen; Clinovir; Curretab; Cycrin; Depo-Clinovir; Depo-Provera; Farlutal; Gestapuran; G-Farlutal; Hysron; Lutoral; Nadigest; Nidaxin; Oragest; Perlutex; Prodasone; Provera; Sodelut G; Veramix; component of: Provest. Progestogen. Orally active progestogen used with estrogens in oral contraceptives. Used in veterinary medicine for estrus regulation. mp = 207-209°; $[\alpha]_D = 61°$ (CHCl$_3$); λ_m = 240 nm (ε 15900). Farmitalia; Pharmacia & Upjohn, Inc.

415   Megestrol Acetate
595-33-5   5849

$C_{24}H_{32}O_4$
17-Hydroxy-6-methylpregna-4,6-diene-3,20-dione acetate.
Maygace; Megace; Megestat; Megestil; Nia; Niagestin; Ovaban; component of: Co-Ervonum, Kombiquens, Noval, Nuvacon, Planovin, Triu-Ervonum, Volidan, Weradys, Delpregnin. Progestogen. Used for palliative treatment of breast cancer. mp = 214-216°; $[\alpha]_D^{24} = 5°$ (CHCl$_3$); λ_m = 287 nm (log ε 4.40); soluble in H$_2$O (2 σg/ml), plasma (24 σg/ml). Searle, G.D., & Co.; BDH Laboratory Supplies.

416   Melengestrol
5633-18-1   5859

$C_{21}H_{30}O_3$
17α-Hydroxy-6-methyl-16-methylene-pregna-4,6-diene-3,20-dione.
Progestogen and antineoplastic agent. BDH Laboratory Supplies.

417   Melengestrol Acetate
2919-66-6   5859

$C_{25}H_{32}O_4$
17α-Hydroxy-6-methyl-16-methylene-pregna-4,6-diene-3,20-dione acetate.
MGA. Progestogen and antineoplastic agent. mp = 224-226°; $[\alpha]_D^{23} = -127°$ (c = 0.31 CHCl$_3$); λ_m = 287 nm (log ε 4.35 EtOH). BDH Laboratory Supplies.

418   Methynodiol
23163-42-0

$C_{21}H_{30}O_2$
11β-Methyl-19-nor-17α-pregn-4-ene-20-yne 3β,17-diol.
Progestogen. Searle, G.D., & Co.

419   Methynodiol Diacetate
23163-51-1

$C_{25}H_{34}O_4$
11β-Methyl-19-nor-17α-pregn-4-ene-20-yne 3β,17-diol diacetate.
SC-19198. Progestogen. Searle, G.D., & Co.

420 Nomegestrol
58691-88-6

$C_{21}H_{28}O_3$
17-Hydroxy-6-methyl-19-norpregna-4,6-diene-3,20-dione.
TX-066 [as acetate]; Lutenyl [as acetate]; Uniplant [as acetate]; Thermex; Monaco. A synthetic progestin with a high affinity for the progesterone receptor used, in the acetate form, as a subdermal contraceptive. Nonandrogenic progestogen.

421 Norethindrone
68-22-4   6790

$C_{20}H_{26}O_2$
17β-Hydroxy-19-norpregn-4-en-20-yn-3-one.
19-norethisterone; norpregneninolone; mini-pill; Conludag; Menzol; Micronor; Micronovum; Mini-Pe; Norcolut; Noriday; Norluten; Norlutin; Nor-QD; Primolut N; Utovlan; component of: Binovum, Brevicon, Brevinor, Conceplan, Modicomn, Neocon 1/35, Norimin, Norinyl 1+35, Norquentiel, Ortho-Novum 1/35, Ortho-Novum 7/7/7, Ovcon, Ovysmen, Synphase, Tri-Norinyl, Trinovum, Norinyl-1, Ortho-Novin 1/50, Ortho-Novum 1/50. Progestogen. Used in combination with estrogens as an oral contraceptive. mp = 203-204°; $[\alpha]_D^{20}$ = -31.7° ($CHCl_3$); λ_m = 240 nm (log ε 4.24). Syntex Labs. Inc.

422 Norethindrone Acetate
51-98-9   6790

$C_{22}H_{28}O_3$
17β-Hydroxy-19-norpregn-4-en-20-yn-3-one acetate.
Aygestin; Milligynon; Norlutate; Primolut-Nor; component of: Etalontin, Primosiston, Anovlar, Gynovlar, Loestrin, Minovlar, Norlestrin. Progestogen. Used in combination with estrogens as an oral contraceptive. mp = 161-162°; λ_m = 240 nm (ε 18690). Syntex Labs. Inc.; Schering AG.

423 Norethynodrel
68-23-5   6791

$C_{20}H_{26}O_2$
17α-Hydroxy-19-norpregn-5(10)-en-20-yn-3-one.
Enavid; Enovid; component of: Conovid E. Progestogen. Used in combination with estrogens as an oral contraceptive. mp = 169-170°; $[\alpha]_D$ = 108° (c = 1 $CHCl_3$). Searle, G.D., & Co.

424 Norgesterone
13563-60-5   6795

$C_{20}H_{28}O_2$
17α-Hydroxy-19-norpregna-5(10),20-diene-3-one.

norvinodrel; vinylestrenolone; component of (with ethinyl estradiol): Vestalin. Progestogen. Used in combination with estrogens as an oral contraceptive. mp = 142-143°; $[α]_D$ = 161° ($CHCl_3$). *Richter.*

425   Norgestimate
35189-28-7   6796

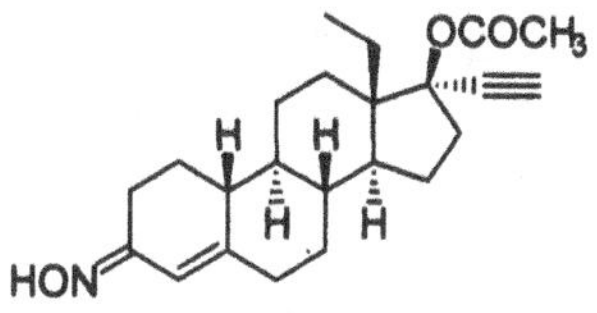

$C_{23}H_{31}NO_3$
17α-(Acetyloxy)-13-ethyl-18,19-dinorpregn-4-en-20-yn-3-one 3-oxime.
D-138; ORF-10131; RWJ 10131; dexnorgestrel acetime; component of (with ethinyl estradiol): Ortho-Cyclen, Cilest, Ortho-Tri-Cyclen, Ortrel, TriCilest. Progestogen. Acetate oxime of (-)-norgestrel. Used in combination with estrogens as an oral contraceptive. mp = 214-218°; $[α]_D^{25}$ = 110°. *Ortho Pharmaceutical Corp.*

426   Norgestomet
25092-41-5

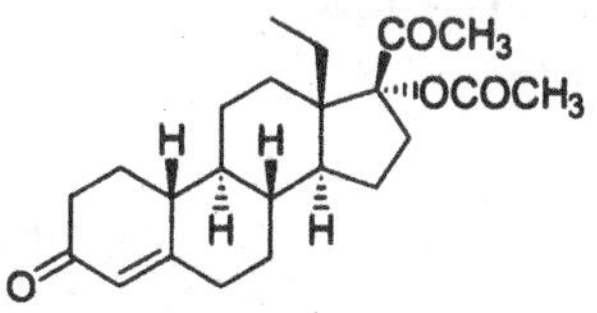

$C_{23}H_{32}O_4$
17-Hydroxy-11β-methyl-19-norpregn-4-ene-3,20-dione acetate.
SC-21009. Progestogen. *Searle, G.D., & Co.*

427   Norgestrel
6533-00-2   6797

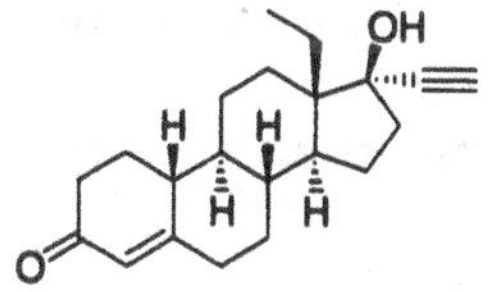

$C_{21}H_{28}O_2$
(±)-13-Ethyl-17α-hydroxy-18,19-dinorpregn-4-en-20-yn-3-one.
WY-3707; Neogest; Ovrette; component of: Lo/Ovral, Ovral, Stediril. Progestogen. Used as an oral contraceptive. The levorotatory isomer is biologically active. mp = 205-207°; $λ_m$ = 241 nm (ε 16700 EtOH). *Wyeth-Ayerst Labs.*

428   (-)-Norgestrel
797-63-7   6797

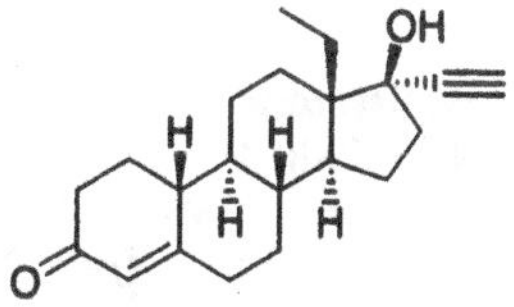

$C_{21}H_{28}O_2$
(-)-13-Ethyl-17α-hydroxy-18,19-dinorpregn-4-en-20-yn-3-one.
levonorgestrel; D-norgestrel; Dexnorgestrel; Microlut; Microval; Norgeston; Norplant; component of: Levlen, Logynon, Microgynon, Nordette, Ovran, Ovranette, Tetragynon, Tr-Levlen, Trinordiol, Triphasil. Progestogen. Used in implants as an oral contraceptive. The levorotatory isomer is biologically active. mp = 235-237°; $[α]_D^{20}$ = -32.4° (c = 0.496 $CHCl_3$); $λ_m$ = 241 nm (ε 16770 MeOH). *Wyeth-Ayerst Labs.*

429   (+)-Norgestrel
797-64-8   6797
$C_{21}H_{28}O_2$
(+)-13-Ethyl-17α-hydroxy-18,19-dinorpregn-4-en-20-yn-3-one.

dextronorgestrel. Progestogen. Used as an oral contraceptive. The levorotatory isomer is biologically active. mp = 238-242°; $[\alpha]_D^{25}$ = 40.7° ($CHCl_3$). Wyeth-Ayerst.

430 Norgestrienone
848-21-5   6798

$C_{20}H_{22}O_2$
17α-Hydroxy-19-norpregna-4,9,11-trien-20-yn-3-one.
Ogyline. Progestogen. mp = 169°; $[\alpha]_D^{12}$ = 63° (c = 0.5 EtOH); λ_m = 342, 238 nm (ε 29100, 5920); soluble in alcohols, Et_2O, Me_2CO, C_6H_6, $CHCl_3$; insoluble in H_2O. Roussel-UCLAF.

431 Norvinisterone
6795-60-4   6814

$C_{20}H_{28}O_2$
17α-Hydroxy-19-norpregna-4,20-dien-3-one.
Nor-Progestelea. Progestogen. mp = 169-171°; $[\alpha]_D$ = 36°. Searle, G.D., & Co.

432 Onapristone
96346-61-1

$C_{29}H_{39}NO_3$
11β-[p-(Dimethylamino)phenyl]-17α-hydroxy-17-[3-hydroxypropyl]-13α-estra-4,9-diene-3-one.
Progesterone receptor antagonist. Antiprogestin.

433 Oxogestone
3643-00-3

$C_{20}H_{30}O_2$
20β-Hydroxy-19-norpregna-4-en-3-one.
Progestogen. Organon Inc.

434 Oxogestone Phenpropionate
16915-80-3

$C_{29}H_{38}O_3$
20β-Hydroxy-19-norpregna-4-en-3-one hydrocinnamate.
Progestogen. Organon Inc.

435 Pentagestrone
7001-56-1   7251

$C_{26}H_{38}O_3$
3-(Cyclopentyloxy)-17-hydroxypregna-3,5-dien-20-one.
Progestogen. mp = 184.5-186.5°; $[\alpha]_D$ = -115°. Vismara.

436 Pentagestrone Acetate
1178-60-5   7251

$C_{28}H_{40}O_4$
3-(Cyclopentyloxy)-17-hydroxypregna-3,5-dien-20-one acetate.
Gestovis. Progestogen. mp = 137-138°, 157-158°; $[\alpha]_D$ = -147° (dioxane). Vismara.

437 Pregnenolone Succinate
4598-67-8

$C_{25}H_{36}O_5$
3β-Hydroxypregn-5-en-20-one hydrogen succinate.
Formula 405. Non-hormonal sterol derivative. A neurosteroid. Forms a progesterone analog on dehydrogenation. *Doak Pharmacal Co.*

438 Progesterone
57-83-0   7956

$C_{21}H_{30}O_2$
Pregn-4-en-3,20-dione.
corpus luteum hormone; luteohormone; Corlutina; Corluvite; Cyclogest; Gestiron; Gestone; Lipo-Lutin; Lutocuclin M; Lutogyl; Lutromone; Progestasert; Progestin; Progestogel; Progestol; Progeston; Prolidon; Proluton; Syngesterone; Utrogestan. Progestogen. [α form]: mp = 127-131°; d^{23} = 1.166; [β form]: mp = 121°; d^{20} = 1.171; $[\alpha]_D^{20}$ = 172° to 182° (c = 2 dioxane); λ_m = 240 nm; soluble in EtOH, Me₂CO, dioxane.

439 Proligestone
23873-85-0   245-922-6

$C_{24}H_{34}O_4$
14,17-Dihydroxypregn-4-ene-3,20-dione cyclic acetal with propionaldehyde.
A progestin.

440 Promegestone
34184-77-5   7969

$C_{22}H_{30}O_2$
17β-Methyl-17-(1-oxopropyl)estra-4,9-dien-3-one.
R-5020; RU-5020; Surgestone. Synthetic progestogen. Has high affinity for the progesterone receptor and no androgenic activity. Used as a radioligand for the progestogen receptor. mp = 512°; soluble in Me₂CO, C₆H₆; insoluble in H₂O; $[\alpha]_D^{20}$ = -262° (c = 0.5 EtOH); λ_m = 215, 305 nm ($E_{1\,cm}^{1\%}$ 202, 648 EtOH). *Roussel-UCLAF.*

441 Quingestanol
10592-65-1

$C_{25}H_{34}O_2$
3-(Cyclopentyloxy)-19-nor-17α-pregna-3,5-dien-20-yn-17-ol.
Progestogen. *Parke-Davis.*

442 Quingestanol Acetate
300-39-3

$C_{27}H_{36}O_3$
3-(Cyclopentyloxy)-19-nor-17α-pregna-3,5-dien-20-yn-17-ol acetate.
W-4540. Progestogen. *Parke-Davis*.

443 Quingestrone
67-95-8

$C_{26}H_{38}O_2$
3-(Cyclopentyloxy)pregna-3,5-dien-20-one.
W-3399. Progestogen. *Parke-Davis*.

444 Tigestol
896-71-9

$C_{20}H_{28}O$
19-Nor-17α-pregn-5(10)-en-20-yn-17-ol.
Progestogen.

445 Trengestone
5192-84-7   9717

$C_{21}H_{25}ClO_2$
(9β,10α)-6-Chloropregna-1,4,6-triene-3,20-dione.
Ro-4-8347; Retroid. Progestogen. A retrosteroid. mp = 208-209°; λ_m = 229, 253, 302 nm (ε 11500, 10520, 10650). *Hoffmann-LaRoche Inc*.

446 Trimegestone
74513-62-5

$C_{22}H_{30}O_3$
(S)-Lactoyl-17α-methylestra-4,9-dien-3-one.
RU-27987. Progestogen. *Roussel-UCLAF*.

Glucose Regulating Agents

Aldose Reductase Inhibitors

447 Epalrestat
82159-09-9   3640
$C_{15}H_{13}NO_3S_2$
(E,E)-5-(2-Methyl-3-phenyl-2-propenylidene)-4-oxo-2-thioxo-3-thiazolidineacetic acid.
ONO-2235; Kinedak; Sorbistat. Aldose reductase inhibitor, affects sorbitol levels in diabetic rats and is used in treatment of diabetes-related neuropathy. mp =

Glucose Regulating Agents

210-217°; [N-methyl-D-glucamine salt]: mp = 163-165°. *Ono Pharmaceutical Co.*

448   Imirestat
89391-50-4

$C_{15}H_8F_2N_2O_2$
2,7-Difluorospiro[fluorene-9,4'-imidazolidine]-2',5'-dione.
Aldose reductase inhibitor.

449   Sorbinil
68367-52-2   8871

$C_{11}H_9FN_2O_3$
(S)-6-Fluoro-2,3-dihydrospiro[4H-1-benzopyran-4,4'-imidazolidine]-2',5'-dione.
CP-45634. Spirohydantoin aldose reductase inhibitor. Used in treatment of diabetic neuropathy. mp = 241-243°; $[\alpha]_D^{25} = 54.0°$ (c = 1 in MeOH). *Pfizer Inc.*

450   Tolrestat
82964-04-3   9663

$C_{16}H_{14}F_3NO_3S$
N-[[6-Methoxy-5-(trifluoromethyl)-1-naphthalenyl]thioxomethyl]-N-methylglycine.
tolrestatin; AY-27773; Alredase; Lorestat. Orally active aldose reductase inhibitor. For treatment of diabetic neuropathy. mp

= 164-165°; [methyl ester]: mp = 109-110°. *Wyeth-Ayerst Labs.*

451   Zenarestat
112733-06-9

$C_{17}H_{11}BrClFN_2O_4$
3-(4-Bromo-2-fluorobenzyl)-7-chloro-3,4-dihydro-2,4-dioxo-1(2H)-quinazolineacetic acid.
FR-74366; FK-366. Aldose reductase inhibitor.

452   Zopolrestat
110703-94-1   10325

$C_{19}H_{12}F_3N_3O_3S$
3,4-Dihydro-4-oxo-3-[[5-(trifluoromethyl)-2-benzothiazolyl]-methyl]-1-phthalazineacetic acid.
CP-73850. Aldose reductase inhibitor used in treatment of diabetic neuropathy. mp = 197-198°. *Pfizer Inc.*

Antidiabetics

453   Abbenclamide
10238-21-8   4486   233-570-6

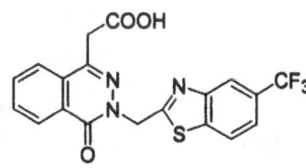

$C_{23}H_{28}ClN_3O_5S$
5-Chloro-N-[2-[4-[[[(cyclohexylamino)-carbonyl]amino]sulfonyl]phenyl]ethyl]-2-methoxybenzamide.

Glyburide; Diabeta; Micronase; Glynase; glybenzcyclamide. Antidiabetic agent. A proprietary mixture of glibenclamide, a sulfonylurea with hypoglycemic activity. Used for the oral treatment for hypoglycemia. mp = 169-170°, 172-174°; poorly soluble in H_2O, soluble in organic solvents; LD_{50} (mus orl) > 20 g/kg, (mus ip) > 12.5 g/kg, (mus sc) > 20 g/kg, (rat orl) > 20 g/kg, rat ip) > 12.5 g/kg, (rat sc) > 20 g/kg. *Abbott Labs.*

454 Acetohexamide
968-81-0   59   213-530-4

$C_{15}H_{20}N_2O_4S$
Dimelor.
4-acetyl-N-[(cyclohexylamino)-carbonyl]-benzenesulfonamide; 1-[(p-acetylphenyl)sulfonyl]-3-cyclohexylurea; N-(p-acetylbenzenesulfonyl)-N'-cyclohexylurea; Dimelor; Dymelor; Dimelin; Ordimel; Tsiklamid; Cyclamide. Antidiabetic agent. An oral agent for treatment of hypoglycemia. mp = 188-190°, 175-177°; λ_m = 247, 283 nm; soluble in C_5H_5N; slightly soluble in EtOH, $CHCl_3$; insoluble in H_2O, Et_2O. *Eli Lilly & Co.*

455 Amlintide
122384-88-7
$C_{165}H_{261}N_{51}O_{55}S_2$
H-Lys-Cys-Asn-Thr-Ala-Thr-Cys-Ala-Thr-Gln-Arg-Leu-Ala-Asn-Phe-Leu-Val-His-Ser-Ser-Asn-Asn-Phe-Gly-Ala-Ile-Leu-Ser-Ser-Thr-Asn-Val-Gly-Ser-Asn-Thr-Tyr-NH_2 cyclic 2-7 disulfide.
AC-001. Antidiabetic agent. Synthetic peptide. *Amylin Pharmaceuticals, Inc.*

456 Bemetizide
1824-52-8   217-357-5

$C_{15}H_{16}ClN_3O_4S_2$
6-Chloro-3,4-dihydro-3-(α-methylbenzyl)-2H-1,2,4-benzothiadiazine-7-sulfonamide 1,1-dioxide.
Antidiabetic.

457 Benfosformin
52658-53-4
$C_9H_{12}N_5Na_2O_3P$
Disodium [(benzylamidino)amidino]-phosphoramidate monohydrate.
Antidiabetic agent.

458 Benfosformin [anhydrous]
35282-33-8
$C_9H_{12}N_5Na_2O_3P \cdot H_2O$
Disodium [(benzylamidino)amidino]-phosphoramidate.
Antidiabetic agent.

459 Buformin
692-13-7   1500   211-726-4

$C_6H_{15}N_5$
1-Butylbiguanide.
DBV; W-37. Antidiabetic agent. Very soluble in H_2O; [nitrate]: mp = 125-126° (dec). *U. S. Vitamin.*

460 Buformin Hydrochloride
1190-53-0   1500   214-723-6

$C_6H_{15}N_5$
1-Butylbiguanide hydrochloride.

Andere; Biforon; Bigunal; Bufonamin; Bulbonin; Diabrin; Dibetos; Gliporal; Insulamin; Krebon; Panformin; Silubin; Sindiatil; Tidemol; Ziavetine. Antidiabetic agent. mp= 174-177°; soluble in H₂O, EtOH; LD₅₀ (mus ip)= 380 mg/kg. *U. S. Vitamin.*

461 Butoxamine
2922-20-5

$C_{15}H_{23}NO_3$
α-[1-(tert-Butylamino)ethyl]-2,5-dimethoxybenzyl alcohol.
Butaxamine. Antidiabetic agent. *Glaxo Wellcome Inc.*

462 Butoxamine Hydrochloride
5696-15-1   227-169-5

$C_{15}H_{24}ClNO_3$
α-[1-(tert-Butylamino)ethyl]-2,5-dimethoxybenzyl alcohol hydrochloride.
Butaxamine hydrochloride; BW-64-9; NSC-106565. Antidiabetic agent. *Glaxo Wellcome Inc.*

463 Camiglibose
132438-21-2

• 1.5 H₂O

$C_{13}H_{25}NO_9$
Methyl-6-deoxy-6-[(2R,3R,4R,5S)-3,4,5-trihydroxy-2-(hydroxymethyl)piperidino]-α-D-glucopyranoside sesquihydrate. MDL-73945. Antidiabetic agent. *Marion Merrell Dow Inc.*

464 Carbutamide
339-43-5   1881   206-424-4

$C_{11}H_{17}N_3O_3S$
4-Amino-N-[(butylamino)carbonyl]benzenesulfonamide.
1-Butyl-3-sulfanilylurea; Invenol; aminophenurobutane; BZ-55; U-6987; Bucarban; Glucidoral; Glucofren; Invenol; Nadisan. Antidiabetic agent. mp = 144-145°; soluble in H₂O; LD₅₀ (mus, sc) = 3 g/kg. *Pharmacia & Upjohn, Inc.*

465 Chlorpropamide
94-20-2   2239   202-314-5

$C_{10}H_{13}ClN_2O_3S$
4-Chloro-N-[(propylamino)-carbonyl]-benzenesulfonamide.
Diabinese; 1-(p-chlorobenzenesulfonyl)-3-propylurea; N-propyl-N'-(p-chlorobenzenesulfonyl)urea; P-607; Adiaben; Asucrol; Catanil; Chloronase; Diabechlor; Diabenal; Diabetoral; Diabinese; Melitase; Millinese; Oradian; Stabinol. Antidiabetic agent. An oral hypoglycemic agent. mp = 127-129°; soluble in H₂O at pH 6; insoluble in H₂O at pH 7.3; soluble in alcohol; moderately soluble in organic solvents; LD₅₀ (rat orl) = 2150 mg/kg. *Pfizer International.*

466 Ciglitazone
74772-77-3

$C_{18}H_{23}NO_3S$
(±)-5-[p-[(1-Methylcyclohexyl)methoxy]-benzyl]-2,4-thiazolidinedione.
Add-3878; U-63287. Antidiabetic agent. *Takeda*.

467 Clomoxir
88431-47-4

$C_{14}H_{17}ClO_3$
(±)-2-[5-(p-Chlorophenyl)pentyl]glycidic acid.
Megaclor. Carnitine palmitoyl transferase inhibitor. Orally active anti-diabetic agent.

468 Daonil
10238-21-8   4486   233-570-6

$C_{23}H_{28}ClN_3O_5S$
5-Chloro-N-[2-[4-[[[(cyclohexylamino)-carbonyl]amino]sulfonyl]phenyl]ethyl]-2-methoxybenzamide.
Glyburide; Diabeta; Micronase; Glynase. Antidiabetic agent. A proprietary mixture of glibenclamide; oral treatment for hypoglycemia. mp = 169-170°, 172-174°; poorly soluble in H_2O, soluble in organic solvents; LD_{50} (mus orl) > 20 g/kg, (mus ip) > 12.5 g/kg, (mus sc) > 20 g/kg, (rat orl) > 20 g/kg, rat ip) > 12.5 g/kg, (rat sc) > 20 g/kg. *Abbott Labs*.

469 Darglitazone
141200-24-0

$C_{23}H_{20}N_2O_4S$
(±)-5-[p-[3-(5-Methyl-2-phenyl-4-oxazolyl)propionyl]benzyl]-2,4-thiazolidinedione.
Antidiabetic agent. Oral hypoglycemic agent. *Pfizer International*.

470 Darglitazone Sodium
141683-98-9

$C_{23}H_{19}NaN_2O_4S$
(±)-5-[p-[3-(5-Methyl-2-phenyl-4-oxazolyl)propionyl]benzyl]-2,4-thiazolidinedione sodium salt.
CP-86325-2. Antidiabetic agent. Oral hypoglycemic agent. *Pfizer International*.

471 Deriglidole
122830-14-2

$C_{16}H_{21}N_3$
(+)-1,2,4,5-Tetrahydro2-(2-imidazolin-2-yl)-2-propylpyrrolo[3,2,1-hi]imdazole.
Antidiabetic agent.

Glucose Regulating Agents

472   Diabeta
10238-21-8   4486   233-570-6

$C_{23}H_{28}ClN_3O_5S$
5-Chloro-N-[2-[4-[[[(cyclohexylamino)-carbonyl]amino]sulfonyl]phenyl]ethyl]-2-methoxybenzamide.
diabiphage; glybenclamide; glybenzcyclamide; Glyburide; Micronase; Glynase. Antidiabetic agent. A proprietary mixture of glibenclamide; oral treatment for hypoglycemia. mp = 169-170°, 172-174°; poorly soluble in H$_2$O, soluble in organic solvents; LD$_{50}$ (mus orl) > 20 g/kg, (mus ip) > 12.5 g/kg, (mus sc) > 20 g/kg. (rat orl) > 20 g/kg, rat ip) > 12.5 g/kg, (rat sc) > 20 g/kg. *Abbott Labs.*

473   Diabinese
94-20-2   2239   202-314-5

$C_{10}H_{13}ClN_2O_3S$
4-Chloro-N-[(propylamino)carbonyl]-benzenesulfonamide.
P-607; Adiaben; Asucrol; Catanil; Chloronase; Diabechlor; Diabenal; Diabetoral; Melitase; Millinese; Oradian; Stabinol. Antidiabetic agent. mp = 127-129°; λ_m = 232.5 nm (ε 16500 0.01N HCl); soluble in H$_2$O (2.2 mg/ml pH 6) insoluble at higher pH; soluble in EtOH, CHCl$_3$; less soluble in C$_6$H$_6$, Et$_2$O; LD$_{50}$ (rat ip) = 580 mg/kg. *Pfizer International.*

474   Diabiphage
10238-21-8   4486   233-570-6
$C_{23}H_{28}ClN_3O_5S$
5-Chloro-N-[2-[4-[[[(cyclohexylamino)-carbonyl]amino]sulfonyl]phenyl]ethyl]-2-methoxybenzamide.
Glyburide; Diabeta; Micronase; Glynase. Antidiabetic agent. A proprietary mixture of glibenclamide; oral treatment for hypoglycemia. mp = 169-170°, 172-174°; poorly soluble in H$_2$O, soluble in organic solvents; LD$_{50}$ (mus orl) > 20 g/kg, (mus ip) > 12.5 g/kg, (mus sc) > 20 g/kg. (rat orl) > 20 g/kg, rat ip) > 12.5 g/kg, (rat sc) > 20 g/kg. *Abbott Labs.*

475   Dibotin
114-86-3   7376   204-057-4

$C_{10}H_{15}N_5$
N-(2-Phenylethyl)imidodicarbonimidic diamide.
1-phenethylbiguanide; phenformin; fenformin; fenormin; PEDG; β-PEBG; Dipar. Antidiabetic agent. Known to cause lactic acidosis. *Ciba-Geigy Corp.*

476   Dymelor
968-81-0   59   213-530-4

$C_{15}H_{20}N_2O_4S$
Acetohexamide.
4-acetyl-N-[(cyclohexylamino)-carbonyl]-benzenesulfonamide; 1-[(p-acetylphenyl)sulfonyl]-3-cyclohexylurea; N-(p-acetylbenzenesulfonyl)-N'-cyclohexylurea; Dimelor; Dymelor; Dimelin; Ordimel; Tsiklamid; Cyclamide. Antidiabetic agent. An oral agent for treatment of hypoglycemia. mp = 188-

190°; soluble in C_5H_5N; slightly soluble in EtOH, $CHCl_3$; insoluble in H_2O, Et_2O. Eli Lilly & Co.

477 Englitazone
109229-58-5

$C_{20}H_{19}NO_3S$
(-)-5-[[(2R)-2-Benzyl-6-chromanyl]-methyl]-2,4-thiazolidinedione.
Antidiabetic agent. *Pfizer International*.

478 Englitazone Sodium
109229-57-4

$C_{20}H_{18}NNaO_3S$
(-)-5-[[(2R)-2-Benzyl-6-chromanyl]-methyl]-2,4-thiazolidinedione sodium salt.
CP-72467-2. Antidiabetic agent. *Pfizer International*.

479 Etoformin
45086-03-1

$C_8H_{19}N_5$
1-Butyl-2-ethylbiguanide.
Antidiabetic agent. *Schering AG*.

480 Etoformin Hydrochloride
53597-26-5

$C_8H_{20}ClN_5$
1-Butyl-2-ethylbiguanide monohydrochloride.
SH E 199. Antidiabetic agent. *Schering AG*.

481 Gliamilide
51876-98-3

$C_{23}H_{33}N_5O_5S$
endo-1-[[4-[2-(2-Methoxynicotinamido)-ethyl]piperidino]-sulfonyl]-3-(5-norbornen-2-ylmethyl)-urea.
CP-27634. Antidiabetic agent. *Pfizer International*.

482 Glibadone
10238-21-8   4486   233-570-6
$C_{23}H_{28}ClN_3O_5S$
5-Chloro-N-[2-[4-[[[(cyclohexylamino)-carbonyl]amino]sulfonyl]phenyl]ethyl]-2-methoxybenzamide.
Glyburide; Diabeta; Micronase; Glynase. Antidiabetic agent. A proprietary mixture of glibenclamide; oral treatment for hypoglycemia. mp = 169-170°, 172-174°; poorly soluble in H_2O, soluble in organic solvents; LD_{50} (mus orl) > 20 g/kg, (mus ip) > 12.5 g/kg, (mus sc) > 20

g/kg. (rat orl) > 20 g/kg, rat ip) > 12.5 g/kg, (rat sc) > 20 g/kg. *Abbott Labs.*

483 Glibenese
29094-61-9   4451   249-427-6

$C_{21}H_{27}N_5O_4S$
1-Cyclohexyl-3-[[p-[2-(5-methyl-pyrazinecarboxamido)ethyl]phenyl]-sulfonyl]urea.
Glucotrol; Glucotrol XL; CP-28720; K-4024. Antidiabetic agent. mp = 208-209°; LD_{50} (rat ip) = 1.2 g/kg, (mus ip) > 3 g/kg. *Apothecon; Pratt Pharmaceuticals.*

484 Glibornuride
26944-48-9   4447   248-124-6

$C_{18}H_{26}N_2O_4S$
endo,endo-1-[(1R)-(2-Hydroxy-3-bornyl)]-3-(p-tolylsulfonyl)urea.
Glutril; Ro-6-4563; Gluboride. Antidiabetic agent. mp = 192-195°; $[\alpha]_D$ = 63.8° (EtOH). *Hoffmann-LaRoche Inc.*

485 Glicetanile
24455-58-1

$C_{23}H_{25}ClN_4O_4S$
5'-Chloro-2-[p-[(5-isobutyl-2-pyrimidinyl)sulfamoyl]phenyl]-o-acetanisidide.
glydanile. Antidiabetic agent. *Schering.*

486 Glicetanile Sodium
24428-71-5

$C_{23}H_{24}ClN_4NaO_4S$
5'-Chloro-2-[p-[(5-isobutyl-2-pyrimidinyl)sulfamoyl]phenyl]-o-acetanisidide monosodium salt.
Glydanile sodium. Antidiabetic agent. *Schering AG.*

487 Gliflumide
35273-88-2

$C_{25}H_{29}FN_4O_4S$
(-)-(S)-N-(5-Fluoro-2-methoxy-α-methylbenzyl)-2-[p-[(5-isobutyl-2-pyrimidinyl)sulfamoyl]phenyl]acetamide.
SH3.1168. Antidiabetic agent.

488 Glipalamide
37598-94-0

$C_{12}H_{15}N_3O_3S$
(±)-5-Methyl-N-(p-tolylsulfonyl)-2-pyrazoline-1-carboxamide.
Antidiabetic.

489 Glipizide
29094-61-9   4451   249-427-6

$C_{21}H_{27}N_5O_4S$
1-Cyclohexyl-3-[[p-[2-(5-methyl-pyrazinecarboxamido)ethyl]phenyl]-sulfonyl]urea.
Glucotrol; Glucotrol XL; CP-28720; K-4024. Antidiabetic agent. mp = 208-209°; LD_{50} (rat ip) = 1.2 g/kg, (mus ip) > 3 g/kg. *Apothecon; Pratt Pharmaceuticals.*

490 Gliquidone
33342-05-1   4452   251-463-2

$C_{27}H_{33}N_3O_6S$
1-Cyclohexyl-3-[[p-[2-(3,4-dihydro-7-methoxy-4,4-dimethyl-1,3-dioxo-2(1H)-isoquinolyl)ethyl]phenyl]sulfonyl]urea.
ARDF 26; Glurenorm. Antidiabetic agent. mp = 180-182°. *Boehringer Ingelheim GmbH.*

491 Glisamuride
52430-65-6

$C_{23}H_{31}N_5O_4S$
1-Methyl-3-[p-[[3-(4-methylcyclohexyl)-ureido]sulfonyl]phenethyl]-1-(2-pyridyl)-urea.
Antidiabetic.

492 Glisolamide
24477-37-0

$C_{20}H_{26}N_4O_5S$
1-Cyclohexyl-3-[[p-[2-(5-methyl-3-isoxazolecarboxamido)ethyl]phenyl]-sulfonyl]urea.
Antidiabetic.

493 Glisoxepid
25046-79-1   4453   246-579-5

$C_{20}H_{27}N_5O_5S$
N-[2-[4-[[[[(Hexahydro-1H-azepin-1-yl)-amino]carbonyl]amino]sulfonyl]phenyl]-ethyl]-5-methyl-3-isoxazolecarboxamide.
BS-4231; RP-22410; Pro-Diaban. Antidiabetic agent. mp = 189°; LD_{50} (rat orl) >10 g/kg, (rat iv) = 196 mg/kg, (mus orl) > 10 g/kg, (mus iv) = 283 mg/kg, (cat orl) > 4 g/kg, (dog orl) > 2 g/kg. *Bayer Corp.*

494 Glucagon
16941-32-5
His-Ser-Gln-Gly-Thr-Phe-Thr-Ser-Asp-Tyr-Ser-Lys-Tyr-Leu-Asp-Ser-Arg-Arg-Ala-Gln-Asp-Phe-Val-Gln-Trp-Leu-Met-Asn-Thr.
Glukagon; hyperglycemic-glycogenolytic factor; HG-factor; HGF. Antidiabetic agent. Polypetpide hormone produced in the alpha cells of the islets of Langerhans in the pancreas. Insoluble in H_2O between pH 3 and 9.5.

495 Glucobay
56180-94-0   15   260-030-7

$C_{25}H_{43}NO_{18}$
O-4,6-Dideoxy-4-[[[1S-(1α,4α,5β,6α)]-4,5,6-trihydroxy-3-(hydroxymethyl)-2-cyclohexen-1-yl]amino]-α-D-glucopyranosyl-(1→4)-O-α-D-glucopyranosyl-(1→4)-D-glucose.
Bay g 5421; Acarbose. Antidiabetic agent. $[α]_D^{18}$ = 165° (H$_2$O c = 0.4). *Bayer.*

496 Glucophage
1115-70-4   6001   214-230-6

$C_4H_{12}ClN_5$
N,N-Dimethylimidodicarbonimidic diamide monohydrochloride.
metformin hydrochloride; Diabetosan; Diabex; Metiguamide. Antidiabetic agent. mp = 218-220°, 232°; soluble in H$_2$O, EtOH; insoluble in organic solvents; LD$_{50}$ (rat orl) = 1000 mg/kg, (rat sc) = 300 mg/kg. *Bristol-Myers Squibb.*

497 Glurenorm
33342-05-1   4452   251-463-2

$C_{27}H_{33}N_3O_6S$
1-Cyclohexyl-3-[[p-[2-(3,4-dihydro-7-methoxy-4,4-dimethyl-1,3-dioxo-2(1H)-isoquinolyl)ethyl]phenyl]sulfonyl]urea.
ARDF 26; Glurenorm. Antidiabetic agent. mp = 180-182°. *Boehringer Ingelheim GmbH.*

498 Glutril
26944-48-9   4447   248-124-6

$C_{18}H_{26}N_2O_4S$
endo,endo-1-[(1R)-(2-Hydroxy-3-bornyl)]-3-(p-tolylsulfonyl)urea.
Glutril; Ro-6-4563; Gluboride. Antidiabetic agent. mp = 192-195°; $[α]_D$ = 63.8° (EtOH). *Hoffmann-LaRoche Inc.*

499 Glyhexamide
451-71-8   4516

$C_{16}H_{22}N_2O_3S$
N-[(Cyclohexylamino)carbonyl]-2,3-dihydro-1H-indene-5-sulfonamide.
SQ-15860; Subose; NSC-106960. Antidiabetic agent. mp = 153-155°. *Bristol-Myers Squibb Co.*

500 Glymidine
339-44-6   4517   206-426-5

$C_{13}H_{15}N_3O_4S$
N-[5-(2-Methoxyethoxy)-2-pyrimidinyl]benzenesulfonamide.
glycodiazine. Antidiabetic agent. mp = 152-154°; soluble in EtOH (9.1 g/l), C$_7$H$_8$ (6.7 g/l). *Schering AG.*

Glucose Regulating Agents

501 Glyoctamide
1038-59-1

$C_{16}H_{24}N_2O_3S$
1-[(p-Chlorophenyl)sulfonyl]-3-[p-(dimethylamino)phenyl]urea.
Antidiabetic agent. *Hoechst-Roussel Pharmaceuticals Inc.*

502 Glyparamide
5581-42-0

$C_{15}H_{16}ClN_3O_3S$
1-[(p-Chlorophenyl)sulfonyl]-3-[p-(dimethylamino)phenyl]urea.
P-1306. Antidiabetic agent. *Pfizer International.*

503 Humulin
9004-10-8   5011   232-672-8
Human insulin.
Humulin; Iletin; Insulatard; Lente; Novolin; NPH; Protamine; Velosulin; Actrapid; Hypurin; Initard; Isotard; Mixtard; Monotard; Protamine Zinc; Protaphane; Ultralente; Ultratard.
Antidiabetic agent. Human growth regulator. *Eli Lilly & Co.*

504 Hydroxyhexamide
3168-01-2

$C_{13}H_{18}N_2O_4S$
1-[(p-Hydroxyphenyl)sulfonyl]-3-cyclohexylurea.
Metabolite of acetohexamide, a hypoglycemic agent.

505 Insulin
9004-10-8   5011   232-672-8
Antidiabetic agent. Soluble in dilute acids and alkalies. *Eli Lilly & Co.*

506 Insulin [injection], Biphasic
8063-29-4   5011
Neutral insulin.
Antidiabetic agent. A hormone isolated from the pancreas; used in the treatment of diabetes. *Eli Lilly & Co.*

507 Insulin Argine
68859-20-1   5011
. Antidiabetic agent.

508 Insulin Aspart
116094-23-6   5011
Antidiabetic agent.

509 Insulin Defalan, Bovine
51798-72-2   5011   257-427-2
Antidiabetic agent.

510 Insulin Defalan, Porcine
11091-62-6   5011   234-312-5
Antidiabetic agent.

511 Insulin Glargine
160337-95-1   5011
Antidiabetic agent.

512 Insulin Human
11061-68-0   5011   234-279-7
Antidiabetic agent.

513 Insulin Lispro
133107-64-9   5011
Antidiabetic agent.

514 Insulin Zinc
8049-62-5   5011   232-469-4
Antidiabetic agent.

515 Insulin, Dalanated
9004-12-0   5011
Antidiabetic agent.

Glucose Regulating Agents

516 Insulin, Neutral
9004-14-2   5011
Antidiabetic agent.

517 Isophane
9004-10-8   5011   232-672-8
Antidiabetic agent.

518 Lente Iletin
8049-62-5   232-469-4
Insulin zinc.
Antidiabetic agent. *Eli Lilly & Co.*

519 Linogliride
75358-37-1

$C_{16}H_{22}N_4O$
N-(1-Methyl-2-pyrrolidinylidene)-N'-phenyl-4-morpholinecarboxamidine.
Antidiabetic agent. *McNeil Pharmaceutical.*

520 Linogliride Fumarate
78782-47-5

$C_{20}H_{26}N_4O_5$
N-(1-Methyl-2-pyrrolidinylidene)-N'-phenyl-4-morpholinecarboxamidine fumarate.
McN-3935. Antidiabetic agent. *McNeil Pharmaceutical.*

521 Malix
10238-21-8   4486   233-570-6
$C_{23}H_{28}ClN_3O_5S$
5-Chloro-N-[2-[4-[[[(cyclohexylamino)-carbonyl]amino]sulfonyl]phenyl]ethyl]-2-methoxybenzamide.

Antidiabetic agent. A proprietary mixture of glibenclamide; oral treatment for hypoglycemia. mp = 169-170°, 172-174°; poorly soluble in H_2O, soluble in organic solvents; LD_{50} (mus orl) > 20 g/kg, (mus ip) > 12.5 g/kg, (mus sc) > 20 g/kg. (rat orl) > 20 g/kg, rat ip) > 12.5 g/kg, (rat sc) > 20 g/kg. *Abbott Labs.*

522 Meglitinide
54870-28-9

$C_{17}H_{16}ClNO_4$
p-[2-(5-Chloro-o-anisamido)ethyl]-benzoic acid.
A benzoic acid analog, hypoglycaemic agent. Antidiabetic.

523 Mellinese
94-20-2   2239   202-314-5

$C_{10}H_{13}ClN_2O_3S$
Thioridazine.
Antidiabetic agent. *Sandoz Pharmaceuticals Corp.*

524 Metformin
657-24-9   6001   211-517-8

$C_4H_{11}N_5$
N,N-Dimethylbiguanide.
Glucophage; LA-6023; DMGG. Antidiabetic agent. *Bristol-Myers Squibb Co.*

Glucose Regulating Agents

525 Metformin Hydrochloride
1115-70-4   6001   214-230-6

$C_4H_{12}ClN_5$
N,N-Dimethylimidocarbonimidic diamide.
Metformin; Diabex; Diaformin; N,N-dimethylbiguanide; Diabetosan; Glucophage; Metiguanide. Used as an antidiabetic agent. The hydrochloride salt is known as Diabetosan, Diabex, Glucophage or Metiguanide. mp = 218-220°, 232°; soluble in H_2O, EtOH; insoluble in Et_2O, $CHCl_3$; LD_{50} (rat orl) = 1000 mg/kg, (rat sc) = 300 mg/kg. *Bristol-Myers Squibb Co.*

526 Methyl Palmoxirate
69207-52-9

$C_{18}H_{34}O_3$
2-tetradecyloxirane carboxylic acid, methyl ester.
McN-3716. Antidiabetic agent. *McNeil Pharmaceutical.*

527 Micronase
10238-21-8   4486   233-570-6
$C_{23}H_{28}ClN_3O_5S$
5-Chloro-N-[2-[4-[[[(cyclohexylamino)-carbonyl]amino]sulfonyl]phenyl]ethyl]-2-methoxybenzamide.
Glyburide; Diabeta; Glynase. Antidiabetic agent. A proprietary mixture of glibenclamide; oral treatment for hypoglycemia. mp = 169-170°, 172-174°; poorly soluble in H_2O, soluble in organic solvents; LD_{50} (mus orl) > 20 g/kg, (mus ip) > 12.5 g/kg, (mus sc) > 20 g/kg. (rat orl) > 20 g/kg, rat ip) > 12.5 g/kg, (rat sc) > 20 g/kg. *Abbott Labs.*

528 Monotard
8049-62-5   5011   232-672-8
Insulin zinc.
Antidiabetic agent.

529 Monotard Human
11070-73-8   5011   234-291-2
Insulin zinc.
Antidiabetic agent.

530 Naglivan
122575-28-4

$C_{22}H_{46}N_4O_3S_2V$
Bis[2-amino-3-mercapto-N-octyl-propionamidato(1-)-S]oxovanadium.
An organic vanadyl compound. Antidiabetic.

531 NPH Iletin
9004-10-8   5011   232-672-8
Antidiabetic agent.

532 Orinase
64-77-7   9646   200-594-3

$C_{12}H_{18}N_2O_3S$
1-Butyl-3-(p-tolylsulfonyl)urea.
Tolbutamide; D-860; U-2043; Artosin; Diaben; Diasulfon; Dolipol; Glyconon; Ipoglicone; Mobenol; Orabet; Oterben; Pramidex; Rastinon; Tolbusal. Antidiabetic agent. Hypoglycemic agent. mp = 128.5-129.5°; mp [sodium salt] = 130-133° mp [tetrahydrate] = 41-43°. *Pharmacia & Upjohn, Inc.*

Glucose Regulating Agents

533 Palmoxirate Sodium
79069-97-9

$C_{17}H_{31}NaO_3 \cdot 2H_2O$
Sodium (±)-2-tetradecylglycidate dihydrate.
McN-3802-21-98. Antidiabetic agent. *McNeil Pharmaceutical.*

534 Palmoxiric Acid
68170-97-8

$C_{17}H_{32}O_3$
(±)-2-Tetradecylglycidic acid.
McN-3802. Antidiabetic agent. *McNeil Pharmaceutical.*

535 Phenformin Hydrochloride
834-28-6   7376   212-637-3

$C_{10}H_{16}ClN_5$
N-(2-Phenylethyl)imidodicarbonimidic diamide monohydrochloride.
Azucaps; DBI; DBI-TD; Debeone-DT; Debinyl; Dibein; Feguanide; Glucopostin; Insoral; Lentobetic; Meltrol; Normoglucina. Antidiabetic agent. Known to cause lactic acidosis. mp = 175-178°; soluble in H_2O; LD_{50} (mus orl) = 450 mg/kg, (mus iv) = 19 mg/kg. *Ciba-Geigy Corp.*

536 Pioglitazone
111025-46-8   7605

$C_{19}H_{20}N_2O_3S$
(±)-5-[p-[2-[(5-Ethyl-2-pyridyl)ethoxy]benzyl]-2,4-thiazolidinedione.
AD-4833. Antidiabetic agent. Insulin sensitizer. mp = 183-184°.

537 Pioglitazone Hydrochloride
112529-15-4   7605

$C_{19}H_{21}ClN_2O_3S$
(±)-5-[p-[2-[(5-Ethyl-2-pyridyl)ethoxy]benzyl]-2,4-thiazolidinedione monohydrochloride.
U-72107A. Antidiabetic agent. Insulin sensitizer. mp= 193-194°.

538 Pirogliride
62625-18-7

$C_{16}H_{22}N_4$
N-(1-Methyl-2-pyrrolidinylidene)-N'-phenyl-1-pyrrolidinecarboxamidine.
Antidiabetic agent. *McNeil Pharmaceutical.*

Glucose Regulating Agents

539 Pirogliride Tartrate
62625-19-8

$C_{20}H_{28}N_4O_6$
N-(1-Methyl-2-pyrrolidinylidene)-N'-phenyl-1-pyrrolidinecarboxamidine L-(+)-tartrate (1:1).
McN-3495. Antidiabetic agent. *McNeil Pharmaceutical.*

540 Pramidex
64-77-7   9646   200-594-3

$C_{12}H_{18}N_2O_3S$
1-Butyl-3-(p-tolylsulfonyl)urea.
Tolbutamide; D-860; U-2043; Artosin; Diaben; Diasulfon; Dolipol; Glyconon; Ipoglicone; Mobenol; Orabet; Oterben; Pramidex; Rastinon; Tolbusal. Antidiabetic agent and hypoglycemic agent. mp = 128.5-129.5°; mp [sodium salt: $C_{12}H_{17}N_2NaO_3S$] = 130-133°; mp [tetrahydrate] = 41-43°. *Pharmacia & Upjohn, Inc.*

541 Pramlintide
151126-32-8
$C_{171}H_{267}N_{51}O_{53}S_2$
H-Lys-Cys(-Cys7)-Asn-Thr-Ala-Thr-Cys-Ala-Thr-Gln-Arg-Leu-Ala-Asn-Phe-Leu-Val-His-Ser-Ser-Asn-Asn-Phe-Gly-Pro-Ile-Leu-Pro-Pro-Thr-Asn-Val-Gly-Ser-Asn-Thr-Tyr-NH_2.
AC0137. Antidiabetic agent. *Amylin Pharmaceuticals, Inc.*

542 Pro-Diaban®
25046-79-1   4453   246-579-5

$C_{20}H_{27}N_5O_5S$
N-[2-[4-[[[[(Hexahydro-1H-azepin-1-yl)-amino]carbonyl]amino]sulfonyl]phenyl]ethyl]-5-methyl-3-isoxazolecarboxamide.
BS-4231; RP-22410; Pro-Diaban. Antidiabetic agent. mp = 189°; LD_{50} (rat orl) >10 g/kg, (rat iv) = 196 mg/kg, (mus orl) > 10 g/kg, (mus iv) = 283 mg/kg, (cat orl) > 4 g/kg, (dog orl) > 2 g/kg. *Bayer Corp.*

543 Proinsulin Human
67422-14-4
Antidiabetic agent. *Schering-Plough HealthCare Products.*

544 Rastinon
64-77-7   9646   200-594-3

$C_{12}H_{18}N_2O_3S$
1-Butyl-3-(p-tolylsulfonyl)urea.
Tolbutamide; D-860; U-2043; Artosin; Diaben; Diasulfon; Dolipol; Glyconon; Ipoglicone; Mobenol; Orabet; Oterben; Pramidex; Rastinon; Tolbusal. Antidiabetic agent. Hypoglycemic agent. mp = 128.5-129.5°. *Pharmacia & Upjohn, Inc.*

545 Redul
3459-20-9   4517   222-399-2

$C_{13}H_{14}N_3NaO_4S$
N-[5-(2-Methoxyethoxy)-2-pyrimidinyl]-benzenesulfonamide sodium salt.

Glymidine sodium salt; SH-717; Glyconormal; Gondafon; Lycanol. Antidiabetic agent. mp = 221-226°; soluble in H₂O (75%), less soluble in EtOH; LD$_{50}$ (rat orl) = 2.85 g/kg, (rat iv) = 2.00 g/kg, (mus orl) = 5.30 g/kg, (mus iv) = 1.48 g/kg. *Schering AG.*

546   Ronase
1156-19-0   9644   214-588-3

$C_{14}H_{21}N_3O_3S$
N-[[(Hexahydro-1H-azepin-1-yl)amino]-carbonyl]-4-methylbenzenesulfonamide. Tolazamide; Tolazolamide; U-17835; Diabewas; Norglycin; Tolanase; Tolinase; NSC-70762. Antidiabetic agent. mp = 170-173°. *Pharmacia & Upjohn, Inc.*

547   Secretin
1393-25-5   8564   215-733-3
$C_{130}H_{220}N_{44}O_{41}$ [porcine secretin]
Duodenal mucosal hormone.
secretine; sekretolin; Secretin-Kabi. Strongly basic polypeptide gastrointestinal hormone produced in the duodenum and jejunum of many animal species. Stimulates exocrine pancreatic secretion and lowers blood sugar level. Pancreatic hormone. *KabiVitrum AB.*

548   Seglitide
81377-02-8
$C_{44}H_{56}N_8O_7$
Cyclo(N-methyl-L-alanyl-L-tyrosyl-D-tryptophyl-L-lysyl-L-valyl-L-phenylalanyl). Antidiabetic agent. *Merck & Co., Inc.*

549   Seglitide Acetate
99248-33-6
$C_{46}H_{60}N_8O_9$
Cyclo(N-methyl-L-alanyl-L-tyrosyl-D-tryptophyl-L-lysyl-L-valyl-L-phenylalanyl) monoacetate (salt).

MK-678. Antidiabetic agent. *Merck & Co., Inc.*

550   Semilente Insulin
8049-62-5   5011   232-672-8
Antidiabetic agent. Proprietary formulation of insulin zinc [suspension], prompt. Crystalline preparation of insulin containing 0.45-0.9% zinc. *Novo Nordisk.*

551   Semilente Iletin
8049-62-5   5011   232-672-8
Antidiabetic agent. Proprietary formulation of insulin zinc [suspension], prompt. Crystalline preparation of insulin containing 0.45-0.9% zinc. *Eli Lilly & Co.*

552   SK-Tolbutamide
64-77-7   9646   200-594-3

$C_{12}H_{18}N_2O_3S$
1-Butyl-3-(p-tolylsulfonyl)urea.
Tolbutamide; D-860; U-2043; Artosin; Diaben; Diasulfon; Dolipol; Glyconon; Ipoglicone; Mobenol; Orabet; Oterben; Pramidex; Rastinon; Tolbusal. Antidiabetic agent. mp = 128.5-129.5°. *Pharmacia & Upjohn, Inc.*

553   Tolanase
1156-19-0   9644   214-588-3

$C_{14}H_{21}N_3O_3S$
N-[[(Hexahydro-1H-azepin-1-yl)amino]-carbonyl]-4-methylbenzenesulfonamide. Tolazamide; Tolazolamide; U-17835; Diabewas; Norglycin; Tolanase; Tolinase; NSC-70762. Antidiabetic agent. mp = 170-173°. *Pharmacia & Upjohn, Inc.*

554 Tolbutamide Sodium
473-41-6   9646

$C_{12}H_{17}N_2NaO_3S$
1-Butyl-3-(p-tolylsulfonyl)urea monosodium salt.
Orinase Diagnostic. Antidiabetic agent. mp = 130-133°, [tetrahydrate]: mp = 41-43°. *Pharmacia & Upjohn, Inc.*

555 Tolpyrramide
5588-38-5

$C_{12}H_{16}N_2O_3S$
N-p-Tolylsulfonyl-1-pyrrolidinecarboxamide.
NSC-106572. Antidiabetic agent.

556 Troglitazone
97322-87-7   9898

$C_{24}H_{27}NO_5S$
(±)-all rac-5-[p-[(6-Hydroxy-2,5,7,8-tetramethyl-2-chromanyl)methoxy]benzyl]-2,4-thiazolidinedione.
CS-045;   CI-991;   GR-92132X.
Antidiabetic agent.   mp = 184-186°. *Pfizer Inc.; Sankyo.*

557 Ultralente Iletin
8049-62-5   5011   232-469-4
Antidiabetic agent. Proprietary formulation of insulin zinc [suspension], extended. Crystalline preparation of insulin containing 0.45-0.9% zinc. *Eli Lilly & Co.*

558 Ultralente Insulin
8049-62-5
Antidiabetic agent. Proprietary formulation of insulin zinc [suspension], extended. Crystalline preparation of insulin containing 0.45-0.9% zinc. *Schering-Plough HealthCare Products.*

559 Zopolrestat
110703-94-1

$C_{19}H_{12}F_3N_3O_3S$
3,4-Dihydro-4-oxo-3-[[5-(trifluoromethyl)-2-benzothiazolyl]methyl]-1-phthalazineacetic acid.
CP-73850. Antidiabetic agent. Aldose reductase inhibitor. *Pfizer Inc.*

CCK Antagonists

560 Devazepide
103420-77-5

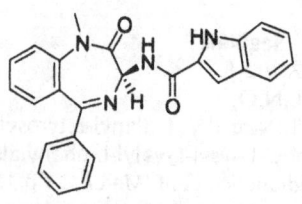

$C_{25}H_{20}N_4O_2$
(S)-N-(2,3-Dihydro-1-methyl-2-oxo-5-phenyl-1H-1,4-benzodiazepin-3-yl)-indole-2-carboxamide.
MK-329; L-364718. Cholecystokinin inihibitor. *Merck & Co., Inc.*

Glucose Regulating Agents

561 Dexloxiglumide
119817-90-2

$C_{21}H_{30}Cl_2N_2O_5$
(R)-4-(3,4-Dichlorobenzamido)-N-(3-methoxypropyl)-N-pentylglutaramic acid. A CCK antagonist.

562 Lintitript
136381-85-6

$C_{20}H_{14}ClN_3O_3S$
1-[[2-(4-(2-Chlorophenyl)thiazol-2-yl)-aminocarbonyl] indolyl] acetic acid.
SR-27897. Cholecystokinin (CCK) receptor antagonist.

563 Loxiglumide
107097-80-3   5618

$C_{21}H_{30}Cl_2N_2O_5$
(±)-4-(3,4-Dichlorobenzamido)-N-(3-methoxypropyl)-N-pentylglutaramic acid.
CR-1505. Cholecystokinin inihibitor, used as a gastroprokinetic agent. mp = 113-115°; soluble in H$_2$O (0.01 g/100 ml). *Rotta Pharm.*

564 Proglumide
6620-60-6   7958   229-567-4

$C_{18}H_{26}N_2O_4$
(±)-4-Benzamido-N,N-dipropyl-glutaramic acid.
Nulsa; W-5219; CR-242; Milid; Milide; Promid; xylamide. Cholecystokinin inihibitor, used as an anticholinergic. mp = 142-145°; LD$_{50}$ (mus iv) = 2211-2649 mg/kg, (mus orl) = 7350-8861 mg/kg. *Wallace Labs.*

Insulin Sensitizers

565 Pioglitazone
111025-46-8   7605

$C_{19}H_{20}N_2O_3S$
(±)-5-[p-[2-[(5-Ethyl-2-pyridyl)ethoxy]-benzyl]-2,4-thiazolidinedione.
AD-4833. Insulin sensitizer. Antidiabetic agent. mp = 183-184°. *Takeda.*

566 Pioglitazone Hydrochloride
112529-15-4   7605

$C_{19}H_{21}ClN_2O_3S$
(±)-5-[p-[2-[(5-Ethyl-2-pyridyl)ethoxy]-benzyl]-2,4-thiazolidinedione monohydrochloride.
U-72107A. Insulin sensitizer. Antidiabetic agent. mp = 193-194°. *Takeda.*

567   Troglitazone
97322-87-7   9898

$C_{24}H_{27}NO_5S$
(±)-all rac-5-[p-[(6-Hydroxy-2,5,7,8-tetra-methyl-2-chromanyl)methoxy]benzyl]-2,4-thiazolidinedione.
CS-045; CI-991; GR-92132X; romglizone. Insulin sensitizer. Antidiabetic agent. mp = 184-186°. Pfizer Inc.; Sankyo.

Thyroids and Antithyroids

Antihyperthyroids

568   2-Amino-4-methylthiazole
1603-91-4   470   216-505-6

$C_4H_6N_2S$
4-Methyl-2-thiazolamine.
Nomortiroide. Antihyperthyroid. mp = 45-46°; bp_{20} = 124-126°, $bp_{0.4}$ = 70°; very soluble in H_2O, EtOH, Et_2O.

569   2-Aminothiazole
96-50-4   501   202-511-6

$C_3H_4N_2S$
2-Thiazolamine.
Abadol; Basedol. Thyroid inhibitor. mp = 93°; soluble in hot H_2O; slightly soluble in cold H_2O, EtOH, Et_2O; LD_{50} (rat orl) = 480 mg/kg. Mallinckrodt, Inc.; Monsanto Co.; Squibb, E.R. & Sons.

570   Carbimazole
22232-54-8   1844   244-854-4

$C_7H_{10}N_2O_2S$
Ethyl -3-methyl-2-thioimidazoline-1-carboxylate.
Neo-mercazole; Neo-Thyreostat. Thyroid inhibitor. mp = 122-125°; λ_m = 291 nm (H_2O), 227, 291 nm (($E_{1\ cm}^{1\%}$ 557, 0.1N H_2SO_4); soluble in H_2O 0.2 g/100 ml at 20°, EtOH (2.0 g/100 ml at 20°), Et_2O (0.3 g/100 ml at 20°), $CHCl_3$ (33.3 g/100 ml at 20°), Me_2CO (5.88 g/100 ml at 20°). National Research Dev. Corp.

571   3,5-Dibromo-L-tyrosine Monohydrate
300-38-9   3079   206-091-5

$C_9H_9Br_2NO_3 \cdot H_2O$
β-(3,5-Dibromo-4-hydroxyphenyl)-alanine.
Biotiren; Bromotiren. Thyroid inhibitor. Dec 245°; $[\alpha]_D^{20}$ = 1.3° (c = 5 4% HCl); soluble in H_2O (0.4 g/100 ml at 25°, 3.3 g/100 ml at 100°), slightly soluble in EtOH, insoluble in Et_2O; [DL-form]: dec 245°; soluble in H_2O (0.18 g/100 ml at 20°).

572   3,5-Diiodotyrosine
66-02-4   3236   200-620-3

$C_9H_9I_2NO_3$
3,5-Diodo-4-hydroxy-β-phenylalanine.

iodogorgoic acid; Agontan. Thyroid inhibitor. [L-form]: Dec 213°; $[\alpha]_D^{20}$ = 2.89° (c = 4.92 4% HCl), $[\alpha]_D^{20}$ = 2.27° (c = 4.54 in 25% NH$_3$); soluble in H$_2$O (0.02 g/100 ml at 0°, 0.06 g/100 ml at 25°, 0.19 g/100 ml at 50°, 0.56 g/100 at 75°, 1.7 g/100 ml at 100°); [DL-form]: dec 200°; soluble in H$_2$O (0.015 g/1oo ml at 0°, 0.034 g/100 ml at 25°, 0.077 g/100 ml at 50°). Basic Inc.

573 Iodine
7553-56-2   5034   231-442-4

I$_2$

Iodine.
Antihyperthyroid and topical anti-infective. Also used, particularly in veterinary medicine, to treat goiter. mp = 113.6°, mp = 185.2°; d^{25} = 4.93; soluble in H$_2$O (0.017 g/100 ml), C$_6$H$_6$ (14.09 g/100 g), CS$_2$ (16.5 g/100 g), EtOH (21.43 g/100 g), Et$_2$O (25.2 g/100 g), C$_6$H$_{12}$ (2.7 g/100 g), CCl$_4$ (2.6 g/100 g at 35°).

574 Methimazole
60-56-0   6049   200-482-4

C$_4$H$_6$N$_2$S
1-Methylimidazole-2-thiol.
Tapazole; mercazolyl; thiamazole; Basolan; Danantizol; Favistan; Frentirox; Mercazole; Metazolo; Thacapzol; Thycapsol; Strumazol. Antihyperthyroid. mp = 146-148°; bp = 280° (dec); λ_m = 211, 251.5 nm ($E_{1cm}^{1\%}$ 593, 1528, 0.1N H$_2$SO$_4$); freely soluble in H$_2$O; soluble in EtOH, CHCl$_3$; sparingly soluble in Et$_2$O, C$_6$H$_6$, petroleum ether. Eli Lilly & Co.

575 Methylthiouracil
56-04-2   6210   200-252-3

C$_5$H$_6$N$_2$OS
6-Methyl-2-thiouracil.
MTU; Alkiron; Antibason; Basecil; Basethyrin; Methiacil; Methicil; Methiocil; Muracil; Prostrumyl; Strumacil; Thimecil; Thyreostat I. Thyroid inhibitor. mp = 326-331° (dec); slightly soluble in H$_2$O at 25° (0.67 g/100 ml at 100°), Et$_2$O, EtOH, Me$_2$CO; insoluble in C$_6$H$_6$, CHCl$_3$; MLD (rbt orl) = 2500 mg/kg.

576 Propylthiouracil
51-52-5   8054   200-103-2

C$_7$H$_{10}$N$_2$OS
6-Propyl-2-thiouracil.
Propacil; Propycil; Propyl-Thyracil; Thyreostat II. Antihyperthyroid. mp = 219-221°; λ_m = 275, 214 nm (ε 15800, 15600, MeOH), 315.5, 260, 207.5 (ε 10900, 10700, 15400 MeOH/KOH); solulbe in H$_2$O (0.11 g/100 ml at 20°, 1.1 g/100 ml at 100°), EtOH 1.67 g/100 ml), Me$_2$CO (1.67 g/100 ml); insoluble in Et$_2$O, C$_6$H$_6$, CHCl$_3$. Lederle Labs.

577 Sodium Perchlorate
7601-89-0   8798   231-511-9
ClNaO$_4$
Perchloric acid sodium salt.
Irenat. Thyroid inhibitor. d = 2.02; dec → 130°; very soluble in H$_2$O.

578 Thibenzazoline
6028-35-9   9446

C$_9$H$_{10}$N$_2$O$_2$S
1,3-Dihydro-1,3-bis(hydroxymethyl)-2H-benzimidazole-2-thione.
Thyreocordon. Antihyperthyroid. mp = 160-162°; soluble in dilute alkali.

579 Thiobarbital
77-32-7   9455   201-020-4

$C_8H_{12}N_2O_2S$
5,5-Diethyldihydro-2-thioxo-4,6(1H,5H)-pyrimidinedione.
Ibition. Antihyperthyroid. mp = 180°; soluble in H_2O (1.14 g/100 ml at 100°), EtOH, $CHCl_3$, Et_2O, Me_2CO, NH_3, alkaline solutions; sparingly soluble in C_7H_8; insoluble in C_6H_6.

580 2-Thiouracil
141-90-2   9504   205-508-8

$C_4H_4N_2OS$
2,3-Dihydro-2-thioxo-4(1H)-pyrimidinone.
Deracil. Thyroid depressant. Used in treatment of hyperthyroidism, angina and congestive heart failure. Slightly soluble in H_2O (0.050 g/100 ml); insoluble in EtOH, Et_2O, acids; LD_{50} (rat ip) = 1500 mg/kg.

Antihypothyroids

581 Levothyroxine
51-48-9   5497   200-221-4

$C_{15}H_{11}I_4NO_4$
O-(4-Hydroxy-3,5-diiodophenyl)-3,5-diiodo-L-tyrosine.
Thyroid hormone. Used in treatment of hyperthyroidism. *Astra Chemicals Ltd.; Knoll Pharmaceutical Co.*

582 Levothyroxine Sodium
55-03-8   5497

$C_{15}H_{10}I_4NNaO_4$
O-(4-Hydroxy-3,5-diiodophenyl)-3,5-diiodo-L-tyrosine sodium salt.
Levothroid; Synthroid Sodium; Eltroxin; Euthyrox; Laevoxin; Letter; Levaxin; Levothyrox; Oroxine; Thyroxevan. Thyroid hormone. Used in treatment of hyperthyroidism. d = 2.381; $[\alpha]_D^{20}$ = -4.4° (c= 3 70% EtOH); slightly soluble in H_2O (0.015 g/100 ml); more soluble in EtOH; very slightly soluble in $CHCl_3$, Et_2O.

583 Liothyronine
6893-02-3   5535   229-999-3

$C_{15}H_{12}I_3NO_4$
L-3-[4-(4-Hydroxy-3-iodophenoxy)-3,5-diiodophenyl]alanine.
T-3. Thyroid hormone. Dec 236-237°; $[\alpha]_D^{29.5}$ = 21.5° (c = 4.75 HCl/EtOH); insoluble in H_2O, EtOH. *SmithKline Beecham Pharmaceuticals.*

584 Liothyronine Hydrochloride
6138-47-2   5535   228-120-0

$C_{15}H_{13}ClI_3NO_4$
L-3-[4-(4-Hydroxy-3-iodophenoxy)-3,5-diiodophenyl]alanine hydrochloride.
Thybon. Thyroid hormone. Dec 202-203°; $[\alpha]_D^{29.5}$ = 21.5° (c = 4.75 HCl/EtOH). *SmithKline Beecham Pharmaceuticals.*

Thyroids and Antithyroids

585 Liothyronine Sodium Salt
55-06-1   5535   200-223-5

$C_{15}H_{11}I_3NNaO_4$
L-3-[4-(4-Hydroxy-3-iodophenoxy)-3,5-diiodophenyl]alanine monosodium salt.
Cytomel; Triostat; Cyomel; Cytobin; Cytomine; Cynomel; Tertroxin; Trithyrone. Thyroid hormone. *SmithKline Beecham Pharmaceuticals.*

586 Thyroid
9551
Dried thyroid.
NSC-26492; Tiroidina; Thyradin; Thyrocrine. Thyroid hormone.

587 Thyroidin
9552
Iodothyrin.
Thyroid hormone.

588 Thyroxine
7488-70-2   9555

$C_{15}H_{11}I_4NO_4$
O-(4-Hydroxy-3,5-diiodophenyl)-3,5-diiodotyrosine.
3,5,3',5'-tetraiodothyronine.

589 D-Thyroxine
51-49-0   9555   200-102-7
$C_{15}H_{11}I_4NO_4$
D-O-(4-Hydroxy-3,5-diiodophenyl)-3,5-diiodotyrosine.
Debetrol. Dec 237°; $[\alpha]_{546}^{21}$ = 2.97° (c = 3.7 NaOH/EtOH).

590 DL-Thyroxine
300-30-1   9555   206-088-9
$C_{15}H_{11}I_4NO_4$
(±)-O-(4-Hydroxy-3,5-diiodophenyl)-3,5-diiodotyrosine.
Dec 230-231°; insoluble in H_2O and most organic solvents.

591 L-Thyroxine
51-48-9   9555   200-101-1

$C_{15}H_{11}I_4NO_4$
L-O-(4-Hydroxy-3,5-diiodophenyl)-3,5-diiodotyrosine.
Dec 235-236°; $[\alpha]_{546}^{25}$ = -3.2° (c = 4.87 NaOH/EtOH); $[\alpha]_D^{20}$ = -4.4° (c = 3 NaOH/EtOH).

592 D-Thyroxine Sodium Salt
137-53-1   9555   205-301-2
$C_{15}H_{10}I_4NNaO_4$
D-O-(4-Hydroxy-3,5-diiodophenyl)-3,5-diiodotyrosine sodium salt.
dextrothyroxine sodium; Biotirmone; Choloxin; Detyroxin; Dethyrona; Dextroid; Dynothel; Eulipos.

593 Tiratricol
51-24-1   9603   200-086-1

$C_{14}H_9I_3O_4$
[4-(4-Hydroxy-3-iodophenoxy)-3,5-diiodophenyl]acetic acid.
Triac; Triacana. Antihypothyroid. Thyroid hormone analog. mp = 65°, 180-183°. *Glaxo Labs.*

Thyroids and Antithyroids

594   TSH
9002-71-5   9931   232-664-4
Thyrotropin.
thyrotropic hormone; thyrotrophic hormone; thyroid-stimulating hormone; TTH; Dermathycin; Thytropar.

Thyroid Hormones

595   Levothyroxine
51-48-9   200-101-1

$C_{15}H_{11}I_4NO_4$
L-O-(4-Hydroxy-3,5-diiodophenyl)-3,5-diodo-L-tyrosine.
Thyroid hormone. *Astra USA, Inc.; Forest Pharmaceuticals Inc.; Knoll Pharmaceutical Co.*

596   Levothyroxine Sodium
25416-65-3   5497

$C_{15}H_{10}I_4NNaO_4 \cdot xH_2O$
L-O-(4-Hydroxy-3,5-diiodophenyl)-3,5-diodo-L-tyrosine monosodium salt hydrate.
Levothroid; Synthroid. Thyroid hormone. *Astra USA, Inc.; Forest Pharmaceuticals Inc.; Knoll Pharmaceutical Co.*

597   Liotrix
8065-29-0
$[C_{15}H_{11}I_3NNaO_4] \cdot [C_{15}H_{10}I_4NNaO_4 \cdot xH_2O]$
A 1:4 mixture of liothyronine sodium and levothyroxine sodium.
Euthroid; Thyrolar. Thyroid hormone. *Forest Pharmaceuticals Inc.; Parke-Davis.*

598   Liothyronine
6893-02-3   5535   228-120-0

$C_{15}H_{12}I_3NO_4$
L-3-[4-(4-Hydroxy-3-iodophenoxy)-3,5-diiodophenyl]alanine.
T-3. Thyroid hormone. Dec 236-237°; $[\alpha]_D^{29.5} = 21.5°$ (c = 4.75 in a mixture of 1 part 1N HCl and 2 aprts EtOH); insoluble in H_2O, EtOH, propylene glycol; soluble in dilute alkalies. *SmithKline Beecham Pharmaceuticals.*

599   Liothyronine Sodium
55-06-1   5535   200-223-5

$C_{15}H_{11}I_3NNaO_4$
Monosodium L-3-[4-(4-hydroxy-3-iodophenoxy)-3,5-diiodophenyl]alanine.
Cytomel; Triostat; Cytobin; Cytomine; Cyomel; Cynomel; Tertroxin; Triothyrone. Thyroid hormone. *SmithKline Beecham Pharmaceuticals.*

600   Nonathymulin
63958-90-7
$C_{33}H_{54}N_{12}O_{15}$
N^2-[N-[N-[N-[N^2-[N-[N^2-[N-(-5-Oxo-L-propyl)-L-alanyl]-L-lysyl]-L-seryl]-L-glutaminyl]glycyl]glycyl]-L-seryl]-L-asparagine.
facteur thymique serique. Synthetic serum thymic factor. Thyroid hormone.

601   Thyroglobulin
9010-34-8   232-721-3
Substance extracted from hog thyroid glands.

Proloid; Thyractin; Thyroprotein. Thyroid hormone. *Parke-Davis; Sterling Winthrop, Inc.*

602 Thyroid
9551
Thyroid hormone. NSC-26492; Tyroidina; Thyradin; Thyrocrine. Thyroid hormone. Thyroid gland of domesticated animals, used as a food.

603 Thyroidin
9552
Iodothyrin. Thyroid hormone. An extract of the thyroid gland, diluted with (e.g.) milk sugar.

604 Thyroxine
7488-70-2   9555

$C_{15}H_{11}I_4NO_4$
O-(4-Hydroxy-3,5-diiodophenyl)-3,5-diiodotyrosine.
3,5,3',5'-tetraiodothyronine. The L-form is a thyroid hormone, the D-form is antihyperlipoproteinemic. Thyroid hormone. *Astra USA, Inc.; Baxter Healthcare Corp.; Forest Pharmaceuticals Inc.; Knoll Pharmaceutical Co.*

605 D-Thyroxine
51-49-0   9555   200-102-7
$C_{15}H_{11}I_4NO_4$
D-O-(4-Hydroxy-3,5-diiodophenyl)-3,5-diiodotyrosine.
Debetrol. The L-form is a thyroid hormone, the D-form is antihyperlipoproteinemic. Thyroid hormone. Dec 237°; $[\alpha]_{546}^{21}$ = 2.97° (0.74 g in 6 g of 0.5N NaOH and 14 g EtOH). *Astra USA, Inc.; Baxter Healthcare Corp.; Forest Pharmaceuticals Inc.; Knoll Pharmaceutical Co.*

606 DL-Thyroxine
300-30-1   9555   206-088-9
$C_{15}H_{11}I_4NO_4$
DL-O-(4-Hydroxy-3,5-diiodophenyl)-3,5-diiodotyrosine.
The L-form is a thyroid hormone, the D-form is antihyperlipoproteinemic. Thyroid hormone. Dec 231-233°; insoluble in H_2O and most organic solvents. *Astra USA, Inc.; Baxter Healthcare Corp.; Forest Pharmaceuticals Inc.; Knoll Pharmaceutical Co.*

607 L-Thyroxine
51-48-9   9555   200-101-1

$C_{15}H_{11}I_4NO_4$
L-O-(4-Hydroxy-3,5-diiodophenyl)-3,5-diodo-L-tyrosine.
The L-form is a thyroid hormone, the D-form is antihyperlipoproteinemic. Thyroid hormone. Dec 235-236°; $[\alpha]_{546}^{25}$ = -3.2° (90.66 g in 6.07 g of 0.5N NaOH and 13.03 g EtOH), $[\alpha]_D^{20}$ = -4.4° (c = 3 0.13N NaOH/70% EtOH). *Astra USA, Inc.; Baxter Healthcare Corp.; Forest Pharmaceuticals Inc.; Knoll Pharmaceutical Co.*

608 D-Thyroxine Sodium Salt
137-53-1   9555   205-301-2
$C_{15}H_{10}I_4NNaO_4$
Sodium O-(4-hydroxy-3,5-diiodophenyl)-3,5-diiodotyrosine.
dextrothyroxine sodium; Biotirmone; Choloxin; Detyroxin; Dethyrona; Dextroid; Dynothel; Eulipos. The L-form is a thyroid hormone, the D-form is antihyperlipoproteinemic. Thyroid hormone. *Astra USA, Inc.; Baxter Healthcare Corp.; Forest Pharmaceuticals Inc.; Knoll Pharmaceutical Co.*

Steroids, General

Mineralocorticoids and Glucocorticoids

609 Aldosterone
52-39-1   226   200-139-9

$C_{21}H_{28}O_5$
11β,21-Dihydroxy-3,20-dioxo-pregn-4-en-18-al.
Aldocorten; Aldocortin; Electrocortin; Aldocortene. Mineralocorticoid. An adrenocortical steroid with regulatory influence on metabolism of electrolytes and water. mp = 108-112°; $[\alpha]_D^{23}$ = +152° (c = 2 in Me_2CO); λ_m = 240 nm (log ε 420).

610 Amcinonid
51022-69-6   407   256-915-2

$C_{28}H_{35}FO_7$
(11β,16α)-21-(Acetyloxy)-16,17-[cyclopentylidenebis(oxy)]-9-fluoro-11-hydroxypregna-1,4-diene-3,20-dione.
CL-34699; Amciderm; Cyclocort; Penticort. Glucocorticoid. Used to treat eczema. A high-potency topical and systemic corticosteroid. *American Cyanamid; Lederle Labs.*

611 Betamethasone
378-44-9   1226   206-825-4

$C_{22}H_{29}FO_5$
(11β,16β)-9-Fluoro-11,17,21-trihydroxy-16-methylpregna-1,4-diene-3,20-dione.
betadexamethasone; flubenisolone; β-methasone; Sch-4831; NSC-39470; beta-Corlan; Becort; Betasolon; Betnelan; Celestene; Celestone; Dermabet; Diprolene; Visubeta. Glucocorticoid. mp = 231-234° (dec); $[\alpha]_D$ = +108° (in Me_2CO); λ_m = 238 nm (ε 15200 in EtOH). *Merck & Co., Inc.; Roussel-UCLAF.*

612 Betamethasone Acetate
987-24-6   1226   213-578-6

$C_{24}H_{31}FO_6$
(11β,16β)-9-Fluoro-11,17,21-trihydroxy-16-methylpregna-1,4-diene-3,20-dione 21-acetate.
Betafluorene, Celestovet; component of: Betavet Soluspan, Celestone Soluspan. Glucocorticoid. mp = 205-208° [also reported as 196-201°]; $[\alpha]_D$ = +140° (in $CHCl_3$); λ_m = 238 nm (ε 14800). *Merck & Co., Inc.; Roussel-UCLAF; Schering AG.*

613 Betamethasone Acibutate
5534-05-4   226-885-5
$C_{28}H_{37}FO_7$
(11β,16β)-9-Fluoro-11,17,21-trihydroxy-16-methylpregna-1,4-diene-3,20-dione 21-acetate 17-isobutyrate.
Glucocorticoid. *Merck & Co., Inc.; Roussel-UCLAF.*

614 Betamethasone Adamantoate
1226
$C_{31}H_{43}FO_6$
(11β,16β)-9-Fluoro-11,17,21-trihydroxy-16-methylpregna-1,4-diene-3,20-dione 21-adamantoate.
Betsovet. Glucocorticoid. *Merck & Co., Inc.; Roussel-UCLAF.*

615 Betamethasone Benzoate
22298-29-9   1226   244-897-9

$C_{29}H_{33}FO_6$
(11β,16β)-9-Fluoro-11,17,21-trihydroxy-16-methylpregna-1,4-diene-3,20-dione 17-benzoate.
W-5975; Bebate; Beben; Benisone; Euvaderm; Flurobate; Parbetan; Uticort. Glucocorticoid. mp = 225-228°; $[\alpha]_D^{24}$ = +63.5° (in dioxane). *Merck & Co., Inc.; Parke-Davis; Roussel-UCLAF.*

616 Betamethasone Dipropionate
5593-20-4   1226   227-005-2

$C_{28}H_{37}FO_7$
(11β,16β)-9-Fluoro-11,17,21-trihydroxy-16-methylpregna-1,4-diene-3,20-dione 17,21-dipropionate.
betamethasone dipropionate; Sch-11460; Diprolene; Diproderm; Diprophos; Diprosis; Diprosone; Maxivate; Psorion; Rinderon-DP; component of: Alphatrex, Betasone, Lotrisone. Glucocorticoid. mp = 170-179° (dec); $[\alpha]_D^{26}$ = +65.7° (in dioxane); λ_m = 238 nm (ε 15700 in MeOH). *ICN Pharmaceuticals, Inc.; Lemmon Co.; Merck & Co., Inc.; Roussel-UCLAF; Savage Labs.; Schering AG.*

617 Betamethasone Sodium Phosphate
151-73-5   1226   205-797-0

$C_{22}H_{28}FNa_2O_8P$
(11β,16β)-9-Fluoro-11,17,21-trihydroxy-16-methylpregna-1,4-diene-3,20-dione 21-phosphate disodium salt.
betamethasone 21-(dihydrogen phospate) disodium salt; Bentelan; Betnesol; Celestan; Durabetason; Vista-Methasone; component of: Betasone, Betavet Soluspan, Celestone Soluspan. Glucocorticoid. *Merck & Co., Inc.; Roussel-UCLAF; Schering AG.*

618 Betamethasone Valerate
2152-44-5   1226   218-439-3

$C_{27}H_{37}FO_6$
(11β,16β)-9-Fluoro-11,17,21-trihydroxy-16-methylpregna-1,4-diene-3,20-dione 17-valerate.

Bedermin; Beta-Val; Betnesol-V; Betneval; Betnovate; Bextasol; Celestan-V; Celestoderm-V; Dermosol; Dermovaleas; Ecoval 70; Hormezon; Tokuderm; Valisone; component of: Betatrex, Gentocin, Topagen. Glucocorticoid. mp = 183-184°; $[\alpha]_D$ = 77° (in dioxane); λ_m = 239 nm (ε 15920 in dioxane). *Merck & Co., Inc.; Roussel-UCLAF; Savage Labs.; Schering AG.*

619 Chloroprednisone
52080-57-6   2209   257-644-2

$C_{21}H_{25}ClO_5$
(6α)-Chloro-17,21-dihydroxypregna-1,4-diene-3,11,20-trione.
6α-chloro-1,4-pregnadiene-17α,21-diol-3,11-diene-3,11,20-trione. Glucocorticoid (topical). *Syntex Labs. Inc.*

620 Chloroprednisone Acetate
14066-79-6   2209   237-919-3

$C_{23}H_{27}ClO_6$
(6α)-Chloro-17,21-dihydroxypregna-1,4-diene-3,11,20-trione 21-acetate.
Topilan. Glucocorticoid (topical). mp = 217-219°; $[\alpha]_D$ = +144° (in CHCl$_3$); λ_m = 237 nm (log ε 4.19 in EtOH). *Syntex Labs. Inc.*

621 Cicortonide
19705-61-4

$C_{29}H_{37}ClFNO_7$
3-(2-Chloroethoxy)-9-fluoro-11β,16α,17,21-tetrahydroxy-20-oxopregna-3,5-diene-6-carbonitrile cyclic 16,17-acetal with acetone. Glucocorticoid. *Syntex Labs. Inc.*

622 Ciprocinonide
58524-83-7   261-307-5

$C_{28}H_{34}F_2O_7$
(6α,11β,16α)-21-[(Cyclopropylcarbonyl)oxy]-6,9-difluoro-11-hydroxy-16,17-[(1-methylethylidene)bis(oxy)]pregna-1,4-diene-3,20-dione.
RS-2386. Adrenocortical steroid. *Syntex Labs. Inc.*

623 Clobetasol
25122-41-2   2423   246-633-8

$C_{22}H_{28}ClFO_4$
(11β,16β)-21-Chloro-9-fluoro-11,17-dihydroxy-16-methylpregna-1,4-diene-3,20-dione.

624 Clobetasol Propionate
25122-46-7   2423   246-634-3
$C_{25}H_{32}ClFO_5$
(11β,16β)-21-Chloro-9-fluoro-11,17-dihydroxy-16-methylpregna-1,4-diene-3,20-dione 17-propionate.
CCI-4725; GR-2/925; Clobesol; Dermoval; Dermovate; Dermoxin; Dermoxinale; Temovate. Anti-inflammatory. Glucocorticoid. mp = 195.5-197°; $[α]_D$ = +103.8° (c = 1.04 in dioxane); $λ_m$ = 237 nm (ε 15000 in EtOH). *Glaxo Labs.*

625 Clobetasone
54063-32-0   2424   258-953-5

$C_{22}H_{26}ClFO_4$
(16β)-21-Chloro-9-fluoro-17-hydroxy-16-methylpregna-1,4-diene-3,11,20-trione. 21-chloro-11-dehydrobetamethasone. Anti-inflammatory. Glucocorticoid. *Glaxo Labs.*

626 Clobetasone Butyrate
25122-57-0   2424   246-635-9

$C_{26}H_{32}ClFO_5$
(16β)-21-Chloro-9-fluoro-17-hydroxy-16-methylpregna-1,4-diene-3,11,20-trione 17-butyrate.
CCI-5537; GR-2/1214; Emovate; Eumovate; Molivate. Anti-inflammatory. Glucocorticoid. mp = 90-100°. *Glaxo Labs.*

627 Clocortolone
4828-27-7   2430   225-406-7

$C_{27}H_{36}ClFO_5$
9-Chloro-6α-fluoro-11β,21-dihydroxy-16α-methylpregna-1,4-diene-3,20-dione. Glucocorticoid. mp = 254° (dec). *Schering AG.*

628 Clocortolone Acetate
4258-85-9   2430

$C_{22}H_{28}ClFO_4$
(6α,11β,16α)-9-Chloro-6-fluoro-11,21-dihydroxy-16-methylpregna-1,4-diene-3,20-dione.
SH-818. Glucocorticoid. mp = 252° (dec). *Schering AG.*

629 Clocortolone Pivalate
34097-16-0   2430   251-826-5

$C_{24}H_{30}ClFO_5$
(6α,11β,16α)-9-Chloro-6-fluoro-11,21-dihydroxy-16-methylpregna-1,4-diene-3,20-dione 21-acetate.

Glucocorticoid with anti-inflammatory properties. *Glaxo Labs.*

CL-68; SH-863; Cloderm; Purantix. Glucocorticoid. *Schering AG.*

630 Clomegestone Acetate
424-89-5

$C_{24}H_{31}ClO_4$
(16α)-17-(Acetyloxy)-6-chloro-16-methylpregna-1,4-diene-3,20-dione. SH-741. Progestin. *Schering AG.*

631 Cloprednol
5251-34-3   2460   226-052-6

$C_{21}H_{25}ClO_5$
(11β)-6-Chloro-11,17,21-trihydroxypregna-1,4,6-triene-3,20-dione. RS-4691; Cloradryn; Novacort; Synestan. Glucocorticoid. *Syntex Labs. Inc.*

632 Corticosterone
50-22-6   2601   200-019-6

$C_{21}H_{30}O_4$
(11β)-11,21-Dihydroxypregn-4-ene-3,20-dione.
Kendall's compound B; Reichstein's substance H; compound B. Glucocorticoid. mp = 180-182°; $[\alpha]_D^{15}$ = +223° (c = 1.1 in alcohol); λ_m = 240 nm; insoluble in H_2O; soluble in common organic solvents. *Organon Inc.; Research Corp.; Schering AG; Searle, G.D., & Co.; Syntex Labs. Inc.*

633 Cortisone
53-06-5   2602   200-162-4

$C_{21}H_{28}O_5$
17,21-Dihydroxypregn-4-ene-3,11,20-trione.
Kendall's compound E; Wintersteiner's compound F; Reichstein's substance Fa; KE; Adreson; Corlin; Cortadren; Cortogen; Cortone; Incortin; Scheroson. Glucocorticoid. mp = 220-224°; $[\alpha]_D^{25}$ = +209° (c = 1.2 in 95% EtOH); λ_m = 237 nm (ε = 14000); fairly soluble in polar organic solvents.

634 Cortisone Acetate
50-04-4   2602   200-006-5

$C_{23}H_{30}O_6$
17,21-Dihydroxypregn-4-ene-3,11,20-trione 21-acetate.
Cortelan; Cortistab; Cortisyl Artriona. Glucocorticoid. mp = 235-238°; $[\alpha]_D^{25}$ = +164° (c = 0.5 in Me_2CO); λ_m = 238 nm (ε = 15800); soluble in H_2O (2.2 mg/100 ml); more soluble in organic solvents. *Merck & Co., Inc.; Schering AG; Upjohn Ltd.*

635 Cortivazol
1110-40-3   2603   214-175-8

$C_{32}H_{38}N_2O_5$
(11β,16α)-21-(Acetyloxy)-11,17-dihydroxy-6,16-dimethyl-2'-phenyl-2'H-pregna-2,4,6-trieno[3,2-c]pyrazol-20-one.
NSC-80998; MK-650; H-3625; Altim; Diaster; Dilaster. Glucocorticoid. mp = 160-165°; $[\alpha]_D^{23}$ = +14° (in $CHCl_3$); λ_m = 238, 315 nm (ε = 15700, 19000). Merck & Co., Inc.

636 Deflazacort
14484-47-0   2916   238-483-7

$C_{25}H_{31}NO_6$
(11β,16β)-21-(Acetyloxy)-11-hydroxy-2'-methyl-5'H-pregna-1,4-dieno[16,17-d]oxazole-3,20-dione.
oxazacort; azacort; DL-458-IT; L-5458; MDL-458; Calcort; Deflan; Dezacor; Flantadin; Lantadin. Anti-inflammatory; glucocorticoid. Systemic corticosteroid; oxazoline derivative of prednisolone. mp = 255-256.5°; $[\alpha]_D$ = +62.3° (c = 0.5 in $CHCl_3$); λ_m = 241-242 nm ($E_{1,cm}^{1\%}$ 352.5 in MeOH); LD_{50} (mus orl) = 5200 mg/kg. Gruppo Lepetit S.p.A.; Marion Merrell Dow Inc.

637 Deoxycorticosterone
64-85-7   2947   200-596-4

$C_{21}H_{30}O_3$
21-Hydroxypregn-4-ene-3,20-dione.
desoxycorticosterone; 21-hydroxyprogesterone; 11-deoxycorticosterone; cortexone; desoxycortone; Kendall's desoxy compound B; Reichstein's substance Q. Mineralocorticoid. Occurs in the adrenal cortex. Believed to occur in nature in the glycoside form [$C_{35}H_{48}O_{12}$]. mp = 141-142°; $[\alpha]_D^{22}$ = +178° (in alcohol); λ_m = 240 nm; soluble in alcohol, Me_2CO. Ciba-Geigy Corp.; Hoechst; Organon Inc.; Schering AG.

638 Deoxycorticosterone Acetate
56-47-3   2948   200-275-9

$C_{21}H_{30}O_3$
21-Acetyloxypregn-4-ene-3,20-dione.
desoxycorticosterone acetate; cortexone acetate; deoxycortone acetate; desoxycortone acetate; DCA; Cortate; Cortiron; Decosteron; Doca; Dorcostrin; Percorten; Syncortyl. Mineralocorticoid. mp = 154-160°; $[\alpha]_D^{20}$ = +168-176° (in dioxane); nearly insoluble in H_2O; more soluble in organic solvents. Ciba-Geigy Corp.; Hoechst; Organon Inc.; Schering AG.

639 Deoxycorticosterone Pivalate
808-48-0   212-366-0

$C_{26}H_{38}O_4$
21-(2,2-Dimethyl-1-oxopropoxy)pregn-4-ene-3,20-dione.
desoxycorticosterone pivalate; desoxycortone pivalate; Percorten Pivalate. Mineralocorticoid. *Ciba-Geigy Corp.; Hoechst; Organon Inc.; Schering AG.*

640 Descinolone Acetonide
2135-14-0   218-368-8

$C_{24}H_{31}FO_5$
(11β,16α)-9-Fluoro-11-hydroxy-16,17-[(1-methylethylidene)bis(oxy)]pregna-1,4-diene-3,20-dione.
CL-27071; NSC-44827. Glucocorticoid. *Lederle Labs.*

641 Desoximetasone
382-67-2   2975   206-845-3

$C_{22}H_{29}FO_4$
(11β,16α)-9-Fluoro-11,21-dihydroxy-16-methylpregna-1,4-diene-3,20-dione.
desoxymethasone; A-41-304; R-2113; HOE-304; Esperson; Stidex; Topicorte; Topisolon. Anti-inflammatory; glucocorticoid. mp = 217°; $[\alpha]_D = +109°$ (in $CHCl_3$); $\lambda_m = 238$ nm (ε 15750); soluble in alcohol, Me_2CO, $CHCl_3$, hot EtOAc; slightly soluble in Et_2O, C_6H_6; insoluble in H_2O, dilute aqueous acids and alkalies. *Hoechst-Roussel Pharmaceuticals Inc.; Roussel-UCLAF; Schering AG.*

642 Dexamethasone
50-02-2   2986   200-003-9

$C_{22}H_{29}FO_5$
9-Fluoro-11β,17,21-trihydroxy-16α-methylpregna-1,4-diene-3,20-dione.
hexadecadrol; Aeroseb-Dex; Corson; Cortisumman; Decacort; Decaderm; Decadron; Decalix; Decasone; Dekacort; Deltafluorene; Deronil; Deseronil; Dexacortal; Dexacortin; Dexafarma; Dexa-Mamallet; Dexameth; Dexamonozon; Dexapos; Dexa-sine; Dexasone; Dexinoral; Dinormon; Fluormone; Isopto-Dex; Lokalison F; Loverine; Luxazone; Maxidex; Millicorten; Pet-Derm III; component of: Azimycin, Azium, Deronil, Dexacidin, Fulvidex, Maxitrol, Naquasone, Tobradex, Tresaderm. Anti-inflammatory; glucocorticoid; diagnostic aid (Cushing's Syndrome, depression). Clinical trial for anti-emetic efficacy in chemotherapy-induced nausea. mp = 262-264°, 268-271°; $[\alpha]_D^{25} = +77.5°$ (in dioxane); somewhat soluble in H_2O (0.1 mg/ml at 25°); soluble in Me_2CO, EtOH, $CHCl_3$. *Alcon Labs.; Herbert; Iolab; Merck & Co., Inc.; Organon Inc.; Schering Corp.; Solvay Pharmaceuticals; Tech America; Upjohn Ltd.*

643 Dexamethasone Acefurate
83880-70-0   2986

$C_{29}H_{33}FO_8$
9-Fluoro-11β,17,21-trihydroxy-16α-methylpregna-1,4-diene-3,20-dione 17-(2-furoate).
Sch-31353. Anti-inflammatory; glucocorticoid; diagnostic aid (Cushing's Syndrome, depression). *Schering Corp.*

644 Dexamethasone Acetate
1177-87-3   2986   214-646-8

$C_{24}H_{31}FO_6$
9-Fluoro-11β,17,21-trihydroxy-16α-methylpregna-1,4-diene-3,20-dione 21-acetate.
dexamethasone 21-acetate; Decadron-LA; Decadronal; Dectancyl; Dexacortisyl. Anti-inflammatory; glucocorticoid; diagnostic aid (Cushing's Syndrome, depression). mp = 215-221°, 229-231°, 238-240°; $[\alpha]_D^{25}$ = +77.6° (in $CHCl_3$); λ_m = 239 nm (ε 14900). *Forest Pharmaceuticals Inc.; Merck & Co., Inc.*

645 Dexamethasone Acetate Monohydrate
55821-90-3   2986

$C_{24}H_{33}FO_7$
9-Fluoro-11β,17,21-trihydroxy-16α-methylpregna-1,4-diene-3,20-dione 21-acetate monohydrate.
Dalalone DP; Dalalone LA; Decadron-LA. Anti-inflammatory; glucocorticoid; diagnostic aid (Cushing's Syndrome, depression). *Forest Pharmaceuticals Inc.; Merck & Co., Inc.*

646 Dexamethasone Diethylaminoacetate
2986

$C_{28}H_{41}FNO_6$
9-Fluoro-11β,17,21-trihydroxy-16α-methylpregna-1,4-diene-3,20-dione 21-diethylaminoacetate.
Solu-Forte-Cortin. Anti-inflammatory; glucocorticoid; diagnostic aid (Cushing's Syndrome, depression). *Merck & Co., Inc.*

647 Dexamethasone Dimethylbutyrate
2986

$C_{28}H_{39}FO_6$
9-Fluoro-11β,17,21-trihydroxy-16α-methylpregna-1,4-diene-3,20-dione 21-(3,3-dimethylbutyrate).
dexamethasone tert-butylacetate; Decadron TBA. Anti-inflammatory; glucocorticoid; diagnostic aid (Cushing's Syndrome, depression). *Merck & Co., Inc.*

648 Dexamethasone Dipropionate
55541-30-5   2986   259-699-8

$C_{28}H_{37}FO_7$
9-Fluoro-11β,17,21-trihydroxy-16α-methylpregna-1,4-diene-3,20-dione 17,21-dipropionate.
ST12; THS-101; Methaderm. Anti-inflammatory; glucocorticoid; diagnostic aid (Cushing's Syndrome, depression). Hovione.

649 Dexamethasone Isonicotinate
2265-64-7   2986   218-866-5

$C_{28}H_{32}FNO_6$
9-Fluoro-11β,17,21-trihydroxy-16α-methylpregna-1,4-diene-3,20-dione 21-(4-pyridinecarboxylate).
dexamethasone 21-isonicotinate; Auxiloson; Ausixone; Voren. Anti-inflammatory; glucocorticoid; diagnostic aid (Cushing's Syndrome, depression). mp = 250-252°; $[\alpha]_D^{27}$ = +183.5° (in dioxane). Merck & Co., Inc.

650 Dexamethasone Palmitate
2986
$C_{18}H_{37}FO_7$
9-Fluoro-11β,17,21-trihydroxy-16α-methylpregna-1,4-diene-3,20-dione 21-palmitate.
Limethasone. Anti-inflammatory; glucocorticoid; diagnostic aid (Cushing's Syndrome, depression). Merck & Co., Inc.

651 Dexamethasone Sodium Phosphate
2392-39-4   2986   219-243-0

$C_{22}H_{28}FNa_2O_8P$
9-Fluoro-11β,17,21-trihydroxy-16α-methylpregna-1,4-diene-3,20-dione 21-(dihydrogen phosphate) disodium salt.
dexamethasone 21-phosphate disodium salt; dexamethasone 21-(dihydrogen phosphate) disodium salt; Ak-Dex; Baldex; Colvasone; Dalalone; Decadron; Dexabene; Dezone; Fortecortin; Hexadrol; Oradexon; Orgadrone; Solu-Decadron; Soldesam; component of: NeoDecadron. Anti-inflammatory; glucocorticoid; diagnostic aid (Cushing's Syndrome, depression). Injectable form of dexamethasone. mp = 233-235°; $[\alpha]_D$ = +57° (in H_2O); λ_m = 238-239 nm (ε 14000); soluble in H_2O. American Cyanamid; Forest Pharmaceuticals Inc.; Organon Inc.; Merck & Co., Inc.

652 Diflorasone
2557-49-5   3186   219-875-7

$C_{22}H_{28}F_2O_5$
(6α,11β,16β)-6,9-Difluoro-11,17,21-trihydroxy-16-methylpregna-1,4-diene-3,20-dione.
6α,9α-difluoro-16β-methylprednisolone. Anti-inflammatory (topical); glucocorticoid. The 16β-analog of flumethasone, a glucocorticoid. Merck & Co., Inc.; Pfizer Inc.; Upjohn Ltd.

653 Diflorasone Diacetate
33564-31-7   3186   251-575-1

$C_{26}H_{32}F_2O_7$
(6α,11β,16β)-17,21-Bis(acetyloxy)-6,9-difluoro-11-hydroxy-16-methyl-pregna-1,4-diene-3,20-dione.
U-24865; Dermaflor; Diacort; Difulal; Florone; Maxiflor; Psorcon; Soriflor. Anti-inflammatory (topical); glucocorticoid. A 16β-analog of flumethasone. mp = 221-223 (dec); $[\alpha]_D$ = +61° (in $CHCl_3$); λ_m = 238 nm (ε 17250). *Dermik Labs., Inc.; ABIC; Merck & Co., Inc.; Pfizer Inc.; Upjohn Ltd.*

654 Diflucortolone
2607-06-9   3189

$C_{22}H_{28}F_2O_4$
(6α,11β,16α)-6,9-Difluoro-11,21-dihydroxy-16-methylpregna-1,4-diene-3,20-dione.
Anti-inflammatory. Glucocorticoid. The 9α-fluoro derivative of fluocortolone. mp = 240-244°, 248-249°; $[\alpha]_D^{22}$ = +111° (in MeOH); λ_m = 237 nm (ε 16600). *Schering Corp.*

655 Diflucortolone Pivalate
15845-96-2   3189

$C_{27}H_{36}F_2O_5$
(6α,11β,16α)-6,9-Difluoro-11,21-dihydroxy-16-methylpregna-1,4-diene-3,20-dione 21 pivalate.
SH-968; Neribas; Neriforte; Nerisona; Nerisone; Temetex; Texmeten. Anti-inflammatory. Glucocorticoid. A derivative of fluocortolone. mp = 195-195.5°; $[\alpha]_D^{22}$ = +100.8° (in dioxane); LD_{50} (mus orl) > 4000 mg/kg, (rat orl) = 3100 mg/kg, (mus sc) = 180 mg/kg, (rat sc) = 13 mg/kg, (mus ip) = 450 mg/kg, (rat ip) = 98 mg/kg. *Schering Corp.*

656 Flucloronide
3693-39-8   4157   223-010-9

$C_{24}H_{29}Cl_2FO_5$
(6α,11β,16α)-9,11-Dichloro-6-fluoro-21-hydroxy-16,17-[(1-methylethylidene)bis(oxy)]pregna-1,4-diene-3,20-dione.
fluclorolone acetonide; RS-2252; Topilar. Glucocorticoid. *Syntex Labs. Inc.*

657   Fludrocortisone
127-31-1   4166   204-833-2

$C_{21}H_{29}FO_5$
(11β)-9-Fluoro-11,17,21-trihydroxypregn-4-ene-3,20-dione.
9α-fluorcortisol; 9α-fluorohydrocortisone; 9α-fluoro-17-hydroxycorticosterone; fluodrocortisone; fluohydrisone; fluohydrocortisone; Astonin H. Mineralocorticoid. mp = 260-262°; $[\alpha]_D^{23}$ = +139° (c = 0.55 95% EtOH); λ_m = 239 nm (ε 17600 MeOH); soluble in H_2O (0.14 mg/ml). *Olin Mathieson.*

658   Fludrocortisone Acetate
514-36-3   4166   208-180-4

$C_{23}H_{31}FO_6$
(11β)-9-Fluoro-11,17,21-trihydroxypregn-4-ene-3,20-dione 21-acetate.
fludrocortisone 21-acetate; Alflorone; F-Cortef; Florinef. Mineralocorticoid. mp = 233-234° (occasionally mp = 205-208°, resolidifying on further heating, then mp 266-228°); $[\alpha]_D^{23}$ = +123° (c = 0.64 $CHCl_3$); λ_m = 238 nm (ε 16800 MeOH); very slightly soluble in H_2O (0.04 mg/ml); more soluble in Me_2CO (56 mg/ml), $CHCl_3$ (20 mg/ml), Et_2O (4 mg/ml). *Bristol-Myers Squibb Co.; Merck & Co.; Olin Mathieson; Upjohn Ltd.*

659   Flumethasone
2135-17-3   4173   218-370-9

$C_{22}H_{28}F_2O_5$
(6α,11β,16α)-6,9-Difluoro-11,17,21-trihydroxy-16-methylpregna-1,4-diene-3,20-dione.
flumetasone; 6α-fluorodexamethazone; U-10974; NSC-5402; Aniprome; Cortexilar; Flucort; Methagon. Glucocorticoid; anti-inflammatory. *Upjohn Ltd.*

660   Flumethasone Acetate
4173

$C_{24}H_{30}F_2O_6$
(6α,11β,16α)-6,9-Difluoro-11,17,21-trihydroxy-16-methylpregna-1,4-diene-3,20-dione 21-acetate.
flumetasone 1-acetate. Glucocorticoid; anti-inflammatory. mp = 260-264°; $[\alpha]_D$ = 91° (in EtOH); λ_m = 237 nm (log ε 4.16). *Upjohn Ltd.*

661   Flumethasone Pivalate
2002-29-1   4173   218-370-9

$C_{27}H_{36}F_2O_6$
(6α,11β,16α)-6,9-Difluoro-11,17,21-trihydroxy-16-methylpregna-1,4-diene-3,20-dione 21-pivalate.
flumetasone 21-pivalate; NSC-107680; Locacorten (obsolete); Locorten; Lorinden; Losalen. Glucocorticoid; anti-inflammatory. *Upjohn Ltd.*

662 Flumoxonide
60135-22-0   262-074-2

$C_{26}H_{34}F_2O_7$
(6α,11β,16α)-6,9-Difluoro-11-hydroxy-21,21-dimethoxy-16,17-[(1-methylethylidene)bis(oxy)]pregna-1,4-diene-3,20-dione.
RS-40584. Adrenocortical steroid. *Syntex Labs. Inc.*

663 Flunisolide [anhydrous]
3385-03-3   4180   222-193-2

$C_{24}H_{31}FO_6$
(6α,11β,16α)-6-Fluoro-11,21-dihydroxy-16,17-[(1-methylethylidene)bis(oxy)]-pregna-1,4-diene-3,20-dione.
RS-3999; Aerobid; Bronalide; Lunis; Nasalide; Rhinalar; Synaclyn; Syntaris. Glucocoriticoid; antiasthmatic. Synthetic fluorinated corticosteroid related to prednisolone. 21;169; *Syntex Labs. Inc.*

664 Flunisolide Acetate
4533-89-5   4180   224-871-3
$C_{26}H_{33}FO_7$
(6α,11β,16α)-6-Fluoro-11,21-dihydroxy-16,17-[(1-methylethylidene)bis(oxy)]-pregna-1,4-diene-3,20-dione 21-acetate.
RS-1320. Glucocoriticoid; antiasthmatic; anti-inflammatory. *Syntex Labs. Inc.*

665 Flunisolide Hemihydrate
77326-96-6

$C_{24}H_{31}FO_6 \cdot 1/2H_2O$
(6α,11β,16α)-6-Fluoro-11,21-dihydroxy-16,17-[(1-methylethylidene)bis(oxy)]-pregna-1,4-diene-3,20-dione hemihydrate.
Glucocoriticoid; antiasthmatic. *Syntex Labs. Inc.*

666 Fluocinolone Acetonide
67-73-2   4185   200-668-5

$C_{24}H_{30}F_2O_6$
(6α,11β,16α)-6,9-Difluoro-11,21-dihydroxy-16,17-[(1-methylethylidene)bis(oxy)]pregna-1,4-diene-3,20-dione.
Coriphate; Cortiplastol; Dermalar; Fluonid; Fluovitef; Fluvean; Fluzon; Jellin; Localyn; Synalar; Synamol; Synandone; Synemol; Synotic; Synsac. Glucocoriticoid; anti-inflammatory. Used in veterinary medicine as a topical adrenocortical steroid. mp = 265-266°; $[\alpha]_D$ = +95° (in $CHCl_3$); λ_m = 238 nm (log ε 4.21). *Lemmon Co.; Syntex Labs. Inc.*

667 Fluocortolone
152-97-6   4188   205-811-5

$C_{22}H_{29}FO_4$
(6α,11β,16α)-6-Fluoro-11,21-dihydroxy-16-methylpregna-1,4-diene-3,20-dione. SH-742; Ultralan oral. Glucocorticoid. mp = 188-190.5°; $[\alpha]_D^{20}$ = +100° (in dioxane); λ_m = 242 nm (ε 16300); somewhat soluble in H_2O (295 mg/l at 37°), EtOH (120 mg/l at 20°), C_7H_8 (440 mg/l at 20°). *Schering AG.*

668 Fluocortolone Caproate
303-40-2   4188   206-140-0

$C_{28}H_{39}FO_5$
(6α,11β,16α)-6-Fluoro-11,21-dihydroxy-16-methylpregna-1,4-diene-3,20-dione 21-hexanoate.
fluocortolone 21-hexanoate; SH-770; Ficoid; Ultralanum. Glucocorticoid. mp = 242-245°; $[\alpha]_D^{20}$ = +98.5° (in dioxane); λ_m = 242 nm (ε 16200); slightly soluble in H_2O (7.8 mg/l at 37°); more soluble in EtOH (450 mg/l at 20°), C_7H_8 (440 mg/l at 20°). *Schering AG.*

669 Fluocortolone Pivalate
4188
$C_{27}H_{37}FO_5$
(6α,11β,16α)-6-Fluoro-11,21-dihydroxy-16-methylpregna-1,4-diene-3,20-dione 21-pivalate.

fluocortolone trimethylacetate. Glucocorticoid. mp = 187°; nearly insoluble in H_2O; soluble in $CHCl_3$, MeOH; slightly soluble in Et_2O. *Schering AG.*

670 Fluperolone Acetate
2119-75-7   4225   218-327-4

$C_{24}H_{31}FO_6$
[11β,17α,17(S)]-17-[2-(Acetyloxy)-1-oxopropyl]-9-fluoro-11,17-dihydroxyandrosta-1,4-dien-3-one.
P-1742; 21-methyl-9α-fluoroprednisolone acetate; ALAcortril; Methral. Glucocoriticoid; anti-inflammatory. mp = 251-253°; $[\alpha]_D$ = 87°; λ_m = 239 nm (ε 15350). *Pfizer Inc.*

671 Fluprednisolone
53-34-9   4229   200-170-8

$C_{21}H_{27}FO_5$
(6α,11β)-6-Fluoro-11,17,21-trihydroxypregna-1,4-diene-3,20-dione.
6α-fluoro-1-dehydrohydrocortisone; U-7800; NSC-46439; Alphadrol; Etadrol. Glucocoriticoid; anti-inflammatory. mp = 208-213°; $[\alpha]_D$ = +92°. *Bayer AG; Syntex Labs. Inc.; Upjohn Ltd.*

672 Fluprednisolone Valerate
23257-44-5   245-535-2

$C_{26}H_{35}FO_6$
(6α,11β)-6-Fluoro-11,21-dihydroxy-17-[(1-oxopentyl)oxy]pregna-1,4-diene-3,20-dione. Glucocoriticoid. *Miles*.

673 Fluorometholone
426-13-1   4213   207-041-5

$C_{22}H_{29}FO_4$
(6α,11β)-9-Fluoro-11,17-dihydroxy-6-methylpregna-1,4-diene-3,20-dione. fluormetholon; Cortilet; Delmeson; Efflumidex; Fluaton; Flumetholon; Fluor-Op; FML; FML Forte; FML Liquifilm; FML S.O.P.; Loticort; Oxylone; Ursnon; component of: FML-S Liquifilm, Neo-Oxylone. Glucocorticoid; anti-inflammatory. mp = 292-303°. *Allergan, Inc.; Iolab; Upjohn Ltd.*

674 Fluorometholone Acetate
3801-06-7   4213   223-270-3

$C_{24}H_{31}FO_5$
(6α,11β)-9-Fluoro-11,17-dihydroxy-6-methylpregna-1,4-diene-3,20-dione 17-acetate.

U-17323; Flarex; component of: Tobrasone. Glucocorticoid; anti-inflammatory. mp = 230-232°; $[\alpha]_D$ = +28° (in $CHCl_3$). *American Cyanamid; Upjohn Ltd.*

675 Flurandrenolide
1524-88-5   4232   216-196-8

$C_{24}H_{33}F_2O_6$
(6α,11β,16α)-6-Fluoro-11,21-dihydroxy-16,17-[(1-methylethylidene)bis(oxy)]pregn-4-ene-3,20-dione. fluorandrenolone; flurandrenolone; flurandrenolone acetate (obsolete); fludroxycortide; Cordran; Drenison; Drocort; Haelan; Sermaka. Glucocorticoid; anti-inflammatory. mp = 247-255°; $[\alpha]_D^{25}$ = +140-150° (in $CHCl_3$); λ_m = 236 nm (log ε 4.17). *Eli Lilly & Co.; Syntex Labs. Inc.*

676 Formocortal
2825-60-7   4270   220-584-2

$C_{29}H_{38}ClFO_8$
(11β,16α)-21-(Acetyloxy)-3-(2-chloroethoxy)-9-fluoro-11-hydroxy-16,17-[(1-methylethylidene)bis(oxy)]-20-oxopregna-3,5-diene-6-carboxaldehyde. fluoformylon; Fl-6341; Cortocin-F; Cutisterol; Deflamene; Fluderma. Glucocoriticoid. mp = 180-182°; $[\alpha]_D^{20}$ = +26° (in $CHCl_3$); λ_m = 216, 324 nm (ε 12100, 12100 EtOH); LD_{50} (mus orl) >2000 mg/kg, (mus ip) = 537 mg/kg. *Farmitalia*.

677　Hydrocortamate
76-47-1　　　4827　　　200-963-9

$C_{27}H_{41}NO_6$
N,N-Diethylglycine (11β)-11,17-dihydroxy-3,20-dioxopregn-4-en-21-yl ester.
cortisol 21-ester with N,N-diethylglycine; hydrcortisone 21-diethylaminoacetate; Ulcort. Glucocoriticoid. mp = 162-163°. *Pfizer Inc.; Schering AG.*

678　Hydrocortamate Hydrochloride
125-03-1　　　4827　　　204-723-4

$C_{27}H_{42}ClNO_6$
N,N-Diethylglycine (11β)-11,17-dihydroxy-3,20-dioxopregn-4-en-21-yl ester hydrochloride.
ethamicort; Magnacort. Glucocoriticoid. Dec 222°. *Pfizer Inc.; Schering AG.*

679　Hydrocortisone
50-23-7　　　4828　　　200-020-1

$C_{21}H_{30}O_5$
(11β)-11,17,21-Trihydroxypregna-1,4-diene-3,20-dione.

cortisol; 17-hydroxycorticosterone; anti-inflammatory hormone; Kendall's compound F; Reichstein's substance M; Aeroseb-HC; Ala-Cort; Anflam; Cetacort; Cort-Dome; Cortef; Cortenema; Cortril; Dermacort; Dermocortal; Dermolate; Dioderm; Efcortelan; Evacort; Ficortril; Hydracort; Hydro-Adreson; Hydrocort; Hydrocortisyl; Hydrocortone; Hytone; Lacticare-HC; Medicort; Mildison; Nutracort; Penecort; Proctocort; Scheroson F; Synacort; Texacort; Timocort; Zenoxone; Acticort; Alphaderm; CaldeCort Spray; Eldecort; component of: Cor-Tar-Quin, Cort-Quin Cortisporin, Drotic, Neo-Cort-Dome, Nystaform-HC, Otalgine, Otic-Neo-Cort-Dome, Otobiotic, Otocort, Pediotic Suspension, Racet, Vioform-Hydrocortisone, VoSol HC, Vytone. Glucocoriticoid. Principal glucocorticoid hormone produced by the adrenal cortex. mp = 217-220°; $[\alpha]_D^{22}$ = +167° (in absolute EtOH); λ_m = 242 nm ($E_{1cm}^{1\%}$ 445); slightly soluble in H_2O (0.28 mg/ml); more soluble in EtOH, MeOH, Me_2OH, $CHCl_3$, propylene glycol, Et_2O; soluble in concentrated sulfuric acid. *Dermik Labs., Inc.; Fisons Corp.; Herbert; ICN Pharmaceuticals, Inc.; Key Pharmaceuticals; Lemmon Co.; Marion Merrell Dow Inc.; Merck & Co., Inc.; Miles; Pfizer Inc.; Schering AG; Stiefel Labs., Inc.; Upjohn Ltd.; Whitehall Labs.*

680　Hydrocortisone Aceponate
74050-20-7

$C_{26}H_{36}O_7$
(11β)-11,17,21-Trihydroxypregna-1,4-diene-3,20-dione 21-acetate 17-propionate.
Glucocorticoid.

681 Hydrocortisone Acetate
50-03-3   4828   200-004-4

$C_{23}H_{32}O_6$
(11β)-21-(Acetoxy)-11,17,21-trihydroxy-pregna-1,4-diene-3,20-dione.
Anusol-HC; CaldeCort; Colifoam; Colofoam; Cortaid; Cordes; Cortef; Cortifoam; Cortril Acetate-AS; Efcolin; Hc45; Hydrin-2; Hydrocal; Hydrocortistab; Hydrocortone Acetate; Lanacort; Lenirit; Sigmacort; Sintotrat; Velopural; component of: Chloromycetin Hydrocortisone Ophthalmic, Clear-Aid, Coly-MycinS Otic, Cirticaine Cream, Cortisporin Cream, Epifoam, Lidaform-HC, Lidamantle-HC, Mantadil, Neo-Cortef, Ophthocort, ProctoFoam, Protef. Glucocorticoid. Dec 223°; d_4^{20} = 1.289; $[\alpha]_D^{25}$ = +166° (c = 0.4 in dioxane); $[\alpha]_D^{25}$ = +150.7° (c = 0.4 in Me$_2$OH); λ_m = 242 nm ($E_{1cm}^{1\%}$ 390 in MeOH); slightly soluble in H$_2$O (1 mg/100 ml); more soluble in EtOH, MeOH, Me$_2$CO, CHCl$_3$, Et$_2$O; very soluble in DMF, dioxane. *Broemmel Pharmaceuticals; Fisons Corp.; Merck & Co., Inc.; Parke-Davis; Upjohn Ltd.*

682 Hydrocortisone Buteprate
72590-77-3   276-726-9

$C_{28}H_{40}O_7$
(11β)-11-Hydroxy-17-(1-oxobutoxy)-21-(1-oxopropoxy)pregna-1,4-diene-3,20-dione.
TS-408; Pandel. Glucocorticoid. *Taisho.*

683 Hydrocortisone Butyrate
13609-67-1   4828   237-093-4

$C_{28}H_{40}O_7$
(11β)-11,21-Dihydroxy-17-(1-oxobutoxy)pregna-1,4-diene-3,20-dione.
hydrocortisone 17-butyrate; Alfason; Laticort; Locoid; Plancol. Glucocoriticoid.

684 Hydrocortisone Cypionate
508-99-6   208-091-0

$C_{29}H_{42}O_6$
(11β)-21-(3-Cyclopentyl-1-oxopropoxy)-11,17-dihydroxypregna-1,4-diene-3,20-dione.
hydrocortisone cyclopentylpropionate; Cortef Oral Suspension. Glucocoriticoid. *Upjohn Ltd.*

685 Hydrocortisone Dihydrogen Phosphate
3863-59-0   223-382-2

(11β)-11,17-Dihydroxy-21-(phosphonooxy)pregna-1,4-diene-3,20-dione.
hydrocortisone 21-(dihydrogen phosphate). Glucocorticoid.

686 Hydrocortisone Hemisuccinate [anhydrous]
2203-97-6   218-612-3

$C_{25}H_{34}O_8$
(11β)-21-(3-Carboxy-1-oxopropoxy)-11,17-dihydroxypregna-1,4-diene-3,20-dione.
Adrenocortical steroid.

687 Hydrocortisone Hemisuccinate
83784-20-7
$C_{25}H_{36}O_9$
(11β)-21-(3-Carboxy-1-oxopropoxy)-11,17-dihydroxypregna-1,4-diene-3,20-dione monohydrate.
Adrenocortical steroid.

688 Hydrocortisone Sodium Phosphate
6000-74-4   4828   227-843-9
$C_{21}H_{29}Na_2O_8P$
(11β)-11,17-Dihydroxy-21-(phosphonooxy)pregna-1,4-diene-3,20-dione disodium salt.
hydrocortisone sodium phosphate; hydrocortisone phosphate; hydrocortisone 21-disodium salt; Cleiton; Efcortesol; Hydrocortone Phosphate. Glucocorticoid. $[\alpha]_D^{25} = +120°$ (in H_2O); λ_m = 242 nm ($A_{1cm}^{1\%}$ 298-341 MeOH); soluble in H_2O (>500 mg/ml); pH (1% aqueous solution) 7.5-8.5. *Merck & Co., Inc.*

689 Hydrocortisone Sodium Succinate
125-04-2   4828   204-725-5
$C_{25}H_{33}NaO_8$
(11β)-21-(3-Carboxy-1-oxopropoxy)-11,17-dihydroxypregna-1,4-diene-3,20-dione.
hydrocortisone 21-(sodium succinate); hydrocortisone hemisuccinate sodium salt; A-hydroCort; Buccalsone; Corlan; Efcortelan Soluble; Saxizon; Solu-Cortef; Solu-Glyc. Glucocorticoid. mp = 169-172°; soluble in H_2O (500 mg/ml),

MeOH, EtOH; less soluble in $CHCl_3$. *Abbott Labs.; Upjohn Ltd.*

690 Hydrocortisone Valerate
57524-89-7   4828   260-786-8

$C_{26}H_{38}O_6$
(11β)-11,21-Dihydroxy-17-[(1-oxopentyl)oxy]pregna-1,4-diene-3,20-dione.
hydrocortisone 17-valerate; Westcort. Glucocorticoid. *Westwood-Squibb Pharmaceuticals, Inc.*

691 Medrysone
2668-66-8   5840   220-208-7

$C_{22}H_{32}O_3$
(6α,11β)-11-Hydroxy-6-methylpregn-4-ene-3,20-dione.
hydroxymesterone; U-8471; HMS; Medrocort; Ophtocortin; Spectamedryn. Glucocorticoid. mp = 155-158°; $[\alpha]_D$ = 189° (in $CHCl_3$). *Allergan, Inc.; Upjohn.*

692 Meprednisone
1247-42-3   5907   214-996-1

$C_{22}H_{28}O_5$
(16β)-17,21-Dihydroxy-16-methyl-pregna-1,4-diene-3,11,20-trione.

16β-methylprednisone; NSC-527579; Sch-4358; Betapred; Betapar; Deltacortene; Beta; Betalone; Deltisona B. Glucocorticoid. mp = 200-205°; $[\alpha]_D$ = +200° (dioxane); λ_m = 239 nm ($E_{1cm}^{1\%}$ 416 MeOH). Parke-Davis; Schering Corp.

693 Methylprednisolone
83-43-2   6189   201-476-4

$C_{22}H_{30}O_5$
(6α,11β)-11,17,21-Trihydroxy-6-methylpregna-1,4-diene-3,20-dione.
NSC-19987; Medrate; Medrol; Medrone; Metastab; Metrisone; Promacortine; Surametil; Urbason. Glucocorticoid. mp = 228-237°; $[\alpha]_D^{20}$ = 83° (dioxane); λ_m = 243 nm (α_M 14875 95% EtOH). Schering Corp.; Upjohn Ltd.

694 Methylprednisolone Aceponate
86401-95-8

$C_{27}H_{36}O_7$
(6α,11β)-11,17,21-Trihydroxy-6-methylpregna-1,4-diene-3,20-dione 21-acetate 17-propionate.
Advantan. Glucocorticoid.

695 Methylprednisolone Acetate
53-36-1   6189   200-171-3

$C_{24}H_{32}O_6$
(6α,11β)-21-(Acetyloxy)-11,17-dihydroxy-6-methylpregna-1,4-diene-3,20-dione.
methylprednisolone 21-acetate; depMedalone 40; depMedalone 80; Depo-Medrate; Depo-Medrol; Depo-Medrone; Mepred; Vetacortyl; component of: NeoMedrol. Glucocorticoid. mp = 205-208°; $[\alpha]_D^{20}$ = +101° (dioxane); λ_m = 243 nm (α_M 14825 95% EtOH); practically insoluble in H_2O. Forest Pharmaceuticals Inc.; Upjohn Ltd.

696 Methylprednisolone Dihydrogen Phosphate
22252-38-6   244-869-6

(6α,11β)-11,17-Dihydroxy-6-methyl-21-(phosphonooxy)-pregna-1,4-diene-3,20-dione.
Glucocorticoid.

697 Methylprednisolone Hemisuccinate
2921-57-5   220-863-9

$C_{26}H_{34}O_8$
(6α,11β)-21-(3-Carboxy-1-oxopropoxy)-11,17-dihydroxy-6-methylpregna-1,4-diene-3,20-dione.
methylprednisolone 21-(hydrogen succinate). Adrenocortical steroid.

698 Methylprednisolone Sodium Phosphate
5015-36-1   6189   225-694-4
$C_{22}H_{29}Na_2O_8P$
(6α,11β)-11,17-Dihydroxy-6-methyl-21-(phosphonooxy)pregna-1,4-diene-3,20-dione disodium salt.
U-12019E;   Medrol   Stabisol. Glucocorticoid. *Upjohn Ltd.*

699 Methylprednisolone Sodium Succinate
2375-03-3   6189   219-156-8

$C_{26}H_{33}NaO_8$
(6α,11β)-21-(3-Carboxy-1-oxopropoxy)-11,17-dihydroxy-6-methylpregna-1,4-diene-3,20-dione.
Urbason-Solubile;   Solu-Medrol. Glucocorticoid. Soluble in H_2O. *Abbott Labs.; Elkins-Sinn; Upjohn Ltd.*

700 Methylprednisolone Suleptanate
90350-40-6

$C_{33}H_{48}NNaO_{10}S$
(6α,11β)-11,17-Dihydroxy-6-methyl-21-[[8-[methyl(2-sulfoethyl)amino]-1,8-dioxooctyl]oxy]pregna-1,4-diene-3,20-dione monosodium salt.
Medrosol.   Anti-inflammatory; glucocorticoid. *Upjohn Ltd.*

701 Naflocort
80738-47-2

$C_{29}H_{35}FO_5$
(6β,11β)-9-Fluoro-1',4'-dihydro-11,21-dihydroxy-2'H-naptho[2',3':16,17]pregna-1,4-diene-3,20-dione monohydrate.
SQ-26490. Adrenocortical steroid (topical). *Bristol-Myers Squibb Co.*

702 Naflocort [anhydrous]
59497-39-1

$C_{29}H_{33}FO_4$
(6β,11β)-9-Fluoro-1',4'-dihydro-11,21-dihydroxy-2'H-naptho[2',3':16,17]-pregna-1,4-diene-3,20-dione.

Adrenocortical steroid (topical). *Bristol-Myers Squibb Co.*

703   Nivazol
24358-76-7   246-202-4

$C_{28}H_{31}FN_2O$
(17α)-2'-(4-Fluorophenyl)-2'H-pregna-2,4-dien-20-yno[3,2-c]pyrazol-17-ol.
nivacortol; Win-27914. Glucocorticoid. *Sterling Winthrop, Inc.*

704   Paramethasone
53-33-8   7162   200-169-2

$C_{22}H_{29}FO_5$
(6α,11β,16α)-6-Fluoro-11,17,21-trihydroxy-16-methylpregna-1,4-diene-3,20-dione.
16α-methylprednisolone. Glucocorticoid.

705   Paramethasone Acetate
1597-82-6   7162   216-486-4

$C_{24}H_{31}FO_6$
(6α,11β,16α)-21-(Acetyloxy)-6-fluoro-11,17,21-trihydroxy-16-methylpregna-1,4-diene-3,20-dione.

paramethasone 21-acetate; Cortidene; Dilar; Dillar; Haldrate; Haldrone; Metilar; Monocortin; Paramezone; Syntecort; Stemex. Glucocorticoid. mp = 228-241° (dec); $[α]_D = +85°$; $λ_m = 243$ nm (log ε 4.16 MeOH); soluble in Me$_2$OH, EtOH; slightly soluble in H$_2$O; LD$_{50}$ (rat ip) = 392 mg/kg. *Eli Lilly & Co.; Syntex Labs. Inc.*

706   Prednicarbate
73771-04-7   7899   277-590-3

$C_{27}H_{36}O_8$
(11β)-17-[(Ethoxycarbonyl)oxy]-11-hydroxy-21-(1-oxopropoxy)pregna-1,4-diene-3,20-dione.
prednisolone; 17-ethylcarbonate 21-propionate; HOE-777; S-77-0777; Dermatop; EsCort; Prednitop; Regenit. Glucocorticoid; anti-inflammatory (topical). mp = 110-112°; $[α]_D^{20} = +63°$ (c = 0.1 EtOH); $λ_m = 241$ nm (ε 15000). *Hoechst-Roussel Pharmaceuticals Inc.*

707   Prednisolamate
5626-34-6   7902

$C_{27}H_{30}O_5$
(11β)-11,17,21-Trihydroxy-6-methylpregna-1,4-diene-3,20-dione 21-n,n-diethylglycine ester.
prednisolone 21-diethylaminoacetate; 21-N,N-diethylglycinate. Glucocorticoid. mp = 175-177°. *Pfizer Inc.*

708 Prednisolamate Hydrochloride
17140-01-1   7902

$C_{27}H_{30}O_5$
(11β)-11,17,21-Trihydroxy-6-methylpregna-1,4-diene-3,20-dione 21-N,N-diethylglycine ester.
prednisolone 21-diethylaminoacetate hydrochloride; Deltacortril DA. Glucocorticoid. mp = 237.4-239.8°; $[\alpha]_D$ = +120.7° (in H_2O). Pfizer Inc.

709 Prednisolone
50-24-8   7901   200-021-7

$C_{21}H_{28}O_5$
(11β)-11,17,21-Trihydroxypregna-1,4-diene-3,20-dione.
metacortandralone; delta F; δ^1-dehydrocortisol; δ^1-hydrocortisone; δ^1-dehydrohydrocortisone; hydroretrocortine; NSC-9120; Codelcortone; Cortalone; Decaprednil; Decortin H; Delta-Cortef; Deltacortril Enteric; Deltastab; Deltasolone; Flamasone; Hydeltra; Hydrodeltalone; Klismacort; Meticortelone; Meti-Derm; Paracortol; Precortancyl; Precortilon; Precortisyl; Prednelan; Prednicen; Predni-Dome; Predniretard; Predonine; Solone; Sterolone; component of: K-Predne-Dome. Glucocorticoid. Synthetic corticosteroid; metabolically interconvertible with prednisone. mp = 240-241° (dec); $[\alpha]_D^{25}$ = +102° (dioxane);

λ_m = 242 nm (ε 15,000 MeOH); slightly soluble in H_2O; soluble in alcohol, $CHCl_3$, Me_2OH, MeOH, dioxane. Miles; Parke-Davis; Schering Corp.; Upjohn Ltd.

710 Prednisolone Acetate
52-21-1   7901   200-134-1

$C_{23}H_{30}O_6$
(11β)-21-(Acetyloxy)-11,17-dihydroxypregna-1,4-diene-3,20-dione.
Ak-Tate; Econopred; Hostacortin H; Inflanefran; Meticotelone Acetate; Predalone 50; Pred Forte; Pred Mild; Scherisolon; Sterane; component of: Blephamide Liquifilm, Blephamide SOP, Cetapred Ointment, Isopto Cetapred, Metimyd, Mydapred, Neo-Delta-Cortef, Poly-Pred, Pred-G Liquifilm, Pred-G SOP, Vasocidin Ointment. Glucocortin. Dec 237-239°; $[\alpha]_D^{25}$ = +116° (in dioxane). Alcon Labs.; Allergan, Inc.; Iolab; Miles; Upjohn Ltd.

711 Prednisolone 21-tert-Butylacetate
7681-14-3   7901   231-661-5

$C_{27}H_{38}O_6$
(11β)-21-(3,3-Dimethyl-1-oxobutoxy)-11,17-dihydroxypregna-1,4-diene-3,20-dione.
prednisolone tebutate; Codelcortone-T.B.A.; Hydeltra-T.B.A.; Predalone-T.B.A. Glucocorticoid. mp = 266-273°. Forest Pharmaceuticals Inc.; Merck & Co., Inc.

712 Prednisolone Hemisuccinate
2920-86-7   7901   220-861-8

$C_{25}H_{32}O_8$
(11β)-21-(3-Carboxy-1-oxopropoxy)-11,17-dihydroxypregan-1,4-diene-3,20-dione.
prednisolone 21-(hydrogen succinate); Fiasone (amp). Glucocorticoid.

713 Prednisolone Metasulfobenzoate Sodium
630-67-1   7901   211-141-4

$C_{28}H_{31}NaO_9S$
(11β)-11,17-Dihydroxy-21-[(3-sulfobenzoyl)oxy]pregna-1,4-diene-3,20-dione monosodium salt.
prednisolone sodium metasulfobenzoate; prednisolone 21-(3-sodium-sulphobenzoate); Cortico-Sol; Predenema; Predfoam; Solupred. Glucocorticoid. mp = 293-295° (dec); $[\alpha]_D^{20}$ = 170° (in H_2O).

714 Prednisolone Sodium Phosphate
125-02-0   7903   204-722-9

$C_{21}H_{27}Na_2O_8P$
(11β)-11,17-Dihydroxy-21-(phosphonooxy)pregna-1,4-diene-3,20-dione disodium salt.

21-prednisolonephosphoric acid disodium salt; prednisolone phosphate disodium; disodium prednisolone 21-phosphate; Ak-pred; Codelsol; Hefasolon; Hydeltrasol; Inflamase; Metreton; Pediapred; Prednesol; Predsol; Solucort; Solu-Predalone; component of: Optimyd, Vasocidin Solution. Glucocorticoid. $[\alpha]_D^{25}$ = +102.5°; λ_m = 243 nm ($A_{1cm}^{1\%}$ 308 MeOH); soluble in H_2O, MeOH, EtOH; pH (1% aqueous solution) = 7.5-8.5. Fisons Corp.; Iolab; Merck & Co., Inc.; Schering Corp.

715 Prednisolone Sodium Succinate
1715-33-9   7901   216-995-1

$C_{25}H_{31}NaO_8$
(11β)-21-(3-Carboxy-1-oxopropoxy)-11,17-dihydroxypregna-1,4-diene-3,20-dione monosodium salt.
prednisolone 21-succinate sodium salt; Di-Adreson-F; Meticotelone Soluble; Solu-Decortin-H. Glucocorticoid. Schering Corp.; Upjohn Ltd.

716 Prednisolone Steaglate
5060-55-9   7901   225-763-9

$C_{41}H_{64}O_8$
(11β)-11,17-Dihydroxy-21-[[[(1-oxo-octadecyl)oxy]acetyl]oxy]pregna-1,4-diene-3,20-dione.
prednisolone 21-stearoylglycolate; Sintisone. Glucocorticoid. mp = 105-107°; $[\alpha]_D^{20}$ = +57-63° (dioxane); λ_m = 244 nm ($E_{1cm}^{1\%}$ 212±10 MeOH).

Steroids, General

717   Prednisolone 21-Trimethylacetate
1107-99-9   7901   214-172-1
$C_{26}H_{36}O_6$
(11β)-21-(2,2-Dimethyl-1-oxopropoxy)-11,17-dihydroxypregna-1,4-diene-3,20-dione.
prednisolone pivalate; Ultracortenol. Glucocorticoid. mp = 233-236°; $[\alpha]_D^{26}$ = +103° (c = 1.208 $CHCl_3$); λ_m = 244 nm (ε 14700).

718   Prednisone
53-03-2   7904   200-160-3

$C_{21}H_{26}O_5$
17,21-Dihydroxypregna-1,4-diene-3,11,20-trione.
δ^1-dehydrocortisone; δ^1-cortisone; deltacortisone; delta E; metacortandracin; retrocortine; NSC-10023; Ancortone; Colisone; Cortancyl; Dacortin; Decortancyl; Decortin; Delcortin; Deltacortone; Deltasone; Deltison; Di-Adreson; Encorton; Meticorten; Nurison; Orasone; Paracort; Prednilonga; Pronison; Rectodelt; Sone; Ultracorten. Glucocorticoid. Dec 233-235°; $[\alpha]_D^{25}$ = +172° (in dioxane); λ_m = 238 nm (ε 15500); slightly soluble in H_2O; more soluble in organic solvents. *Miles; Parke-Davis; Schering Corp.; Solvay Pharmaceuticals; Upjohn Ltd.*

719   Prednisone 21-Acetate
125-10-0   7904   204-726-0

$C_{23}H_{28}O_6$
21-(Acetyloxy)-17-hydroxypregna-1,4-diene-3,11,20-trione.

Delta-Cortelan; Hostacortin. Glucocorticoid. Dec 226-232°; $[\alpha]_D^{25}$ = +186° (dioxane); λ_m = 238 nm (ε 16100 EtOH). *Schering Corp.*

720   Prednival
15180-00-4   7905   239-228-2

$C_{26}H_{36}O_6$
(11β)-11,21-Dihydroxy-17-[(1-oxopentyl)oxy]pregna-1,4-diene-3,20-dione.
prednisolone 17-valerate; W-4869. Glucocorticoid. mp = 210-213°; $[\alpha]_D$ = +3.5° (dioxane). *Parke-Davis; Vismara.*

721   Prednival 21-Acetate
72064-79-0   7905   276-312-8

$C_{28}H_{38}O_7$
(11β)-21-(Acetyloxy)-11-hydroxy-17-[(1-oxopentyl)oxy]pregna-1,4-diene-3,20-dione.
Acepreval. Glucocorticoid. *Parke-Davis.*

722   Prednylidene
599-33-7   7906   209-964-9

$C_{22}H_{28}O_5$
(11β)-11,17,21-Trihydroxy-16-methylenepregna-1,4-diene-3,20-dione.

16-methyleneprednisolone; Dacortilen; Decortilen; Sterocort. Glucocorticoid. mp = 233-235°; $[\alpha]_D^{23}$ = +31° (dioxane); λ_m = 242 nm (ε 15900). *Merck & Co., Inc.*

**723   Prednylidene 21-Diethyl-
aminoacetate Hydrochloride**
22887-42-9   7906   245-299-0

$C_{28}H_{40}ClNO_6$
(11β)-11,17-Dihydroxy-16-methylene-3,20-dioxopregna-1,4-dien-21-yl N,N-diethylaminoacetate hydrochloride. Decortilen soluble. Glucocorticoid. mp = 245-246°; $[\alpha]_D$ = +45° (H_2O); λ_m = 246-247 nm ($E_{1cm}^{1\%}$ 300). *Merck & Co., Inc.*

724   Procinonide
58497-00-0   261-289-9

$C_{27}H_{34}F_2O_7$
(6α,11β,16α)-6,9-Difluoro-11-hydroxy-16,17-[(1-methylethylidene)bis(oxy)]-21-(1-oxopropoxy)pregna-1,4-diene-3,20-dione. RS-2352. Adrenocortical steroid. *Syntex Labs. Inc.*

725   Ticabesone
74131-77-4

$C_{22}H_{28}F_2O_4S$
(6α,11β,16α)-6,9-Difluoro-11-hydroxy-16-methyl-3-oxoandrosta-1,4-diene-17-carbothioic acid S-methyl ester. Glucocorticoid. *Syntex Labs. Inc.*

726   Ticabesone Propionate
73205-13-7

$C_{25}H_{32}F_2O_5S$
(6α,11β,16α)-6,9-Difluoro-11-hydroxy-16-methyl-3-oxo-17-(oxopropoxy)androsta-1,4-diene-17-carbothioic acid S-methyl ester. RS-35909-00-00-0. Glucocorticoid. *Syntex Labs. Inc.*

727   Timobesone
87116-72-1

$C_{22}H_{29}FO_3S$
(11β,16β,17α)-17-(Acetoxy)-9-fluoro-11-hydroxy-16-methyl-3-oxoandrosta-1,4-diene-17-carbothioic acid S-methyl ester. Adrenocortical steroid. *Syntex Labs. Inc.*

728 Timobesone Acetate
79578-14-6
$C_{24}H_{31}FO_4S$

(11β,16β,17α)-9-Fluoro-11-hydroxy-16-methyl-3-oxoandrosta-1,4-diene-17-carbothioic acid S-methyl ester. RS-85446-007. Adrenocortical steroid. *Syntex Labs. Inc.*

729 Tipredane
85197-77-9

$C_{22}H_{31}FO_2S_2$
(11β,17α)-17-(Ethylthio)-9-fluoro-11-hydroxy-17-(methylthio)androsta-1,4-diene-3-one.
SQ-27239. Adrenocortical steroid (topical). *Bristol-Myers Squibb Co.*

730 Tralonide
21365-49-1

$C_{24}H_{28}Cl_2F_2O_4$
(6α,11β,16α)-9,11-Dichloro-6,21-difluoro-16,17-[(1-methylethylidene)bis(oxy)]pregna-1,4-diene-3,20-dione. Glucocorticoid. *Eli Lilly & Co.; Syntex Labs. Inc.*

731 Triamcinolone
124-94-7   9727   204-718-7

$C_{21}H_{27}FO_6$
(11β,16α)-9-Fluoro-11,16,17,21-tetrahydroxypregna-1,4-diene-3,20-dione.
CL-19823; Aristocort; Cinolone; Kenacort; Ledercort (tablets); Omicilon; Tricortale; Volon. Glucocorticoid. mp = 269-271°; $[\alpha]_D^{25}$ = +75° (Me$_2$OH); λ_m = 238 nm (ε 15800). *American Cyanamid; Bristol-Myers Squibb Co.; Fujisawa USA, Inc.*

732 Triamcinolone Acetonide
76-25-5   9728   200-948-7

$C_{24}H_{31}FO_6$
(11β,16α)-9-Fluoro-11,21-dihydroxy-16,17-[(1-methylethylidene)bis(oxy)]pregna-1,4-diene-3,20-dione. 9α-fluoro-16α-hydroxyprednisolone; Adcortyl; Azmacort; Delphicort; Extracort; Ftorocort; Kenacort-A; Kenalog; Ledercort Cream; Nasacort; Respicort; Rineton; Solodelf; TAC-3; TAC-40; Tramacin; Triacet; Triam; Triamonide 40; Tricinolon; Trymex; Vetalog; Volon A; Volonimat; component of: Mycolog II, Myco-Triacet II, Mytrex, Panolog. Glucocorticoid; antiasthmatic (inhalant); antiallergic (nasal). mp = 292-294°; $[\alpha]_D^{23}$ = +109° (c = 0.75 in CHCl$_3$); λ_m = 238nm (ε 14600 absolute alcohol); sparingly soluble in MeOH, Me$_2$OH, EtOAc. *American Cyanamid; Bristol-Myers Squibb Co.; Forest Pharmaceuticals Inc.; Herbert; Johnson & Johnson Medical Inc.;*

733 Triamcinolone Acetonide 21-Hemisuccinate
9728
$C_{28}H_{35}FO_9$
(11β,16α)-9-Fluoro-11-hydroxy-16,17-[(1-methylethylidene)bis(oxy)]pregna-1,4-diene-3,20-dione 21-hemisuccinate. Solutedarol. Glucocorticoid; anti-asthmatic (inhalant); antiallergic (nasal). American Cyanamid; Olin Mathieson.

734 Triamcinolone Acetonide Sodium Phosphate
1997-15-5   9728   217-878-8

$C_{24}H_{30}FNa_2O_9P$
(11β,16α)-9-Fluoro-11-hydroxy-16,17-[1-methylethylidinebis(oxy)]-21-(phosphonooxy)pregna-1,4-diene3,20-dione disodium salt.
CL-61965; CL-106359; Aristosol. Glucocorticoid; antiasthmatic (inhalant); antiallergic (nasal). American Cyanamid; Olin Mathieson.

735 Triamcinolone Benetonide
31002-79-6   9729   250-427-3

$C_{35}H_{42}FNO_8$
(11β,16α)-21-[3-(Benzoylamino)-2-methyl-1-oxopropoxy]-9-fluoro-11-hydroxy-16,17-[(1-methylethylidene)bis(oxy)]pregna-1,4-diene-3,20-dione.

Lemmon Co.; Olin Mathieson; Rhône-Poulenc Rorer Pharmaceuticals Inc.; Savage Labs.

triamcinolone acetonide β-benzoyl-aminoisobutyrate; TBI; Tibicorten. Glucocorticoid; anti-inflammatory (topical). mp = 203-207°; $[\alpha]_D^{20}$ = +96° (c = 1EtOH); soluble in MeOH, EtOH, Me$_2$OH, dioxane, C_5H_5N, DMF, $CHCl_3$; insoluble in H_2O. Sigma-Tau Pharmaceuticals, Inc.

736 Triamcinolone Diacetate
67-78-7   9727   200-669-0

$C_{25}H_{31}FO_6$
(11β,16α)-16,21-Bis(acetyloxy)-9-fluoro-11,17-dihydroxypregna-1,4-diene-3,20-dione.
triamcinolone 16,21-diacetate; Aristocort Forte Parenteral; Aristocort Syrup; Cenacort; CINO-40; Kenacort Diacetate Syrup; TAC-D; Tracilon; Triamolone 40. Glucocorticoid. mp = 186-188°; $[\alpha]_D^{25}$ = +22° (in $CHCl_3$); λ_m = 239 nm (ε 15200). Bristol-Myers Squibb Co.; Forest Pharmaceuticals Inc.; Fujisawa USA, Inc.; Herbert.

737 Triamcinolone Furetonide
4989-94-0

$C_{33}H_{35}FO_8$
(11β,16α)-9-Fluoro-11,16,17,21-tetrahydroxypregna-1,4-diene-3,20-dione with acetone 21-(2-benzofurancarboxylate). Glucocorticoid.

738 Triamcinolone Hexacetonide
5611-51-8 9730 227-031-4

$C_{30}H_{41}FO_7$

(11β,16α)-21-(3,3-Dimethyl-1-oxobutoxy)-9-fluoro-11-hydroxy-16,17-[(1-methylethylidene)bis(oxy)]pregna-1,4-diene-3,20-dione.
triamcinolone acetonide tert-butyl acetate; TATBA; CL-34433; Aristospan; Hexatrione; Lederlon; Lederspan. Anti-inflammatory. The hexacetonide ester of the potent glucocorticoid triamcinolone. mp = 295-296°; $[\alpha]_D^{25}$ = +90° (c = 1.13% $CHCl_3$); λ_m = 238nm (ε 15500 EtOH); somewhat soluble in $CHCl_3$, dimethylacetamide; sparingly soluble EtOAc, MeOH, diethyl carbonate, glycerin, propylene glycol; nearly insoluble in H_2O, absolute alcohol. *American Cyanamid; Herbert.*

Steroidal Anti-inflammatories

739 21-Acetoxypregnenolone
566-78-9 77 209-298-9

$C_{23}H_{34}O_4$
(3β)-21-(Acetyloxy)-3-hydroxypregn-5-en-20-one.
prebediolone acetate; A.O.P.; Acetoxanon; Artixone acetate. Anti-inflammatory. mp = 184-185°; very slightly soluble in Et_2O, C_5H_{12}; soluble in $CHCl_3$, C_7H_8. *Schering Corp.*

740 Alclometasone
67452-97-5 221

$C_{22}H_{29}ClO_5$
7α-Chloro-11β,17,21-trihydroxy-16α-methylpregna-1,4-diene-3,20-dione.
7α-chloro-16α-methylprednisolone. Anti-inflammatory (topical). Nonfluorinated corticosteroid with low systemic effects. mp = 176-179°; $[\alpha]_D^{26}$ = +47.5° (c = 3 DMF); λ_m = 242 nm (ε 15500 MeOH). *Glaxo Labs.; Schering Corp.*

741 Alclometasone Dipropionate
66734-13-2 221 266-464-3

$C_{28}H_{37}ClO_7$
7α-Chloro-11β,17,21-trihydroxy-16α-methylpregna-1,4-diene-3,20-dione 17,21-dipropionate.
Sch-22219; Aclovate; Vaderm. Anti-inflammatory (topical). mp = 212-216°; $[\alpha]_D^{26}$ = +42.6° (c = 3 DMF); λ_m = 242 nm (ε 15600 MeOH). *Glaxo Labs.; Schering Corp.*

742 Algestone
595-77-7 238 209-869-2

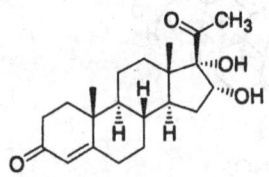

$C_{21}H_{30}O_4$
16α,17-Dihydroxypregn-4-ene-3,20-dione.

alphasone; 16α,17-dihydroxyprogesterone. Anti-inflammatory (topical) [in acetonide form]. mp = 225°; $[\alpha]_D^{22}$ = +95° (c = 0.81 CHCl$_3$); λ_m = 240 nm (ε 16600). [16α-methyl ether, C$_{22}$H$_{32}$O$_4$]: mp = 142-143°; $[\alpha]_D^{22}$ = +60° (c = 0.15 CHCl$_3$); λ_m = 234 nm (ε 15400). *Olin Research Ctr.; Searle, G.D., & Co.*

743 Algestone Acetonide
4968-09-6   238   225-608-5

C$_{24}$H$_{34}$O$_4$
16α,17-Dihydroxypregn-4-ene-3,20-dione cyclic acetal with acetone.
algestone acetonide; alphasone acetonide; 16α,17α-isopropylidenedioxyprogesterone. Anti-inflammatory (topical). A progestational steroid. mp = 210°; $[\alpha]_D^{20}$ = 137° (c = 0.7 CHCl$_3$). *Olin Research Ctr.; Parke-Davis; Searle, G.D., & Co.*

744 Amcinafal
3924-70-7   223-497-8

C$_{28}$H$_{35}$FO$_6$
(R)-9-Fluoro-11β,16α,17,21-tetrahydroxypregna-1,4-diene-3,20-dione cyclic 16,17-acetal with 3-pentanone. SQ-15102. Anti-inflammatory. *Bristol-Myers Squibb Co.*

745 Amcinafide
7332-27-6

C$_{29}$H$_{33}$FO$_6$
(R)-9-Fluoro-11β,16α,17,21-tetrahydroxypregna-1,4-diene-3,20-dione cyclic 16,17-acetal with acetophenone. SQ-15112. Anti-inflammatory. *Bristol-Myers Squibb Co.*

746 Ampiroxicam
99464-64-9   629

C$_{20}$H$_{21}$N$_3$O$_7$S
(±)-4-(1-Hydroxyethoxy)-2-methyl-N-2-pyridyl-2H-1,2-benzothiazine-3-carboxamide ethyl carbonate (ester) 1,1-dioxide.
CP-65703; Flucam; Nasil. Anti-inflammatory. Prodrug of piroxicam. mp = 159-161°; LD+si50 (mmus orl) = 1798 mg/kg, (fmus orl) = 747 mg/kg. *Pfizer Inc.*

747 Beclomethasone
4419-39-0   1047   224-585-9

C$_{22}$H$_{29}$ClO$_5$
9-Chloro-11β,17,21-trihydroxy-16β-methyl-pregna-1,4-diene-3,20-dione.

9α-chloro-16β-methylprednisolone; beclometasone. Antiallergic; antiasthmatic (inhalant); anti-inflammatory (topical). Glucocorticoid. *Glaxo Labs.; Merck & Co., Inc.; Schering Corp.*

748 Beclomethasone Dipropionate
5534-09-8   1047   226-886-0

$C_{28}H_{37}ClO_7$
9-Chloro-11β,17,21-trihydroxy-16β-methyl-pregna-1,4-diene-3,20-dione 17,21-dipropionate.
Sch-8020W; Aerobec; Aldecin; Anceron; Andion; Beclovent Inhaler; Beclacin; Belcoforte; Belcomet; Belchlorhinol; Becloval; Becodisks; Beconase; Becotide; Clenil-A; Entyderma; Inalone O; Inalone R; Korbutone; Propaderm; Rino-Clenil; Sanasthmax; Sanasthymyl; Vancenase; Vanceril; Viarex; Viarox. Antiallergic; antiasthmatic (inhalant); anti-inflammatory (topical). Glucocorticoid. mp = 117-120°; $[\alpha]_D = 98°$ (c = 1 dioxane); λ_m = 238 nm (ε 15990 EtOH). *Glaxo Labs.; Merck & Co., Inc.; Schering Corp.*

749 Bucolome
841-73-6   1487   212-666-1

$C_{14}H_{22}N_2O_3$
5-Butyl-1-cyclohexylbarbituric acid.
BCP; Paramidin. Anti-inflammatory. mp = 84°; $bp_{0.8}$ = 185-197°. *Takeda.*

750 Budesonide
51333-22-3   1490   257-139-7

$C_{25}H_{34}O_6$
(R,S)-11β,16α,17,21-Tetrahydroxy-pregna-1,4-diene-3,20-dione cyclic 16,17-acetal with butyraldehyde.
S-1320; Bidien; Budeson; Cortivent; Micronyl; Preferid; Pulmicort; Rhinocort; Spirocort. Anti-inflammatory. Non-halogenated glucocorticoid related to triamcinolone hexacetonide with a high ratio of topical to systemic activity. A mixture of two isomers in which the S-isomer varies between 40-51%. mp = 221-232° (dec).

751 R-Budesonide
51372-29-3   1490
$C_{25}H_{34}O_6$
11β,16α(R),17,21-Tetrahydroxypregna-1,4-diene-3,20-dione cyclic 16,17-acetal with butyraldehyde.
Anti-inflammatory.

752 S-Budesonide
51372-28-2   1490
$C_{25}H_{34}O_6$
11β,16α(S),17,21-Tetrahydroxypregna-1,4-diene-3,20-dione cyclic 16,17-acetal with butyraldehyde.
Anti-inflammatory.

753 Clobetasol
25122-41-2   2423   246-633-8

$C_{22}H_{28}ClFO_4$
(11β,16β)-21-Chloro-9-fluoro-11,17-dihydroxy-16-methylpregna-1,4-diene-3,20-dione.

Anti-inflammatory. Glucocorticoid. *Glaxo Labs.*

754 Clobetasol Propionate
25122-46-7   2423   246-634-3
$C_{25}H_{32}ClFO_5$
(11β,16β)-21-Chloro-9-fluoro-11,17-dihydroxy-16-methylpregna-1,4-diene-3,20-dione 17-propionate.
CCI-4725; GR-2/925; Clobesol; Dermoval; Dermovate; Dermoxin; Dermoxinale; Temovate. Anti-inflammatory. Glucocorticoid. mp = 195.5-197°; $[\alpha]_D$ = +103.8° (c = 1.04 dioxane); λ_m = 237 nm (ε 15000 EtOH). *Glaxo Labs.*

755 Clobetasone
54063-32-0   2424   258-953-5

$C_{22}H_{26}ClFO_4$
(16β)-21-Chloro-9-fluoro-17-hydroxy-16-methylpregna-1,4-diene-3,11,20-trione. 21-chloro-11-dehydrobetamethasone. Anti-inflammatory. Glucocorticoid. *Glaxo Labs.*

756 Clobetasone Butyrate
25122-57-0   2424   246-635-9

$C_{26}H_{32}ClFO_5$
(16β)-21-Chloro-9-fluoro-17-hydroxy-16-methylpregna-1,4-diene-3,11,20-trione 17-butyrate.
CCI-5537; GR-2/1214; Emovate; Eumovate; Molivate. Anti-inflammatory. Glucocorticoid. mp = 90-100°. *Glaxo Labs.*

757 Cloticasone
87556-66-9

$C_{22}H_{27}ClF_2O_4S$
S-(Chloromethyl) 6α,9-difluro-11β,17-dihydroxy-16α-methyl-3-oxoandrosta-1,4-diene-17β-carbothioate.
Anti-inflammatory. *Glaxo Labs.*

758 Cloticasone Propionate
80486-69-7
$C_{25}H_{31}ClF_2O_5S$
S-(Chloromethyl) 6α,9-difluro-11β,17-dihydroxy-16α-methyl-3-oxoandrosta-1,4-diene-17β-carbothioate 17-propionate.
CCI-18773. Anti-inflammatory. *Glaxo Labs.*

759 Cormethasone
35135-68-3

$C_{22}H_{25}F_3O_4$
6,6,9-Trifluoro-11β,17,21-trihydroxy-16α-methylpregna-1,4-diene-3,20-dione. cormetasone. Anti-inflammatory (topical). *Syntex Labs. Inc.*

760 Cormethasone Acetate
35135-67-2

$C_{24}H_{29}F_3O_6$
6,6,9-Trifluoro-11β,17,21-trihydroxy-16α-methylpregna-1,4-diene-3,20-dione 21-acetone.
RS-3694R; cormetasone acetate. Anti-inflammatory (topical). *Syntex Labs. Inc.*

761 Cortodoxone
152-58-9   205-805-2

$C_{21}H_{30}O_4$
17,21-Dihydroxypregn-4-ene-3,20-dione.
SKF-3050; NSC-18317. Anti-inflammatory. *SmithKline Beecham Pharmaceuticals.*

762 Deflazacort
14484-47-0   2916   238-483-7

$C_{25}H_{31}NO_6$
(11β,16β)-21-(Acetyloxy)-11-hydroxy-2'-methyl-5'H-pregna-1,4-dieno[16,17-doxazole-3,20-dione.
oxazacort; azacort; DL-458-IT; L-5458; MDL-458; Calcort; Deflan; Dezacor; Flantadin; Lantadin. Anti-inflammatory; glucocorticoid. Systemic corticosteroid;

oxazoline derivative of prednisolone. mp = 255-256.5°; $[\alpha]_D$ = +62.3° (c = 0.5 CHCl$_3$); λ_m = 241-242 nm ($E^{1\%}_{1cm}$ 352.5 MeOH); LD$_{50}$ (mus orl) = 5200 mg/kg. *Gruppo Lepetit S.p.A.; Marion Merrell Dow Inc.*

763 Desonide
638-94-8   2973   211-351-6

$C_{24}H_{32}NO_6$
(11β,16α)-11,21-Dihydroxy-16,17-[(1-methylethylidene)bis(oxy)]pregna-1,4-diene-3,20-dione.
prednacinolone; D-2083; Locapred; Sterax; Steroderm; Topifug; Tridesilon. Anti-inflammatory. mp = 274-275°, 263-266°; $[\alpha]_D^{25}$ = +123° (c = 0.5 DMF); λ_m = 242 nm ($E^{1\%}_{1cm}$ 356); LD$_{50}$ (mus sc) = 93 mg/kg. *American Cyanamid; Galderma Labs., Inc.; Miles; Squibb, E.R. & Sons.*

764 Dexamethasone
50-02-2   2986   200-003-9

$C_{22}H_{29}FO_5$
9-Fluoro-11β,17,21-trihydroxy-16α-methylpregna-1,4-diene-3,20-dione.
hexadecadrol; Aeroseb-Dex; Corson; Cortisumman; Decacort; Decaderm; Decadron; Decalix; Decasone; Dekacort; Deltafluorene; Deronil; Deseronil; Dexacortal; Dexacortin; Dexafarma; Dexa-Mamallet; Dexameth; Dexamonozon; Dexapos; Dexa-sine; Dexasone; Dexinoral; Dinormon; FLuormone; Isopto-Dex; Lokalison F; Loverine; Luxazone; Maxidex; Millicorten; Pet-

Derm III; component of: Azimycin, Azium, Deronil, Dexacidin, Fulvidex, Maxitrol, Naquasone, Tobradex, Tresaderm. Anti-inflammatory; glucocorticoid; diagnostic aid (Cushing's Syndrome, depression). mp = 262-264°, 268-271°); $[\alpha]_D^{25}$ = +7.5° (in dioxane); somewhat soluble in H_2O (0.1 mg/ml 25°); soluble in Me_2CO, EtOH, $CHCl_3$. Alcon Labs.; Herbert; Iolab; Merck & Co., Inc.; Organon Inc.; Schering Corp.; Solvay Pharmaceuticals; e529; Upjohn Ltd.

765   Dexamethasone Acefurate
83880-70-0   2986

$C_{29}H_{33}FO_8$
9-Fluoro-11β,17,21-trihydroxy-16α-methylpregna-1,4-diene-3,20-dione 17-(2-furoate).
Sch-31353.   Anti-inflammatory; glucocorticoid; diagnostic aid (Cushing's Syndrome, depression). *Schering Corp.*

766   Dexamethasone Acetate
1177-87-3   2986   214-646-8

$C_{24}H_{31}FO_6$
9-Fluoro-11β,17,21-trihydroxy-16α-methylpregna-1,4-diene-3,20-dione 21-acetate.
Decadronal; Dectancyl; Dexacortisyl. Anti-inflammatory; glucocorticoid; diagnostic aid (Cushing's Syndrome, depression). mp = 215-221°, 229-231°, 238-240°; $[\alpha]_D^{25}$ = $_3$° ($CHCl_3$); λ_m = 239 nm (ε 14900). *Forest Pharmaceuticals Inc.; Merck & Co., Inc.*

767   Dexamethasone Acetate Monohydrate
55821-90-3   2986

$C_{24}H_{33}FO_7$
9-Fluoro-11β,17,21-trihydroxy-16α-methylpregna-1,4-diene-3,20-dione 21-acetate monohydrate.
Dalalone DP; Dalalone LA; Decadron-LA. Anti-inflammatory; glucocorticoid; diagnostic aid (Cushing's Syndrome, depression). *Forest Pharmaceuticals Inc.; Merck & Co., Inc.*

768   Dexamethasone Diethylaminoacetate
2986
$C_{28}H_{41}FNO_6$
9-Fluoro-11β,17,21-trihydroxy-16α-methylpregna-1,4-diene-3,20-dione 21-diethylaminoacetate.
Solu-Forte-Cortin. Anti-inflammatory; glucocorticoid; diagnostic aid (Cushing's Syndrome, depression). *Merck & Co., Inc.*

769   Dexamethasone Dimethylbutyrate
2986
$C_{28}H_{39}FO_6$
9-Fluoro-11β,17,21-trihydroxy-16α-methylpregna-1,4-diene-3,20-dione 21-(3,3-dimethylbutyrate).
dexamethasone tert-butylacetate; Decadron TBA. Anti-inflammatory; glucocorticoid; diagnostic aid (Cushing's Syndrome, depression). *Merck & Co., Inc.*

770 Dexamethasone Dipropionate
55541-30-5   2986   259-699-8

$C_{28}H_{37}FO_7$
9-Fluoro-11β,17,21-trihydroxy-16α-methylpregna-1,4-diene-3,20-dione 17,21-dipropionate.
ST12; THS-101; Methaderm. Anti-inflammatory; glucocorticoid; diagnostic aid (Cushing's Syndrome, depression). Hovione.

771 Dexamethasone Isonicotinate
2265-64-7   2986   218-866-5

$C_{28}H_{32}FNO_6$
9-Fluoro-11β,17,21-trihydroxy-16α-methylpregna-1,4-diene-3,20-dione 21-(4-pyridinecarboxylate).
dexamethasone 21-isonicotinate; Auxiloson; Ausixone; Voren. Anti-inflammatory; glucocorticoid; diagnostic aid (Cushing's Syndrome, depression). mp = 250-252°; $[\alpha]_D^{27}$ = +183.5° (in dioxane). Merck & Co., Inc.

772 Dexamethasone Palmitate
2986
$C_{38}H_{37}FO_7$
9-Fluoro-11β,17,21-trihydroxy-16α-methylpregna-1,4-diene-3,20-dione 21-palmitate.
Limethasone. Anti-inflammatory; glucocorticoid; diagnostic aid (Cushing's Syndrome, depression). Merck & Co., Inc.

773 Dexamethasone Sodium Phosphate
2392-39-4   2986   219-243-0

$C_{22}H_{28}FNa_2O_8P$
9-Fluoro-11β,17,21-trihydroxy-16α-methylpregna-1,4-diene-3,20-dione 21-(dihydrogen phosphate) disodium salt.
dexamethasone 21-phosphate disodium salt; dexamethasone 21-(dihydrogen phosphate) disodium salt; Ak-Dex; Baldex; Colvasone; Dalalone; Decadron; Dexabene; Dezone; Fortecortin; Hexadrol; Oradexon; Orgadrone; Solu-Decadron; Soldesam; component of: NeoDecadron. Anti-inflammatory; glucocorticoid; diagnostic aid (Cushing's Syndrome, depression). Injectable form of dexamethasone. mp = 233-235°; $[\alpha]_D$ = +57° (in H_2O); λ_m = 238-239 nm (ε 14000); soluble in H_2O. American Cyanamid; Forest Pharmaceuticals Inc.; Organon Inc.; Merck & Co., Inc.

774 Diflorasone
2557-49-5   3186   219-875-7

$C_{22}H_{28}F_2O_5$
(6α,11β,16β)-6,9-Difluoro-11,17,21-trihydroxy-16-methylpregna-1,4-diene-3,20-dione.
6α,9α-difluoro-16β-methylprednisolone. Anti-inflammatory (topical); glucocorticoid. The 16β-analog of flumethasone, a glucocorticoid. Merck & Co., Inc.; Pfizer Inc.; Upjohn Ltd.

775 Diflorasone Diacetate
33564-31-7   3186   251-575-1

$C_{26}H_{32}F_2O_7$
(6α,11β,16β)-17,21-Bis(acetyloxy)-6,9-difluoro-11-hydroxy-16-methyl-pregna-1,4-diene-3,20-dione.
U-24865; Dermaflor; Diacort; Difulal; Florone; Maxiflor; Psorcon; Soriflor. Anti-inflammatory (topical); glucocorticoid. mp = 221-223 (dec); $[α]_D$ = +61° (in $CHCl_3$); $λ_m$ = 238 nm(ε 17250). *Dermik Labs., Inc.; ABIC; Merck & Co., Inc.; Pfizer Inc.; Upjohn Ltd.*

776 Diflucortolone
2607-06-9   3189

$C_{22}H_{28}F_2O_4$
(6α,11β,16α)-6,9-Difluoro-11,21-dihydroxy-16-methylpregna-1,4-diene-3,20-dione.
Anti-inflammatory. Glucocorticoid. The 9α-fluoro derivative of fluocortolone. mp = 240-244° (also reported as 248-249°); $[α]_D^{22}$ = +111° (in MeOH); $λ_m$ = 237 nm (ε 16600). *Schering Corp.*

777 Diflucortolone Pivalate
15845-96-2   3189
$C_{27}H_{36}F_2O_5$
(6α,11β,16α)-6,9-Difluoro-11,21-dihydroxy-16-methylpregna-1,4-diene-3,20-dione 21 pivalate.
SH-968; Neribas; Neriforte; Nerisona; Nerisone; Temetex; Texmeten. Anti-inflammatory. Glucocorticoid. A derivative of fluocortolone. mp = 195-195.5°; $[α]_D^{22}$ = +100.8° (in dioxane); LD_{50} (mus orl) > 4000 mg/kg, (rat orl) = 3100 mg/kg, (mus sc) = 180 mg/kg, (rat sc) = 13 mg/kg, (mus ip) = 450 mg/kg, (rat ip) = 98 mg/kg. *Schering Corp.*

778 Difluprednate
23674-86-4   3194   245-815-4

$C_{27}H_{34}F_2O_7$
(6α,11β)-21-(Acetyloxy)-6,9-difluoro-11-hydroxy-17-(1-oxobutoxy)pregna-1,4-diene-3,20-dione.
CM-9155; W-6309; Epitopic; Myser. Anti-inflammatory. mp = 191-194°; $[α]_D^{22}$ = +31.7° (c = 0.5 dioxane); $λ_m$ = 237-238 nm ($E_{1cm}^{1\%}$ = 320). *Warner Lambert; Witco Chemical Corp.*

779 Drocinonide
36637-22-6   219-093-6

$C_{24}H_{35}FO_6$
9-Fluoro-11β,16α,17,21-tetrahydroxy-5α-pregnane-3,20-dione cyclic 16,17-acetal with acetone.
Anti-inflammatory. *Bristol-Myers Squibb Co.*

780 Endrysone
35100-44-8   252-362-6

$C_{22}H_{30}O_3$
(6α,11β)-11-Hydroxy-6-methylpregna-1,4-diene-3,20-dione.
endrisone. Anti-inflammatory (topical, ophthalmic). *Lark, S.p.A.*

781 Enoxolone
471-53-4   3628   207-444-6

$C_{30}H_{46}O_4$
(3β,20β)-3-Hydroxy-11-oxoolean-12-en-29-oic acid.
glycyrrhetic acid; 18β-glycyrrhetinic acid; uralenic acid; Arthrodont; Biosone; P.O. 12. Anti-inflammatory (topical). mp = 296°; $[\alpha]_D^{21}$ = +86° (in EtOH); soluble in $CHCl_3$, dioxane, C_5H_5N, AcOH; nearly insoluble in petroleum ether. *Farmitalia Carlo Erba SpA.*

782 Fluazacort
19888-56-3   4151   243-400-2

$C_{25}H_{30}FNO_6$
(11β,16β)-21-(Acetyloxy)-9-fluoro-11-hydroxy-2'-methyl-5'H-pregna-1,4-dieno[17,16-d]oxazole-3,20-dione.

L-6400; Azacortid. Anti-inflammatory. Neuroleptic; antipsychotic. mp = 252-255°; $[\alpha]_D$ = +54.8 (c = 0.5 $CHCl_3$); λ_m = 238-240 nm ($E_{1cm}^{1\%}$ 330 MeOH). *Gruppo Lepetit S.p.A.; Marion Merrell Dow Inc.*

783 Flumethasone
2135-17-3   4173   218-370-9

$C_{22}H_{28}F_2O_5$
(6α,11β,16α)-6,9-Difluoro-11,17,21-trihydroxy-16-methylpregna-1,4-diene-3,20-dione.
flumetasone; 6α-fluorodexamethazone; U-10974; NSC-5402; Aniprome; Cortexilar; Flucort; Methagon. Glucocorticoid; anti-inflammatory. *Upjohn Ltd.*

784 Flumethasone Acetate
4173
$C_{24}H_{30}F_2O_6$
(6α,11β,16α)-6,9-Difluoro-11,17,21-trihydroxy-16-methylpregna-1,4-diene-3,20-dione 21-acetate.
flumetasone 1-acetate. Glucocorticoid; anti-inflammatory. mp = 260-264°; $[\alpha]_D$ = 91° (in EtOH); λ_m = 237 nm (log ε 4.16). *Upjohn Ltd.*

785 Flumethasone Pivalate
2002-29-1   4173   218-370-9

$C_{27}H_{36}F_2O_6$
(6α,11β,16α)-6,9-Difluoro-11,17,21-trihydroxy-16-methylpregna-1,4-diene-3,20-dione 21-pivalate.

flumetasone 21-pivalate; NSC-107680; Locacorten (obsolete); Locorten; Lorinden; Losalen. Glucocorticoid; anti-inflammatory. *Upjohn Ltd.*

786 Fluocinolone Acetonide
67-73-2   4185   200-668-5

$C_{24}H_{30}F_2O_6$
(6α,11β,16α)-6,9-Difluoro-11,21-dihydroxy-16,17-[(1-methylethylidene)bis(oxy)]pregna-1,4-diene-3,20-dione.
NSC-92339; Coriphate; Cortiplastol; Dermalar; Fluonid; Fluovitef; Fluvean; Fluzon; Jellin; Localyn; Synalar; Synamol; Synandone; Synemol; Synotic; Synsac; component of: N-Synalar. Glucocorticoid; anti-inflammatory. mp = 265-266°; $[\alpha]_D = 95°$ (in $CHCl_3$); $\lambda_m = 238$ nm (log ε 4.21). *Lemmon Co.; Syntex Labs. Inc.*

787 Fluocinonide
356-12-7   4186   206-597-6

$C_{26}H_{32}F_2O_7$
(6α,11β,16α)-21-(Acetyloxy)-6,9-difluoro-11-hydroxy-16,17-[(1-methylethylidene)bis(oxy)]pregna-1,4-diene-3,20-dione cyclic 16,17-acetal with acetone.
fluocinolide (obsolete); fluocinolide acetate (obsolete); fluocinolone acetonide acetate; NSC-101791; Biscosal; Dermaplus; Lidex; Metosyn;

Synalate (obsolete); Straderm; Topsym; Topsymin; Topsyne; Topsyn. Anti-inflammatory; glucocorticoid. mp = 308-311°; $[\alpha]_D = 83°$ (in $CHCl_3$); $\lambda_m = 237$ nm (log ε 4.18). *Olin Research Ctr.; Syntex Labs. Inc.; Pharm. Res. Products.*

788 Fluocortin
33124-50-4   4187   251-383-8

$C_{22}H_{27}FO_5$
(6α,11β,16α)-6-Fluoro-11-hydroxy-16-methyl-3,20-dioxopregna-1,4-dien-21-oic acid.
Anti-inflammatory. *Schering AG.*

789 Fluocortin Butyl
41767-29-7   4187   255-543-8

$C_{26}H_{35}FO_5$
(6α,11β,16α)-6-Fluoro-11-hydroxy-16-methyl-3,20-dioxopregna-1,4-dien-21-oic acid butyl ester.
SH K 203; Varlane; Vaspit. Anti-inflammatory. The butyl ester derivative of fluocortolone-21-acid, a metabolite of fluocortolone, a glucocorticoid. mp = 191.5°; $[\alpha]_D^{25} = +136°$ (c = 0.5 $CHCl_3$); $\lambda_m = 242$ nm (ε 16800 in MeOH); soluble in $CHCl_3$, EtOH; nearly insoluble in ethyl ether; LD_{50} (mus,rat orl,sc) > 4000 mg/kg. *Schering AG.*

790 Fluorometholone
426-13-1   4213   207-041-5

$C_{22}H_{29}FO_4$
(6α,11β)-9-Fluoro-11,17-dihydroxy-6-methylpregna-1,4-diene-3,20-dione.
21-desoxy-9α-fluoro-6α-methylprednisolone; 21-desoxy-6α-methyl-9α-fluoroprednisolone; fluormetholon; Cortilet; Delmeson; Efflumidex; Fluaton; Flumetholon; Fluor-Op; FML; FML Forte; FML Liquifilm; FML S.O.P.; Loticort; Oxylone; Ursnon; component of: FML-S Liquifilm, Neo-Oxylone. Glucocorticoid; anti-inflammatory. mp = 292-303°. Allergan, Inc.; Iolab; Upjohn Ltd.

791 Fluorometholone Acetate
3801-06-7   4213   223-270-3

$C_{24}H_{31}FO_5$
(6α,11β)-9-Fluoro-11,17-dihydroxy-6-methylpregna-1,4-diene-3,20-dione 17-acetate.
flouromethelone 17-acetate; U-17323; Flarex; component of: Tobrasone. Glucocorticoid; anti-inflammatory. mp = 230-232°; [α]$_D$ = +28° (in CHCl$_3$). American Cyanamid; Upjohn Ltd.

792 Flurandrenolide
1524-88-5   4232   216-196-8

$C_{24}H_{33}F_2O_6$
(6α,11β,16α)-6-Fluoro-11,21-dihydroxy-16,17-[(1-methylethylidene)bis(oxy)]-pregn-4-ene-3,20-dione.
fluorandrenolone; flurandrenolone; flurandrenolone acetate (obsolete); fludroxycortide; Cordran; Drenison; Drocort; Haelan; Sermaka. Glucocorticoid; anti-inflammatory. mp = 247-255°; [α]$_D^{25}$ = +140-150° (in CHCl$_3$); λ$_m$ = 236 nm (log ε 4.17). Eli Lilly & Co.; Syntex Labs. Inc.

793 Fluticasone
90566-53-3   4244

$C_{25}H_{31}F_3O_5S$
S-Fluoromethyl 6α,9-difluoro-11β,17-dihydroxy-16α-methyl-3-oxoandrosta-1,4-diene-17β-carbothioic acid.
Antiallergic; anti-inflammatory. Derivative of flumethasone. Glaxo Labs.

794 Fluticasone Propionate
80474-14-2   4244

$C_{22}H_{27}F_3O_4S$
S-Fluoromethyl 6α,9-difluoro-11β,17-dihydroxy-16α-methyl-3-oxoandrosta-1,4-diene-17β-carbothioate 17-propionate.
CCI-18781; Cutivate; Flixonase; Flixotide; Flovent; Flunase. Antiallergic; anti-inflammatory. Derivative of flumethasone. mp = 272-273° (dec); $[\alpha]_D$ = +30° (c = 0.35). *Glaxo Labs.*

795 Halcinonide
3093-35-4   4621   221-439-6

$C_{24}H_{32}ClFO_5$
(11β,16α)-21-Chloro-9-fluoro-11-hydroxy-16,17-[(1-methylethylidene)-bis(oxy)]pregn-4-ene-3,20-dione.
SQ-18566; Halciderm; Halcimat; Halog. Anti-inflammatory (topical). mp = 264-265° (dec); $[\alpha]_D^{25}$ = +155° (in $CHCl_3$); λ_m = 238 nm (ε 16400 MeOH); soluble in Me_2CO; $CHCl_3$, DMSO; slightly soluble in C_6H_6, EtOH, Et_2O, MeOH; insoluble in H_2O, 0.1M HCl, 0.1M NaOH, hexanes; LD_{50} (mus ip) = 150 mg/kg. *Bristol-Myers Squibb Co.*

796 Halobetasol
98651-66-2   4625

$C_{22}H_{27}ClF_2O_4$
21-Chloro-6α,9-difluoro-11β,17-dihydroxy-16β-methylpregna-1,4-diene-3,20-dione.
ulobetasol. Anti-inflammatory. Trihalogenated corticosteroid structurally related to clobetasol. *Ciba-Geigy Corp.*

797 Halobetasol Propionate
66852-54-8   4625

$C_{25}H_{31}ClF_2O_5$
(6α,11β,16β)-21-Chloro-6,9-difluoro-11-hydroxy-16-methy-17-(1-oxopropoxy)-pregna-1,4-diene-3,20-dione.
halobetasol 17-proprionate; ulobetasol propionate; BMY-30056; CGP-14458; Ultravate. Anti-inflammatory. Trihalogenated corticosteroid structurally related to clobetasol. mp = 220-221°. *Ciba-Geigy Corp.; Westwood-Squibb Pharmaceuticals, Inc.*

798 Halometasone
50629-82-8   4628   256-664-9

$C_{22}H_{27}ClF_2O_5$
(6α,11β,16α)-2-Chloro-6,9-difluoro-11,17,21-trihydroxy-16-methypregna-1,4-diene-3,20-dione.
2-chloroflumethasone;   C-48401-Ba.
Anti-inflammatory (topical); antipruritic. Synthetic corticosteroid. mp = 220-222°. *Ciba-Geigy Corp.*

799 Halopredone
57781-15-4   4630   260-953-5

$C_{21}H_{25}BrF_2O_5$
(6β,11β)-2-Bromo-6,9-difluoro-11,17,21-trihydroxypregna-1,4-diene-3,20-dione. Anti-inflammatory (topical). *Pierrel S.p.A.*

800 Halopredone Acetate
57781-14-3   4630   260-951-4

$C_{25}H_{29}BrF_2O_7$
(6β,11β)-2-Bromo-6,9-difluoro-11,17,21-trihydroxypregna-1,4-diene-3,20-dione 17,21-diacetate. halopredone 17,21-acetate;   Haloart; Topicon. Anti-inflammatory (topical). mp = 290-292°; $[\alpha]_D^{24}$ = -36° (c = 1 $CHCl_3$); λ_m = 246 nm (ε 12500 MeOH). *Pierrel S.p.A.*

801 Isoflupredone
338-95-4   5190   206-422-3

$C_{21}H_{27}FO_5$
(11β)-9-Fluoro-11,17,21-trihydroxy-pregna-1,4-diene-3,20-dione.
1-dehydro-9α-fluorohydrocortisone;   9-fluoroprednisolone. Anti-inflammatory (veterinary). mp = 263-266° (dec), 274-275° (dec); $[\alpha]_D^{23}$ = +108° (c = 0.611 EtOH), $[\alpha]_D^{23}$ = + 94° (in alcohol); λ_m = 240 nm (ε 15800 EtOH). *Ciba plc; Schering Corp.*

802 Isoflupredone Acetate
338-98-7   5190   206-423-9

$C_{23}H_{29}FO_6$
(11β)-9-Fluoro-11,17,21-trihydroxy-pregna-1,4-diene-3,20-dione 21-acetate. isoflupredone 21-acetate;   U-6013; Predef. Anti-inflammatory (veterinary). mp = 244-246° (dec); $[\alpha]_D^{23}$ = +108° (c = 0.735 dioxane); λ_m = 240 nm (ε 16250 EtOH). *Ciba plc; Schering Corp.; Upjohn Ltd.*

Steroids, General

803   Loteprednol
129260-79-3   5614

$C_{21}H_{27}ClO_4$
(11β,17α)-11-Hydroxy-3-oxoandrosta-1,4-diene-17-carboxyl.
Anti-inflammatory (topical). *Otsuka America Pharmaceuticals, Inc.*

804   Loteprednol Etabonate
82034-46-6   5614

$C_{24}H_{31}ClO_7$
(11β,17α)-17-[(Ethoxycarbonyl)oxy]-11-hydroxy-3-oxoandrosta-1,4-diene-17-carboxylic acid chloromethyl ester.
CDDD-5604; HGP-1; P-5604; Lenoxin.
Anti-inflammatory (topical). Ophthalmic corticosteroid. mp = 220.5-223.5°; very slightly soluble in H_2O (0.00005 g/100 ml at 25°); more soluble in 50% propylene glycol and H_2O (0.0037 g/100 ml); lipophilicity (log K) = 3.04. *Otsuka America Pharmaceuticals, Inc.; Xenon Vision.*

805   Mazipredone
13085-08-0   5802

$C_{26}H_{38}N_2O_4$
(11β)-11,17-Dihydroxy-21-(4-methyl-1-piperazinyl)pregna-1,4-diene-3,20-dione.
Anti-inflammatory. Dec 199°. *Pfizer Inc.*

806   Mazipredone Hydrochloride
60-39-3   5802   200-475-6

$C_{26}H_{39}ClN_2O_4$
(11β)-11,17-Dihydroxy-21-(4-methyl-1-piperazinyl)pregna-1,4-diene-3,20-dione monohydrochloride.
Depresolone. Anti-inflammatory. Dec 246°; soluble in H_2O. *Pfizer Inc.*

807   Meclorisone
4732-48-3

$C_{22}H_{28}Cl_2O_2$
9,11β-Dichloro-17,21-dihydroxy-16α-methylpregna-1,4-diene-3,20-dione.
Anti-inflammatory (topical). *Schering Corp.*

808   Meclorisone Dibutyrate
10549-91-4   234-132-7

$C_{30}H_{40}Cl_2O_6$
9,11β-Dichloro-17,21-dihydroxy-16α-methylpregna-1,4-diene-3,20-dione dibutyrate.
Sch-11572. Anti-inflammatory (topical). *Schering Corp.*

809 Methylprednisolone Suleptanate
90350-40-6

$C_{31}H_{48}NNaO_{10}S$
(6α,11β)-11,17-Dihydroxy-6-methyl-21-[[8-[methyl(2-sulfoethyl)amino]-1,8-dioxooctyl]oxy]pregna-1,4-diene-3,20-dione monosodium salt.
Medrosol. Anti-inflammatory; glucocorticoid. *Upjohn Ltd.*

810 Mometasone Furoate
83919-23-7   6324

$C_{27}H_{30}Cl_2O_6$
(11β,16α)-9,21-Dichloro-17-[(2-furanylcarbonyl)oxy]-11-hydroxy-16-methylpregna-1,4-diene-3,20-dione.
Sch-32088; Elocon. Anti-inflammatory (topical). Topical corticosteroid. mp = 218-220°; $[α]_D^{26}$ = + 58.3° (in dioxane); $λ_m$ = 247 nm (ε 26300 in MeOH). *Schering.*

811 Nicocortonide
65415-41-0   265-754-7

$C_{31}H_{37}NO_7$
(11β)-14,17-[2-Butenylidenebis(oxy)]-11-hydroxy-21-[(4-pyridinylcarbonyl)oxy]-pregn-4-ene-3,20-dione.
Anti-inflammatory (steroidal).

812 Prednazate
5714-75-0

$C_{46}H_{58}ClN_3O_9S$
11β,17,21-Trihydroxypregna-1,4-diene-3,20-dione 21-(hydrogen succinate) compound with 4-[3-(2-chlorophenothiazin-10-yl)propyl]-1-piperazineethanol (1:1).
prednisolone compound with perphenazine; Sch-6620. Anti-inflammatory. Corticosteroid combined with an antipsychotic. *Schering Corp.*

813 Prednazoline
6693-90-9
$C_{35}H_{47}N_2O_9P$
11β,17,21-Trihydroxypregna-1,4-diene-3,20-dione 21-(di-hydrogen phosphate) compound with 2-[(2-isopropylphenoxy)methyl]-2-imidazoline.
prednisolone phosphate compound with fenoxazoline. Anti-inflammatory. Corticosteroid combined with a sympathomimetic.

814 Resocortol
76675-97-3

$C_{22}H_{32}O_4$
11β,17α-Dihydroxy-17-propionyl-androst-4-en-3-one.
Anti-inflammatory.

815 Resocortol Butyrate
76738-96-0

$C_{26}H_{38}O_5$
11β,17α-Dihydroxy-17-propionyl-androst-4-en-3-one 17-butyrate.
Anti-inflammatory.

816 Rimexolone
49697-38-3   8392

$C_{24}H_{34}O_3$
(11β,16α,17β)-11-Hydroxy-16,17dimethyl-17-(1-oxopropyl-androsta)-1,4-diene-3,20-dione.
trimexolone; Org-6216; Rimexel; Vexol. Anti-inflammatory (local). mp = 258-268°; $[\alpha]_D$ = + 100° (c = 0.92 C_5H_5N); λ_m = 244 nm (ε 14600). AKZO Chemie; Organon Inc.

817 Tixocortol
61951-99-3   9623

$C_{21}H_{30}O_4S$
(11β)-11,17-Dihydroxy-21-mercaptopregn-4-ene-3,20-dione.
Anti-inflammatory. Dec 220-221°; λ_m = 241 nm (ε16500 95% EtOH). Jouveinal.

818 Tixocortol Pivalate
55560-96-8   9623   259-706-4

$C_{26}H_{38}O_5S$
(11β)-21-[(2,2-Dimethyl-1-oxopropyl)-thio]-11,17-dihydroxypregn-4-ene-3,20-dione.
JO-1016; Pivalone; Rectovalone; Tiovalon. Anti-inflammatory. mp = 195-200°; $[\alpha]_D^{20}$ = +145° (c = 1 dioxane); λ_m = 229 nm (log ε 4.259 MeOH). Jouveinal.

PART II

INDEXES

CAS REGISTRY NUMBER INDEX

CAS RN	Name	Record No.	CAS RN	Name	Record No.
50-02-2	Dexamethasone	642, 764	52-78-8	Norethandrolone	201
50-03-3	Hydrocortisone Acetate	681	53-03-2	Prednisone	718
50-04-4	Cortisone Acetate	634	53-06-5	Cortisone	633
50-22-6	Corticosterone	632	53-16-7	Estrone	351
50-23-7	Hydrocortisone	679	53-33-8	Paramethasone	704
50-24-8	Prednisolone	709	53-34-9	Fluprednisolone	671
50-27-1	Estriol	346	53-36-1	Methylprednisolone Acetate	695
50-28-2	Estradiol	337			
50-41-9	Clomiphene Citrate	26, 289	53-39-4	Oxandrolone	203
			53-43-0	Prasterone	206
50-50-0	Estradiol Benzoate	338	55-03-8	Levothyroxine Sodium	581
50-56-6	Oxytocin	93	55-06-1	Liothyronine Sodium Salt	585, 599
50-57-7	Lypressin	10	56-04-2	Methylthiouracil	575
50-57-7	Vasopressin, Lysine form	16	56-47-3	Deoxycorticosterone Acetate	638
51-24-1	Tiratricol	593	56-53-1	Diethylstilbestrol	332
51-48-9	L-Thyroxine	591, 607	56-59-7	Felypressin	9
51-48-9	Levothyroxine	595	57-63-6	Ethinyl Estradiol	309, 356
51-49-0	D-Thyroxine	589, 605	57-83-0	Progesterone	438
51-52-5	Propylthiouracil	576	57-85-2	Testosterone Propionate	217
51-98-9	Norethindrone Acetate	319, 422	58-18-4	17-Methyltestosterone	189
52-01-7	Spironolactone	133	58-20-8	Testosterone Cypionate	213
52-21-1	Prednisolone Acetate	710			
52-39-1	Aldosterone	609	58-22-0	Testosterone	211
52-76-6	Lynestrenol	313, 411	60-39-3	Mazipredone	

CAS Registry Number Index

	Hydrochloride	806		Phosphate	714
60-56-0	Methimazole	574	125-03-1	Hydrocortamate	
60-79-7	Ergonovine	85		Hydrochloride	678
62-90-8	Nandrolone Phenpro-		125-04-2	Hydrocortisone Sodium	
	pionate	163, 197		Succinate	689
64-77-7	Orinase	532	125-10-0	Prednisone 21-Acetate	719
64-77-7	Pramidex	540	125-84-8	Aminoglutethimide	122
64-77-7	Rastinon	544	127-31-1	Fludrocortisone	657
64-77-7	SK-Tolbutamide	552	129-51-1	Ergonovine Maleate	86
64-85-7	Deoxycorticosterone	637	130-73-4	Methestrol	365
66-02-4	3,5-Diiodotyrosine	572	130-79-0	Dimestrol	334
67-73-2	Fluocinolone		137-53-1	D-Thyroxine Sodium	
	Acetonide	666, 786		Salt	592, 608
67-78-7	Triamcinolone		141-90-2	2-Thiouracil	580
	Diacetate	736	145-12-0	Oxymesterone	169, 204
67-81-2	17α-Methyltestosterone		151-73-5	Betamethasone	
	3-cyclopentyl			Sodium Phosphate	617
	enol ether	188	152-43-2	Quinestrol	372
67-95-8	Quingestrone	443	152-58-9	Cortodoxone	761
68-22-4	Norethindrone	318, 421	152-62-5	Dydrogesterone	393
68-23-5	Norethynodrel	320, 423	152-97-6	Fluocortolone	667
68-96-2	17α-Hydroxy-		153-00-4	Methenolone	153
	progesterone	407	297-76-7	Ethynodiol	
70-70-2	Paroxypropione	19		Diacetate	311, 397
71-58-9	Medroxyprogesterone		300-30-1	DL-Thyroxine	590, 606
	Acetate	315, 414	300-38-9	3,5-Dibromo-L-	
72-33-3	Mestranol	316, 363		tyrosine	
72-63-9	Methandrostenolone	187		Monohydrate	571
76-25-5	Triamcinolone		300-39-3	Quingestanol Acetate	442
	Acetonide	732	302-22-7	Chlormadinone Acetate	
76-43-7	Fluoxymesterone	184			380
76-47-1	Hydrocortamate	677	303-40-2	Fluocortolone Caproate	
77-32-7	Thiobarbital	579			668
79-64-1	Dimethisterone	391	303-42-4	Methenolone 17-	
83-43-2	Methylprednisolone	693		Enanthate	155
84-16-2	Hexestrol	360	313-06-4	Estradiol Cypionate	339
84-17-3	Dienestrol	330	315-37-7	Testosterone Enanthate	214
84-19-5	Dienestrol Diacetate	331	338-95-4	Isoflupredone	801
85-95-0	Benzestrol	325	338-98-7	Isoflupredone Acetate	802
90-39-1	Sparteine	100	339-43-5	Carbutamide	464
94-20-2	Chlorpropamide	465	339-44-6	Glymidine	500
94-20-2	Diabinese	473	356-12-7	Fluocinonide	787
94-20-2	Mellinese	523	360-66-7	Androisoxazole	135
96-50-4	2-Aminothiazole	569	360-70-3	Nandrolone	
113-38-2	Estradiol Dipropionate	340		Decanoate	160, 194
113-42-8	Methylergonovine	89	363-24-6	Prostaglandin E$_2$	96
113-78-0	Deaminooxytocin	84	378-44-9	Betamethasone	611
113-79-1	Argipressin	6	382-67-2	Desoximetasone	641
113-79-1	Vasopressin,		424-89-5	Clomegestone	
	Arginine form	15		Acetate	385, 630
114-86-3	Dibotin	475	426-13-1	Fluorometholone	673, 790
124-94-7	Triamcinolone	731	432-60-0	Allylestrenol	374
125-02-0	Prednisolone Sodium		434-03-7	Ethisterone	394

CAS Registry Number Index

CAS Number	Name	Page
434-05-9	Methenolone 17-Acetate	154
434-07-1	Oxymetholone	205
434-22-0	Nandrolone	191
451-71-8	Glyhexamide	499
471-53-4	Enoxolone	781
473-41-6	Tolbutamide Sodium	554
474-58-8	Sitogluside	230
474-86-2	Equilin	336
479-68-5	Broparoestrol	326
485-89-2	Oxycinchophen	12
508-99-6	Hydrocortisone Cypionate	684
514-36-3	Fludrocortisone Acetate	658
514-61-4	Normethandrone	202
514-68-1	Estriol Succinate	347
517-09-9	Equilenin	335
517-18-0	Methallenestrol	364
520-85-4	Medroxyprogesterone	314, 413
521-10-8	Methandriol	150
521-11-9	Mestanolone	185
521-17-5	Androstenediol	136
521-18-6	Stanolone	209
522-40-7	Diethylstilbestrol Diphosphate	333
522-40-7	Fosfestrol	358
551-11-1	Prostaglandin $F_{2\alpha}$	97
566-78-9	21-Acetoxypregnenolone	739
569-57-3	Chlorotrianisene	327
595-33-5	Megestrol Acetate	415
595-77-7	Algestone	742
599-33-7	Prednylidene	722
630-56-8	17α-Hydroxyprogesterone Caproate	408
630-67-1	Prednisolone Metasulfobenzoate Sodium	713
638-94-8	Desonide	763
657-24-9	Metformin	524
692-13-7	Buformin	459
797-63-7	(-)-Norgestrel	324, 428
797-63-7	Levonorgestrel	409
797-64-8	(+)-Norgestrel	323, 429
805-84-5	17-Hydroxy-16-methylene-Δ^6-progesterone Acetate	406
808-48-0	Deoxycorticosterone Pivalate	639
834-28-6	Phenformin Hydrochloride	535
841-73-6	Bucolome	749
846-48-0	Boldenone	180
848-21-5	Norgestrienone	430
850-52-2	Altrenogest	375
855-19-6	Clostebol Acetate	147
896-71-9	Tigestol	444
901-93-9	Estrone Acetate	352
911-45-5	Clomiphene	25, 288
912-57-2	Nandrolone Cyclohexanepropionate	159, 193
965-90-2	Ethylestrenol	148
965-93-5	Methyltrienolone	156
968-81-0	Acetohexamide	454
968-81-0	Dymelor	476
975-64-4	Estrone Propionate	354
976-71-6	Canrenone	126
977-79-7	Medrogestone	412
979-32-8	Estradiol Valerate	343
987-24-6	Betamethasone Acetate	612
1038-59-1	Glyoctamide	501
1045-69-8	Testosterone Acetate	212
1091-94-7	Estrone Methyl Ether	353
1093-58-9	Clostebol	146
1099-87-2	Prasterone Sodium Sulfate	207
1107-99-9	Prednisolone 21-Trimethylacetate	717
1110-40-3	Cortivazol	635
1115-70-4	Glucophage	496
1115-70-4	Metformin Hydrochloride	525
1156-19-0	Ronase	546
1156-19-0	Tolanase	553
1169-79-5	Quinestradiol	371
1177-87-3	Dexamethasone Acetate	644, 766
1178-60-5	Pentagestrone Acetate	436
1190-53-0	Buformin Hydrochloride	460
1231-93-2	Ethynodiol	310, 396
1235-15-0	Norbolethone	166
1242-56-4	Stenbolone Acetate	175
1247-42-3	Meprednisone	692
1247-71-8	Colpormon	329
1253-28-7	Gestonorone Caproate	223, 402
1254-35-9	Oxabolone 17-Cyclopentane	

CAS Registry Number Index

	propionate	168	2624-43-3	Cyclofenil	27
1393-25-5	Secretin	547	2668-66-8	Medrysone	691
1424-00-6	Mesterolone	186	2740-52-5	Anagestone	378
1491-81-2	Bolmantalate	145	2809-21-4	Etidronic Acid	241, 262
1524-88-5	Flurandrenolide	675, 792			277
1597-82-6	Paramethasone Acetate	705	2825-60-7	Formocortal	676
1603-91-4	2-Amino-4-methyl-		2919-66-6	Melengestrol	
	thiazole	568		Acetate	417
1605-89-6	Bolasterone	144	2920-86-7	Prednisolone	
1639-43-6	Androstenediol 3-			Hemisuccinate	712
	Acetate	138	2921-57-5	Methylprednisolone	
1715-33-9	Prednisolone Sodium			Hemisuccinate	697
	Succinate	715	2922-20-5	Butoxamine	461
1824-52-8	Bemetizide	456	3044-32-4	Clogestone Acetate	383
1845-11-0	Nafoxidine	294	3093-35-4	Halcinonide	795
1847-63-8	Nafoxidine		3137-73-3	Anagestone Acetate	379
	Hydrochloride	295	3168-01-2	Hydroxyhexamide	504
1986-53-4	Bolandiol Dipropionate	143	3214-93-4	Ethynerone	395
1997-15-5	Triamcinolone		3385-03-3	Flunisolide [anhydrous]	663
	Acetonide Sodium		3397-23-7	Ornipressin	11
	Phosphate	734	3459-20-9	Redul	545
2002-29-1	Flumethasone		3538-57-6	Haloprogesterone	404
	Pivalate	661, 785	3571-53-7	Estradiol Undecylate	342
2061-86-1	Methandriol		3593-85-9	Methandriol	
	Diacetate	151		Dipropionate	152
2099-26-5	Androstenediol		3643-00-3	Oxogestone	433
	Diacetate	140	3693-39-8	Flucloronide	656
2119-75-7	Fluperolone Acetate	670	3704-09-4	Mibolerone	157, 190
2135-14-0	Descinolone		3764-87-2	Trestolone	219
	Acetonide	640	3801-06-7	Fluorometholone	
2135-17-3	Flumethasone	659, 783		Acetate	674, 791
2152-44-5	Betamethasone		3863-59-0	Hydrocortisone	
	Valerate	618		Dihydrogen	
2181-04-6	Canrenoate Potassium	124		Phosphate	685
2203-97-6	Hydrocortisone		3924-70-7	Amcinafal	744
	Hemisuccinate		4138-96-9	Canrenoic Acid	125
	[anhydrous]	686	4140-20-9	Estrapronicate	344
2205-73-4	Tiomesterone	218	4258-85-9	Clocortolone Acetate	628
2265-64-7	Dexamethasone		4419-39-0	Beclomethasone	747
	Isonicotinate	649, 771	4533-89-5	Flunisolide Acetate	664
2297-30-5	Androstenediol		4598-67-8	Pregnenolone	
	Dipropionate	141		Succinate	369, 437
2375-03-3	Methylprednisolone		4719-75-9	Fosfestrol Tetra-	
	Sodium Succinate	699		sodium Salt	359
2392-39-4	Dexamethasone		4721-69-1	Oxabolone	167
	Sodium		4732-48-3	Meclorisone	807
	Phosphate	651, 773	4828-27-7	Clocortolone	627
2454-11-7	Formebolone	149	4956-37-0	Estradiol Enanthate	341
2487-63-0	Quinbolone	173	4968-09-6	Algestone Acetonide	743
2529-45-5	Flurogestone		4989-94-0	Triamcinolone	
	Acetate	399		Furetonide	737
2557-49-5	Diflorasone	652, 774	5015-36-1	Methylprednisolone	
2607-06-9	Diflucortolone	654, 776		Sodium Phosphate	698

CAS Registry Number Index

CAS Number	Name	Page
5055-42-5	Silandrone	208
5060-55-9	Prednisolone Steaglate	716
5108-94-1	Mytatrienediol	367
5189-11-7	Pizotyline Malate	172
5192-84-7	Trengestone	445
5197-58-0	Stenbolone	174
5251-34-3	Cloprednol	631
5367-84-0	Clomegestone	384
5534-05-4	Betamethasone Acibutate	613
5534-09-8	Beclomethasone Dipropionate	748
5581-42-0	Glyparamide	502
5588-38-5	Tolpyrramide	555
5591-27-5	Clometherone	287
5593-20-4	Betamethasone Dipropionate	616
5611-51-8	Triamcinolone Hexacetonide	738
5626-34-6	Prednisolamate	707
5633-18-1	Melengestrol	416
5696-15-1	Butoxamine Hydrochloride	462
5704-03-0	Testosterone Phenylacetate	216
5714-75-0	Prednazate	812
5786-68-5	Quipazine Maleate	99
5863-35-4	Nitromifene Citrate	297
5874-98-6	Testosterone Ketolaurate	215
5937-72-4	Androstenediol 17-Acetate	137
5953-63-9	Androstenediol 3-Acetate-17-benzoate	139
6000-74-4	Hydrocortisone Sodium Phosphate	688
6028-35-9	Thibenzazoline	578
6138-47-2	Liothyronine Hydrochloride	584
6138-47-2	Liothyronine	598
6157-87-5	Trestolone Acetate	220
6160-12-9	Sparteine Sulfate Pentahydrate	101
6209-37-6	Methylergonovine Tartrate	91
6533-00-2	Norgestrel	322, 427
6620-60-6	Proglumide	564
6693-90-9	Prednazoline	813
6795-60-4	Norvinisterone	431
6893-02-3	Liothyronine	583
7001-56-1	Pentagestrone	435
7004-98-0	Epimestrol	28
7207-92-3	Nandrolone Propionate	165, 199
7280-37-7	Estrone Sulfate Piperazine Salt	355
7332-27-6	Amcinafide	745
7414-83-7	Etidronic Acid Disodium Salt	242, 263, 278
7488-70-2	Thyroxine	588, 604
7553-56-2	Iodine	573
7563-62-4	Oxytocin Citrate	94
7601-89-0	Sodium Perchlorate	577
7642-64-0	Nandrolone Furylpropionate	162, 196
7681-14-3	Prednisolone 21-tert-Butyl-acetate	711
7681-49-4	Sodium Fluoride	251
7698-97-7	Fenestrel	357
8049-62-5	Insulin Zinc	514
8049-62-5	Lente Iletin	518
8049-62-5	Monotard	528
8049-62-5	Semilente Insulin	550
8049-62-5	Semilente Iletin	551
8049-62-5	Ultralente Iletin	557
8049-62-5	Ultralente Insulin	558
8063-29-4	Insulin [injection], Biphasic	506
8065-29-0	Liotrix	597
9002-60-2	ACTH	1
9002-62-4	Prolactin	63
9002-67-9	LH	37
9002-68-0	FSH	29
9002-70-4	Gonadotrophin, Serum	35
9002-71-5	TSH	121, 594
9002-72-6	Somatotropin	55
9004-10-8	Humulin	503
9004-10-8	Insulin	505
9004-10-8	Isophane	517
9004-10-8	NPH Iletin	531
9004-12-0	Insulin, Dalanated	515
9004-14-2	Insulin, Neutral	516
9010-34-8	Thyroglobulin	601
9034-40-6	LH-RH	38
10087-54-4	17-Hydroxy-16-methylene-Δ^6-progesterone	405
10116-22-0	Demegestone	388
10161-33-8	Trenbolone	176
10161-34-9	Trenbolone Acetate	177
10238-21-8	Abbenclamide	453

CAS Registry Number Index

CAS Number	Name	Page
10238-21-8	Daonil	468
10238-21-8	Diabeta	472
10238-21-8	Diabiphage	474
10238-21-8	Glibadone	482
10238-21-8	Malix	521
10238-21-8	Micronase	527
10322-73-3	Estrofurate	348
10418-03-8	Stanozolol	210
10448-84-7	Nitromifene	296
10540-29-1	Tamoxifen	301
10549-91-4	Meclorisone Dibutyrate	808
10592-65-1	Quingestanol	441
10596-23-3	Clodronic Acid	239, 275
11061-68-0	Insulin Human	512
11070-73-8	Monotard Human	529
11091-62-6	Insulin Defalan, Porcine	510
11121-32-7	Mepartricin	224
13085-08-0	Mazipredone	805
13103-34-9	Boldenone 10-Undecanoate	181
13563-60-5	Norgesterone	424
13609-67-1	Hydrocortisone Butyrate	683
13647-35-3	Trilostane	123
13698-49-2	Delmadinone Acetate	291, 387
13867-82-8	Cloxotestosterone Acetate	183, 620
14188-82-0	Hexestrol Diphosphate	361
14484-47-0	Deflazacort	636, 762
14636-12-5	Terlipressin	14
15179-97-2	Estrazinol Hydrobromide	345
15180-00-4	Prednival	720
15262-77-8	Delmadinone	290, 386
15574-96-6	Pizotyline	170
15690-55-8	Zuclomiphene	40
15690-57-0	Enclomiphene	292
15845-96-2	Diflucortolone Pivalate	655, 777
16320-04-0	Gestrinone	18
16469-74-2	Hydromadinone	362
16679-58-6	Desmopressin	7
16915-71-2	Cingestol	381
16915-80-3	Oxogestone Phenpropionate	434
16941-32-5	Glucagon	494
16960-16-0	Cosyntropin	2
17140-01-1	Prednisolamate Hydrochloride	708
17230-88-5	Danazol	17
17692-51-2	Metergoline	109
18016-80-3	Lisuride	107
18470-94-5	Nandrolone Cyclohexane-carboxylate	158, 192
19291-69-1	Gestaclone	400
19705-61-4	Cicortonide	621
19793-20-5	Bolandiol	142
19875-60-6	Lisuride Maleate	108
19888-56-3	Fluazacort	782
20047-75-0	Clogestone	382
21365-49-1	Tralonide	730
22232-54-8	Carbimazole	570
22252-38-6	Methylprednisolone Dihydrogen Phosphate	696
22260-51-1	Bromocriptine Methanesulfonate	103
22298-29-9	Betamethasone Benzoate	615
22304-40-3	Amadinone Acetate	377
22560-50-5	Clodronic Acid Disodium Salt	240, 276
22887-42-9	Prednylidene 21-Diethylamino-acetate Hydrochloride	723
23163-42-0	Methynodiol	418
23163-51-1	Methynodiol Diacetate	419
23257-44-5	Fluprednisolone Valerate	672
23454-33-3	Trenbolone Cyclohexyl-methyl Carbonate	178
23674-86-4	Difluprednate	778
23873-85-0	Proligestone	439
24305-27-9	TRH	119
24356-94-3	Algestone Acetophenide	373
24358-76-7	Nivazol	703
24428-71-5	Glicetanile Sodium	486
24455-58-1	Glicetanile	485
24477-37-0	Glisolamide	492
24870-04-0	Giractide	4
25046-79-1	Glisoxepid	493
25046-79-1	Pro-Diaban®	542
25092-41-5	Norgestomet	426
25122-41-2	Clobetasol	623, 753
25122-46-7	Clobetasol Propionate	624, 754
25122-57-0	Clobetasone Butyrate	626, 756
25416-65-3	Levothyroxine	

CAS Registry Number Index

CAS Number	Name	Page
	Sodium	582, 596
25614-03-3	Bromocriptine	102
26490-31-3	Nandrolone Dodecanoate	161, 195
26538-44-3	Zeranol	179
26849-57-0	Triclonide	819
26944-48-9	Glibornuride	484
26944-48-9	Glutril	498
29094-61-9	Glibenese	483
29094-61-9	Glipizide	489
29365-11-5	Giractide Hexaacetate Salt	5
30781-27-2	Amadinone	376
31002-79-6	Triamcinolone Benetonide	735
33124-50-4	Fluocortin	788
33342-05-1	Gliquidone	490
33342-05-1	Glurenorm	497
33515-09-2	Gonadorelin	32
33564-31-7	Diflorasone Diacetate	653, 775
33605-67-3	Cargutocin	83
33765-68-3	Oxendolone	229
34097-16-0	Clocortolone Pivalate	629
34184-77-5	Promegestone	440
34499-96-2	Temodox	61
34816-55-2	Moxestrol	366
35100-44-8	Endrysone	780
35135-67-2	Cormethasone Acetate	760
35135-68-3	Cormethasone	759
35189-28-7	Norgestimate	321, 425
35273-88-2	Gliflumide	487
35282-33-8	Benfosformin [anhydrous]	458
35700-21-1	Carboprost Methyl	81
35700-23-3	Carboprost	80
36637-22-6	Drocinonide	779
36945-03-6	Lergotrile	105
37305-75-2	Actaplanin	45
37598-94-0	Glipalamide	488
37686-84-3	Terguride	112
37686-85-4	Terguride Hydrogen Maleate	113
38562-01-5	Prostaglandin F_{2a} Tromethamine Salt	98
39219-28-8	Promestriene	370
39791-20-3	Nylestriol	368
40391-99-9	Pamidronic Acid	245, 264, 279
40542-65-2	Gestrinone	403
41020-68-2	Mexrenoic Acid	131
41020-79-5	Dicirenone	127
41767-29-7	Fluocortin Butyl	789
43169-54-6	Mexrenoate Potassium	130
45086-03-1	Etoformin	479
49697-38-3	Rimexolone	816
49847-97-4	Prorenoate Potassium	132
50629-82-8	Halometasone	798
51022-69-6	Amcinonid	610
51023-56-4	Centchroman Hydrochloride	286
51333-22-3	Budesonide	750
51354-31-5	Nisterime acetate	200
51372-28-2	S-Budesonide	752
51372-29-3	R-Budesonide	751
51473-23-5	Lergotrile Mesylate	106
51798-72-2	Insulin Defalan, Bovine	509
51876-98-3	Gliamilide	481
51952-41-1	Gonadorelin Hydrochloride	34
51952-41-1	LH-RH Hydrochloride	39
52080-57-6	Chloroprednisone	619
52232-67-4	Teriparatide	252, 266
52279-57-9	Nandrolone p-Hexyloxyphenyl-propionate	164, 198
52430-65-6	Glisamuride	491
52658-53-4	Benfosformin	457
52699-48-6	Gonadorelin Acetate	33
53597-26-5	Etoformin Hydrochloride	480
53608-96-1	Cloxotestosterone	182
53714-56-0	Leuprolide	72
54024-22-5	Desogestrel	308, 389
54048-10-1	Etonogestrel	398
54063-32-0	Clobetasone	625, 755
54063-33-1	Cloxestradiol	328
54870-28-9	Meglitinide	522
54965-24-1	Tamoxifen Citrate	302
54974-54-8	TRH Tartrate	120
55134-13-9	Narasin	50
55541-30-5	Dexamethasone Dipropionate	648, 770
55560-96-8	Tixocortol Pivalate	818
55821-90-3	Dexamethasone Acetate Monohydrate	645, 767
56180-94-0	Glucobay	495
56377-79-8	Nosiheptide	51
56592-32-6	Efrotomycin	47
57248-88-1	Pamidronic Acid Disodium Salt	246, 265, 280
57432-61-8	Methylergonovine	

CAS Registry Number Index

CAS Number	Name	Page
	Maleate	90
57524-89-7	Hydrocortisone Valerate	690
57773-63-4	Triptorelin	78
57773-65-6	Deslorelin	67
57781-14-3	Halopredone Acetate	800
57781-15-4	Halopredone	799
57982-77-1	Buserelin	21, 65
58095-31-1	Sulbenox	60
58497-00-0	Procinonide	724
58524-83-7	Ciprocinonide	622
58551-69-2	Carboprost Tromethamine	82
58691-88-6	Nomegestrol	317, 420
59497-39-1	Naflocort [anhydrous]	702
60135-22-0	Flumoxonide	662
60282-87-3	Gestodene	312, 401
60731-46-6	Elcatonin	261
61263-35-2	Meteneprost	88
61951-99-3	Tixocortol	817
62107-94-2	Plauracin	52
62357-86-2	Desmopressin Acetate	8
62534-68-3	Mepartricin A	225
62534-69-4	Mepartricin B	226
62625-18-7	Pirogliride	538
62625-19-8	Pirogliride Tartrate	539
63132-39-8	Olpadronic Acid	244
63590-64-7	Terazosin	235
63619-84-1	Trioxifene	305
63958-90-7	Nonathymulin	600
64318-79-2	Gemeprost	87
65415-41-0	Nicocortonide	811
65807-02-5	Goserelin	70
65928-58-7	Dienogest	390
66376-36-1	Alendronic Acid	237, 259, 273
66734-13-2	Alclometasone Dipropionate	741
66852-54-8	Halobetasol Propionate	797
67392-87-4	Drospirenone	392
67422-14-4	Proinsulin Human	543
67452-97-5	Alclometasone	740
68170-97-8	Palmoxiric Acid	534
68307-81-3	Trioxifene Mesylate	306
68367-52-2	Sorbinil	449
68562-41-4	Mecasermin	49
68630-75-1	Buserelin Acetate	22, 66
68859-20-1	Insulin argine	507
69207-52-9	Methyl Palmoxirate	526
70024-40-7	Terazosin Hydrochloride Dihydrate	236
72064-79-0	Prednival 21-Acetate	721
72590-77-3	Hydrocortisone Buteprate	682
73205-13-7	Ticabesone Propionate	726
73391-87-4	Pizotyline Hydrochloride	171
73771-04-7	Prednicarbate	706
74050-20-7	Hydrocortisone Aceponate	680
74131-77-4	Ticabesone	725
74220-07-8	Spirorenone	134
74381-53-6	Leuprolide Acetate	73
74513-62-5	Trimegestone	446
74772-77-3	Ciglitazone	466
75358-37-1	Linogliride	519
76675-97-3	Resocortol	814
76712-82-8	Histrelin	36, 71
76738-96-0	Resocortol Butyrate	815
76932-56-4	Nafareline	75
77326-96-6	Flunisolide Hemihydrate	665
77599-17-8	Panomifene	298
77727-10-7	Nacartocin	92
78664-73-0	Posatirelin	117
78782-47-5	Linogliride Fumarate	520
78994-23-7	Levormeloxifene	293
78994-24-8	Centchroman	285
79069-97-9	Palmoxirate Sodium	533
79517-01-4	Octreotide Acetate	115
79578-14-6	Timobesone Acetate	728
80223-99-0	dl-Tamsulosin Hydrochloride	232
80474-14-2	Fluticasone Propionate	794
80486-69-7	Cloticasone Propionate	758
80738-47-2	Naflocort	701
81377-02-8	Seglitide	548
81409-90-7	Cabergoline	104
82034-46-6	Loteprednol Etabonate	804
82159-09-9	Epalrestat	447
82640-04-8	Raloxifene Hydrochloride	248, 300
82964-04-3	Tolrestat	450
83150-76-9	Octreotide	114
83784-20-7	Hydrocortisone Hemisuccinate	687
83880-70-0	Dexamethasone Acefurate	643, 765
83919-23-7	Mometasone Furoate	810
83930-13-6	Somatorelin	44
84449-90-1	Raloxifene	247, 299
84799-02-0	Laidlomycin Propionate	

CAS Registry Number Index

CAS Number	Name	Page
	Potassium	48
85197-77-9	Tipredane	729
86111-26-4	Zindoxifene	307
86168-78-7	Sermorelin	43
86220-42-0	Nafareline Acetate Hydrate	76
86401-95-8	Methylprednisolone Aceponate	694
87056-78-8	Quinagolide	110
87116-72-1	Timobesone	727
87556-66-9	Cloticasone	757
87952-98-5	Mespirenone	129
88431-47-4	Clomoxir	467
89391-50-4	Imirestat	448
89662-30-6	Detirelix	68
89778-26-7	Toremifene	303
89778-27-8	Toremifene Citrate	304
89987-06-4	Tiludronic Acid	255, 269, 284
90243-66-6	Montirelin	116
90274-24-1	Ractopamine Hydrochloride	54
90350-40-6	Methylprednisolone Suleptanate	700, 809
90566-53-3	Fluticasone	793
94424-50-7	Quinagolide Hydrochloride	111
96346-61-1	Onapristone	432
97322-87-7	Troglitazone	556, 567
97747-88-1	Lilopristone	410
97825-25-7	Ractopamine	53
98319-26-7	Finasteride	222
98651-66-2	Halobetasol	796
99248-33-6	Seglitide Acetate	549
99294-94-7	Teriparatide Acetate	253, 267
99464-64-9	Ampiroxicam	746
102583-46-0	Detirelix Acetate	69
102733-72-2	Sometripor	58
102744-97-8	Sometribove	57
103300-74-9	Taltirelin	118
103420-77-5	Devazepide	560

EINECS NUMBER INDEX

EINECS No.	Name	Record No.
200-003-9	Dexamethasone	642, 764
200-004-4	Hydrocortisone Acetate	681
200-006-5	Cortisone Acetate	634
200-019-6	Corticosterone	632
200-020-1	Hydrocortisone	679
200-021-7	Prednisolone	709
200-022-2	Estriol	346
200-023-8	Estradiol	337
200-035-3	Clomiphene Citrate	26, 289
200-043-7	Estradiol Benzoate	338
200-048-4	Oxytocin	93
200-050-5	Lypressin	10
200-050-5	Vasopressin, Lysine form	16
200-086-1	Tiratricol	593
200-101-1	L-Thyroxine	591, 607
200-101-1	Levothyroxine	595
200-102-7	D-Thyroxine	589, 605
200-103-2	Propylthiouracil	576
200-132-0	Norethindrone Acetate	319
200-133-6	Spironolactone	133
200-134-1	Prednisolone Acetate	710
200-139-9	Aldosterone	609
200-151-4	Lynestrenol	313
200-153-5	Norethandrolone	201
200-160-3	Prednisone	718
200-162-4	Cortisone	633
200-164-5	Estrone	351
200-169-2	Paramethasone	704
200-170-8	Fluprednisolone	671
200-171-3	Methylprednisolone Acetate	695
200-172-9	Oxandrolone	203
200-175-5	Prasterone	206
200-221-4	Levothyroxine Sodium	581
200-223-5	Liothyronine Sodium	599
200-252-3	Methylthiouracil	575
200-275-9	Deoxycorticosterone Acetate	638
200-278-5	Diethylstilbestrol	332
200-282-7	Felypressin	9
200-342-2	Ethinyl Estradiol	309, 356
200-351-1	Testosterone Propionate	217
200-366-3	17-Methyltestosterone	189
200-368-4	Testosterone Cypionate	213
200-370-5	Testosterone	211
200-475-6	Mazipredone Hydrochloride	806
200-482-4	Methimazole	574
200-485-0	Ergonovine	85
200-551-9	Nandrolone Phenpropionate	163, 197
200-594-3	Orinase	532
200-594-3	Pramidex	540
200-594-3	Rastinon	544

EINECS Number Index

EINECS	Name	Page
200-594-3	SK-Tolbutamide	552
200-596-4	Deoxycorticosterone	637
200-620-3	3,5-Diiodotyrosine	572
200-668-5	Fluocinolone Acetonide	666, 786
200-669-0	Triamcinolone Diacetate	736
200-670-6	17β-Methyltestosterone 3-cyclopentyl enol ether	188
200-681-6	Norethindrone	318
200-682-1	Norethynodrel	320
200-743-2	Paroxypropione	19
200-777-8	Mestranol	316, 363
200-787-2	Methandrostenolone	187
200-948-7	Triamcinolone Acetonide	732
200-961-8	Fluoxymesterone	184
200-963-9	Hydrocortamate	677
201-020-4	Thiobarbital	579
201-476-4	Methylprednisolone	693
201-518-1	Hexestrol	360
201-519-7	Dienestrol	330
201-520-2	Dienestrol Diacetate	331
201-988-8	Sparteine	100
202-314-5	Chlorpropamide	465
202-314-5	Diabinese	473
202-314-5	Mellinese	523
202-511-6	2-Aminothiazole	569
204-026-5	Estradiol Dipropionate	340
204-027-0	Methylergonovine	89
204-034-9	Deaminooxytocin	84
204-035-4	Argipressin	6
204-035-4	Vasopressin, Arginine form	15
204-057-4	Dibotin	475
204-718-7	Triamcinolone	731
204-722-9	Prednisolone Sodium Phosphate	714
204-723-4	Hydrocortamate Hydrochloride	678
204-725-5	Hydrocortisone Sodium Succinate	689
204-726-0	Prednisone 21-Acetate	719
204-756-4	Aminoglutethimide	122
204-833-2	Fludrocortisone	657
204-953-5	Ergonovine Maleate	86
204-994-9	Dimestrol	334
205-301-2	D-Thyroxine Sodium Salt	592, 608
205-508-8	2-Thiouracil	580
205-646-9	Oxymesterone	169, 204
205-797-0	Betamethasone Sodium Phosphate	617
205-803-1	Quinestrol	372
205-805-2	Cortodoxone	761
205-811-5	Fluocortolone	667
205-812-0	Methenolone	153
206-044-9	Ethynodiol Diacetate	311
206-088-9	DL-Thyroxine	590, 606
206-091-5	3,5-Dibromo-L-tyrosine Monohydrate	571
206-140-0	Fluocortolone Caproate	668
206-141-6	Methenolone 17-Enanthate	155
206-237-8	Estradiol Cypionate	339
206-253-5	Testosterone Enanthate	214
206-422-3	Isoflupredone	801
206-423-9	Isoflupredone Acetate	802
206-424-4	Carbutamide	464
206-426-5	Glymidine	500
206-597-6	Fluocinonide	787
206-639-3	Nandrolone Decanoate	160, 194
206-656-6	Prostaglandin E_2	96
206-825-4	Betamethasone	611
206-845-3	Desoximetasone	641
207-041-5	Fluorometholone	673
207-041-5	Fluorometholone	790
207-097-0	Methenolone 17-Acetate	154
207-098-6	Oxymetholone	205
207-101-0	Nandrolone	191
207-444-6	Enoxolone	781
207-488-6	Equilin	336
207-537-1	Broparoestrol	326
207-624-4	Oxycinchophen	12
208-091-0	Hydrocortisone Cypionate	684
208-180-4	Fludrocortisone Acetate	658
208-183-0	Normethandrone	202
208-185-1	Estriol Succinate	347
208-230-5	Equilenin	335
208-232-6	Methallenestrol	364
208-298-6	Medroxyprogesterone	314
208-301-0	Methandriol	150
208-302-6	Mestanolone	185
208-306-8	Androstenediol	136
208-307-3	Stanolone	209
208-328-8	Diethylstilbestrol Diphosphate	333
208-328-8	Fosfestrol	358
209-298-9	21-Acetoxypregnenolone	739
209-318-6	Chlorotrianisene	327

EINECS Number Index

EINECS	Name	Page
209-869-2	Algestone	742
209-964-9	Prednylidene	722
211-141-4	Prednisolone Metasulfobenzoate Sodium	713
211-351-6	Desonide	763
211-517-8	Metformin	524
211-726-4	Buformin	459
212-366-0	Deoxycorticosterone Pivalate	639
212-637-3	Phenformin Hydrochloride	535
212-666-1	Bucolome	749
212-686-0	Boldenone	180
212-720-4	Clostebol Acetate	147
213-008-6	Clomiphene	25
213-008-6	Clomiphene	288
213-013-3	Nandrolone cyclohexanepropionate	159, 193
213-523-6	Ethylestrenol	148
213-530-4	Acetohexamide	454
213-530-4	Dymelor	476
213-554-5	Canrenone	126
213-559-2	Estradiol Valerate	343
213-578-6	Betamethasone Acetate	612
213-876-6	Testosterone Acetate	212
214-133-9	Clostebol	146
214-152-2	Prasterone Sodium Sulfate	207
214-172-1	Prednisolone 21-Trimethylacetate	717
214-175-8	Cortivazol	635
214-230-6	Glucophage	496
214-230-6	Metformin Hydrochloride	525
214-588-3	Ronase	546
214-588-3	Tolanase	553
214-623-2	Quinestradiol	371
214-646-8	Dexamethasone Acetate	644, 766
214-723-6	Buformin Hydrochloride	460
214-971-5	Ethynodiol	310
214-996-1	Meprednisone	692
214-997-7	Colpormon	329
215-010-2	Gestonorone Caproate	223
215-011-8	Oxabolone 17-Cyclopentanepropionate	168
215-733-3	Secretin	547
215-836-3	Mesterolone	186
216-196-8	Flurandrenolide	675, 792
216-486-4	Paramethasone Acetate	705
216-505-6	2-Amino-4-methylthiazole	568
216-519-2	Bolasterone	144
216-681-4	Androstenediol 3-Acetate	138
216-995-1	Prednisolone Sodium Succinate	715
217-357-5	Bemetizide	456
217-878-8	Triamcinolone Acetonide Sodium Phosphate	734
218-167-5	Methandriol Diacetate	151
218-264-2	Androstenediol Diacetate	140
218-327-4	Fluperolone Acetate	670
218-368-8	Descinolone Acetonide	640
218-370-9	Flumethasone	659, 783
218-370-9	Flumethasone Pivalate	661, 785
218-439-3	Betamethasone Valerate	618
218-554-9	Canrenoate Potassium	124
218-612-3	Hydrocortisone Hemisuccinate [anhydrous]	686
218-614-4	Tiomesterone	218
218-866-5	Dexamethasone Isonicotinate	649, 771
218-943-3	Androstenediol Dipropionate	141
219-093-6	Drocinonide	779
219-156-8	Methylprednisolone Sodium Succinate	699
219-243-0	Dexamethasone Sodium Phosphate	651, 773
219-523-2	Formebolone	149
219-875-7	Diflorasone	652
219-875-7	Diflorasone	774
220-089-1	Cyclofenil	27
220-208-7	Medrysone	691
220-552-8	Etidronic Acid	241, 262, 277
220-584-2	Formocortal	676
220-861-8	Prednisolone Hemisuccinate	712
220-863-9	Methylprednisolone Hemisuccinate	697
221-439-6	Halcinonide	795
222-193-2	Flunisolide [anhydrous]	663
222-253-8	Ornipressin	11
222-399-2	Redul	545

161

EINECS Number Index

EINECS	Name	Page
222-677-3	Estradiol Undecylate	342
222-735-8	Methandriol Dipropionate	152
223-010-9	Flucloronide	656
223-046-5	Mibolerone	157, 190
223-270-3	Fluorometholone Acetate	674, 791
223-382-2	Hydrocortisone Dihydrogen Phosphate	685
223-497-8	Amcinafal	744
223-963-0	Canrenoic Acid	125
224-585-9	Beclomethasone	747
224-871-3	Flunisolide Acetate	664
225-001-5	Pregnenolone Succinate	369
225-209-6	Fosfestrol Tetrasodium Salt	359
225-212-2	Oxabolone	167
225-406-7	Clocortolone	627
225-599-8	Estradiol Enanthate	341
225-608-5	Algestone Acetonide	743
225-694-4	Methylprednisolone Sodium Phosphate	698
225-755-5	Silandrone	208
225-763-9	Prednisolone Steaglate	716
226-052-6	Cloprednol	631
226-885-5	Betamethasone Acibutate	613
226-886-0	Beclomethasone Dipropionate	748
227-005-2	Betamethasone Dipropionate	616
227-031-4	Triamcinolone Hexacetonide	738
227-169-5	Butoxamine Hydrochloride	462
227-314-2	Quipazine Maleate	99
227-540-1	Testosterone Ketolaurate	215
227-717-3	Androstenediol 3-Acetate-17-benzoate	139
227-843-9	Hydrocortisone Sodium Phosphate	688
228-120-0	Liothyronine Hydrochloride	584
228-120-0	Liothyronine	598
229-433-5	Norgestrel	322
229-567-4	Proglumide	564
229-999-3	Liothyronine	583
230-278-0	Epimestrol	28
230-587-0	Nandrolone Propionate	165, 199
230-696-3	Estrone Sulfate Piperazine Salt	355
231-025-7	Etidronic Acid Disodium Salt	242, 263, 278
231-442-4	Iodine	573
231-511-9	Sodium Perchlorate	577
231-580-5	Nandrolone Furylpropionate	162, 196
231-661-5	Prednisolone 21-tert-Butylacetate	711
231-667-8	Sodium Fluoride	251
232-469-4	Insulin Zinc	514
232-469-4	Lente Iletin	518
232-469-4	Ultralente Iletin	557
232-659-7	ACTH	1
232-661-8	LH	37
232-662-3	FSH	29
232-664-4	TSH	121, 594
232-666-5	Somatotropin	55
232-672-8	Humulin	503
232-672-8	Insulin	505
232-672-8	Isophane	517
232-672-8	Monotard	528
232-672-8	NPH Iletin	531
232-672-8	Semilente Insulin	550
232-672-8	Semilente Iletin	551
232-721-3	Thyroglobulin	601
232-895-0	LH-RH	38
233-432-5	Trenbolone Acetate	177
233-570-6	Abbenclamide	453
233-570-6	Daonil	468
233-570-6	Diabeta	472
233-570-6	Diabiphage	474
233-570-6	Glibadone	482
233-570-6	Malix	521
233-570-6	Micronase	527
233-894-8	Stanozolol	210
234-118-0	Tamoxifen	301
234-132-7	Meclorisone Dibutyrate	808
234-212-1	Clodronic Acid	239, 275
234-279-7	Insulin Human	512
234-291-2	Monotard Human	529
234-312-5	Insulin Defalan, Porcine	510
236-024-5	Boldenone 10-Undecanoate	181
237-093-4	Hydrocortisone Butyrate	683
237-133-0	Trilostane	123
237-219-8	Delmadinone Acetate	291
237-919-3	Chloroprednisone Acetate	620

EINECS Number Index

EINECS	Name	Page
238-483-7	Deflazacort	636, 762
238-680-8	Terlipressin	14
239-228-2	Prednival	720
239-306-6	Delmadinone	290
239-632-9	Pizotyline	170
240-726-7	Desmopressin	7
241-031-1	Cosyntropin	2
241-270-1	Danazol	17
241-686-3	Metergoline	109
241-925-1	Lisuride	107
242-351-4	Nandrolone Cyclohexanecarboxylate	158, 192
243-387-3	Lisuride Maleate	108
243-400-2	Fluazacort	782
244-854-4	Carbimazole	570
244-869-6	Methylprednisolone Dihydrogen Phosphate	696
244-881-1	Bromocriptine Methanesulfonate	103
244-897-9	Betamethasone Benzoate	615
245-078-9	Clodronic Acid Disodium Salt	240, 276
245-299-0	Prednylidene 21-Diethylaminoacetate Hydrochloride	723
245-535-2	Fluprednisolone Valerate	672
245-669-1	Trenbolone Cyclohexylmethyl Carbonate	178
245-815-4	Difluprednate	778
245-922-6	Proligestone	439
246-143-4	TRH	119
246-202-4	Nivazol	703
246-579-5	Glisoxepid	493
246-579-5	Pro-Diaban®	542
246-633-8	Clobetasol	623, 753
246-634-3	Clobetasol Propionate	624, 754
246-635-9	Clobetasone Butyrate	626, 756
247-128-5	Bromocriptine	102
247-739-7	Nandrolone Dodecanoate	161, 195
247-769-0	Zeranol	179
248-124-6	Glibornuride	484
248-124-6	Glutril	498
249-427-6	Glibenese	483
249-427-6	Glipizide	489
250-427-3	Triamcinolone Benetonide	735
251-383-8	Fluocortin	788
251-463-2	Gliquidone	490
251-463-2	Glurenorm	497
251-553-1	Gonadorelin	32
251-575-1	Diflorasone Diacetate	653, 775
251-826-5	Clocortolone Pivalate	629
252-362-6	Endrysone	780
253-624-2	Terguride	112
253-625-8	Terguride Hydrogen Maleate	113
254-002-3	Prostaglandin F_{2a} Tromethamine Salt	98
254-361-6	Promestriene	370
254-905-2	Pamidronic Acid	245, 264, 279
255-543-8	Fluocortin Butyl	789
256-664-9	Halometasone	798
256-915-2	Amcinonid	610
257-139-7	Budesonide	750
257-225-4	Lergotrile Mesylate	106
257-427-2	Insulin Defalan, Bovine	509
257-644-2	Chloroprednisone	619
257-810-4	Nandrolone p-Hexyloxyphenylpropionate	164, 198
258-929-4	Desogestrel	308
258-953-5	Clobetasone	625, 755
259-415-2	Tamoxifen Citrate	302
259-699-8	Dexamethasone Dipropionate	648, 770
259-706-4	Tixocortol Pivalate	818
260-030-7	Glucobay	495
260-138-4	Nosiheptide	51
260-647-1	Pamidronic Acid Disodium Salt	246, 265, 280
260-734-4	Methylergonovine Maleate	90
260-786-8	Hydrocortisone Valerate	690
260-951-4	Halopredone Acetate	800
260-953-5	Halopredone	799
261-061-9	Buserelin	21, 65
261-289-9	Procinonide	724
261-307-5	Ciprocinonide	622
262-074-2	Flumoxonide	662
262-145-8	Gestodene	312
262-393-7	Elcatonin	261
265-754-7	Nicocortonide	811
266-464-3	Alclometasone	

EINECS Number Index

	Dipropionate	741		Buteprate	682
276-312-8	Prednival 21-Acetate	721	277-590-3	Prednicarbate	706
276-726-9	Hydrocortisone		277-770-1	Spirorenone	134

NAME AND SYNONYM INDEX

Name	Record No.
224	40
372	56
33355	316, 363
38000	287
38851	145
49825	368
A.O.P.	739
A.P.L.	24
A-35957	375
A-41-304	641
A-4696	45
A-43818	73
A-46745	18, 403
Aacifemine	346
Abadol	569
Abbenclamide	453
Abbott 38579	119
Abbott 41070	33
Abbott 43818	73
Abbott 45975	236
ABDP	237, 259, 273
AC-001	455
AC0137	541
Acarbose	495
Acepreval	721
Acethropan	1
Acetohexamide	454, 476

Name	Record No.
Acetoxanon	739
(11β,16β,17α)-17-(Acetoxy)-9-fluoro-11-hydroxy-16-methyl-3-oxoandrosta-1,4-diene-17-carbothioic acid S-methyl ester	727
21-Acetoxypregnenolone	739
(11β)-21-(Acetoxy)-11,17,21-trihydroxypregna-1,4-diene-3,20-dione	681
N-(p-acetylbenzenesulfonyl)-N'-cyclohexylurea	454, 476
4-acetyl-N-[(cyclohexylamino)-carbonyl]benzenesulfonamide	454, 476
N-Acetyl-3-(2-naphthalenyl)-D-alanyl-4-chloro-D-phenyl-alanyl-D-tryptophyl-L-seryl-L-tyrosyl-N:ss6:ks-[(ethylamino)(ethylimino)methyl]-D-lysyl-L-leucyl-L-arginyl-L-prolyl-D-alaninamide	68
N-Acetyl-3-(2-naphthalenyl)-D-alanyl-4-chloro-D-phenylalanyl-D-tryptophyl-L-seryl-L-tyrosyl-N⁶-[(ethylamino)(ethylimino)-methyl]-D-lysyl-L-leucyl-L-arginyl-L-prolyl-D-alaninamide diacetate (salt)	69

Name and Synonym Index

N-Acetyl-3-(2-naphthyl)-D-alanyl-p-chloro-D-phenylalanyl-3-(3-pyridyl)-D-alanyl-L-seryl-L-tyrosyl-N⁵-carbamoyl-D-ornithyl-L-leucyl-L-arginyl-L-prolyl-D-alaninamide 23

N-Acetyl-3-(2-naphthyl)-D-alanyl-p-chloro-D-phenylalanyl-3-(3-pyridyl)-D-alanyl-L-seryl-L-tyrosyl-N⁶-(N,N'-diethylamidino)-D-lysyl-L-leucyl-N⁶-(N,N'-diethylamidino)-L-lysyl-L-propyl-D-alaninamide 30

N-Acetyl-3-(2-naphthyl)-D-alanyl-p-chloro-D-phenylalanyl-3-(3-pyridyl)-D-alanyl-L-seryl-L-tyrosyl-N⁶-(N,N'-diethylamidino)-D-lysyl-L-leucyl-N⁶-(N,N'-diethylamidino)-L-lysyl-L-propyl-D-alaninamide diacetate (salt) 31

N-Acetyl-3-(2-naphthyl)-D-alanyl-p-chloro-L-phenylalanyl-3-(3-pyridyl)-D-alanyl-L-seryl-L-tyrosyl-N⁶-carbamoyl-D-lysyl-L-leucyl-N⁶-isopropyl-L-lysyl-L-prolyl-D-alaninamide 77

1-[N-Acetyl-3-(2-naphthyl)-D alanyl-p-chloro-D-phenylalanyl D-tryptophyl-L-seryl-L-tyrosyl-O-(6-deoxy-α-L-mannopyranosyl)-D-seryl-L-leucyl-L-arginyl-L-prolyl]semicarbazide 20

(11β,16α)-21-(Acetyloxy)-3-(2-chloroethoxy)-9-fluoro-11-hydroxy-16,17-[(1-methylethylidene)bis(oxy)]-20-oxopregna-3,5-diene-6-carboxaldehyde 676

(16α)-17-(Acetyloxy)-6-chloro-16-methylpregna-1,4-diene-3,20-dione 630

(11β,16α)-21-(Acetyloxy)-16,17-[cyclopentylidenebis(oxy)]-9-fluoro-11-hydroxypregna-1,4-diene-3,20-dione 610

(6α,11β,16α)-21-(Acetyloxy)-6,9-difluoro-11-hydroxy-16,17-[(1-methylethylidine)bis(oxy)]pregna-1,4-diene-3,20-dione cyclic 16,17-acetal with acetone 787

(6α,11β)-21-(Acetyloxy)-6,9-difluoro-11-hydroxy-17-(1-oxobutoxy)pregna-1,4-diene-3,20-dione 778

(11β,16α)-21-(Acetyloxy)-11,17-dihydroxy-6,16-dimethyl-2'-phenyl-2'H-pregna-2,4,6-trieno[3,2-c]pyrazol-20-one 635

(6α,11β)-21-(Acetyloxy)-11,17-dihydroxy-6-methylpregna-1,4-diene-3,20-dione 695

(11β)-21-(Acetyloxy)-11,17-dihydroxypregna-1,4-diene-3,20-dione 710

17α-(Acetyloxy)-13-ethyl-18,19-dinorpregn-4-en-20-yn-3-one 3-oxime 425

(11β,16β)-21-(Acetyloxy)-9-fluoro-11-hydroxy-2'-methyl-5'H-pregna-1,4-dieno[17,16-d]oxazole-3,20-dione 782

(6α,11β,16α)-21-(Acetyloxy)-6-fluoro-11,17,21-trihydroxy-16-methylpregna-1,4-diene-3,20-dione 705

(11β,16β)-21-(Acetyloxy)-11-hydroxy-2'-methyl-5'H-pregna-1,4-dieno[16,17-doxazole-3,20-dione 636, 762

(11β)-21-(Acetyloxy)-11-hydroxy-17-[(1-oxopentyl)oxy]pregna-1,4-diene-3,20-dione 721

21-(Acetyloxy)-17-hydroxypregna-1,4-diene-3,11,20-trione 719

(3β)-21-(Acetyloxy)-3-hydroxypregn-5-en-20-one 739

[11β,17α,17(S)]-17-[2-(Acetyloxy)-1-oxopropyl]-9-fluoro-11,17-dihydroxyandrosta-1,4-dien-3-one 670

4-[[4-(Acetyloxy)phenyl]cyclohexylidenemethyl]phenol acetate 27

21-Acetyloxypregn-4-ene-3,20-dione 638

1-[(p-acetylphenyl)sulfonyl]-3-cyclohexylurea 454, 476

Aclovate 741
Acnestrol 326
Acortan 1
Acorto 1
ACPMD 255, 269, 284
Actaplanin 45
ACTH 1
Acthar 1
Actholain 2
Acthormon 5

Name and Synonym Index

Acticort	679	Alfason	683
Activin	163, 197	Alfatrofin	1
Acton	1	Alflorone	658
Actonar	1	Algestone	742
Actrapid	503	Algestone Acetonide	743
AD-4833	536, 565	Algestone Acetophenide	373
Adcortyl	732	Alkiron	575
Add-3878	466	1-[(6-Allylergolin-8β-yl)carbonyl]-	
adenohypophyseal growth hormone	55	1-[3-(dimethylamino)propyl]-3-	
adenohypophysial luteotropin	63	ethylurea	104
Adiaben	465, 473	Allylestrenol	374
Adiuretin SD	7	17α-Allyl-17β-hydroxyestra-	
ADP	245, 264, 279	4,9,11-trien-3-one	375
adrenocorticotrophin	1	17α-Allyl-17β-hydroxy-19-	
adrenocorticotropin	1	nor-4-androstene	374
Adrenomone	1	Almatol	133
Adreson	633	Alphaderm	679
Adronat	238, 260, 274	Alphadrol	671
Adroyd	205	Alpha-hypophamine	93
Advantan	694	alphasone	742
Aerobec	748	alphasone acetonide	743
Aerobid	663	Alphatrex, component of	616
Aeroseb-Dex	642, 764	Alredase	450
Aeroseb-HC	679	Altex	133
Agofollin	338	Altim	635
Agontan	572	Altrenogest	375
AHPrBP	245, 264, 279	Amadinone	376
A-hydroCort	689	Amadinone Acetate	377
Ak-Dex	651, 773	Ambinon	24
Ak-pred	714	Amciderm	610
Ak-Tate	710	Amcinafal	744
Ala-Cort	679	Amcinafide	745
ALAcortril	670	Amcinonid	610
D-alanyl-3-(2-naphthyl)-D-alanyl-		Amen	315, 414
L-alanyl-L-tryptophyl-D-		Amenyl, component of	616
phenylalanyl-L-lysinamide		4-Amino-N-[(butylamino)-	
dihydrochloride	42	carbonyl]benzenesulfonamide	464
Alclometasone	740	N-[1-(Aminocarbonyl)ethenyl]-2-	
Alclometasone Dipropionate	741	[14-ethylidene-9,10,11,12,13,	
Aldace	133	14,19,20,21,22,23,24,26,33,	
Aldactazide	133	35,36-hexadecahydro-3,23-	
Aldactone	133	dihydroxy-11-(1-hydroxyethyl)-	
Aldecin	748	31-methyl-9,12,19,24,33,43-	
Aldocorten	609	hexaoxo-30,32-imino-8,5:18,	
Aldocortene	609	15:40,37-trinitrilo-21,36-([2,4]-	
Aldocortin	609	endo-thiazolomethanimino)-5H,	
Aldopur	133	15H,37H-pyrido[3,2-w][2,11,	
Aldosterone	609	21,27,31,7,14,17]benzoxatetra-	
Alendronic Acid	237, 259, 273	thiatriazacyclohexatriacontin-2-	
Alendronic Acid Trisodium		yl]-4-thiazolecarboxamide	51
Salt	238, 260, 274	1-(4-Amino-6,7-dimethoxy-2-	
Alendros	238, 260, 274	quinazolinyl)-4-(tetrahydro-	
Alexomycin	46	2-furoyl)piperazine	235

Name and Synonym Index

1-(4-Amino-6,7-dimethoxy-2-quinazolinyl)-4-(tetrahydro-2-furoyl)piperazine hydroclhoride dihydrate	236
Aminoglutethimide	122
(4-Amino-1-hydroxy butylidene)bis-phosphonic acid	237, 259, 273
(3-Amino-1-hydroxypropyl-idene)diphosphonic acid	245, 264, 279
2-Amino-4-methylthiazole	568
Aminomux	265, 280
aminophenurobutane	464
2-(p-Aminophenyl)-2-ethylglutarimide	122
2-Aminothiazole	569
Amlintide	455
Amnestrogen	350
Ampiroxicam	746
amsulosin	231
Anabiol	143
Anabolex	209
Anabolicum Vister	173
Anacyclin, component of	411
Anador	164, 198
Anadrol	205
Anadur	164, 198
Anagestone	378
Anagestone Acetate	379
Anamidol	169, 204
Anapolon	205
anasterone	205
Anatrofin	175
Anatropin	379
Anavar	203
Anceron	748
Ancortone	718
Andere	460
Andion	748
Andractim	209
Andro 100	211
Andro L.A. 200	214
Androdiol	150
Androgyn L.A., component of	214
Android	189
Androisoxazole	135
Androlone	209
17β-Androsta-1,4-dien-3-one	180
17β-Androsta-1,4-dien-3-one 10-undecenoate	181
Androst-5-ene-3β,17β-diacetate	140
Androst-5-ene-3β,17β-diol	136
Androst-5-ene-3β,17β-diol 3-acetate	138
Androst-5-ene-3β,17β-diol 17-acetate	137
Androst-5-ene-3β,17β-diol 3-acetate-17-benzoate	139
Androst-5-ene-3β,17β-dipropionate	141
Androstalone	185
androstanazole	210
androstanolone	209
Androstenediol	136
Androstenediol 3-Acetate	138
Androstenediol 17-Acetate	137
Androstenediol 3-Acetate-17-benzoate	139
Androstenediol Diacetate	140
Androstenediol Dipropionate	141
Androsterolo	184
Androtardyl	214
Androteston-M	150
Anertan	217
Anflam	679
Aniprome	659, 783
tri-p-anisoylchloroethylene	327
Anovlar, component of	319, 422
Antarelix	77
Antepan	119
anterior pituitary growth hormone	55
anterior pituitary luteotropin	63
Anteron	35
Antibason	575
Antibiotic A-5283	50
Antibiotic complex from *Actinoplanes auranticolor*	52
Antidiuretic hormone	15
Antigestil	332
anti-inflammatory hormone	679
Antuitrin S	24
Anusol-HC	681
Anvene	367
Apodel	108
Aquadiol	337
Aquareduct	133
ARDF 26	490, 497
Aredia	265
Aredia	280
8-L-Argininevasopressin	6
8-L-Arginine-vasopressin	15
Argipressin	6
Aristocort	731
Aristocort Forte Parenteral	736
Aristocort Syrup	736

Name and Synonym Index

Aristosol	734	Becotide	748
Aristospan	738	Bedermin	618
Arthrodont	781	Belchlorhinol	748
Artixone acetate	739	Belcoforte	748
Artosin	532, 540, 544, 552	Belcomet	748
Astenile	206	Bemetizide	456
Astonin H	657	Benfosformin	457
Asucrol	465, 473	Benfosformin [anhydrous]	458
Ausixone	649, 771	Benisone	615
Auxiloson	649, 771	Bentelan	617
AW-10	230	(±)-4-Benzamido-N,N-dipropyl-	
AY-11440	383	glutaramic acid	564
AY-11483	348	Benzestrol	325
AY-24031	34, 39	Benzo-Gynoestryl	338
Ay-25650	78	(11β,16α)-21-[3-(Benzoylamino)-	
AY-27773	450	2-methyl-1-oxopropoxy]-9-	
AY-62022	412	fluoro-11-hydroxy-16,17-[(1-	
Aygestin	319, 422	methylethylidene)bis(oxy)]	
azacort	636, 762	pregna-1,4-diene-3,20-dione	735
Azacortid	782	Benztrone	338
Azimycin, component of	642, 764	(-)-5-[[(2R)-2-Benzyl-6-chromanyl]	
Azium, component of	642, 764	methyl]-2,4-thiazolidinedione	477
Azmacort	732	(-)-5-[[(2R)-2-Benzyl-6-chromanyl]	
Azucaps	535	methyl]-2,4-thiazolidinedione	
		sodium salt	478
		Beta	692
B.D.P.E.	326	beta-Corlan	611
B-360	19	betadexamethasone	611
Ba-9038	181	Betafluorene, Celestovet	612
Bagren	103	Betalone	692
Baldex	651, 773	Betamethasone	611
Basecil	575	betamethasone 21-(dihydrogen	
Basedol	569	phospate) disodium salt	617
Basethyrin	575	Betamethasone Acetate	612
2-155-Basic fibroblast growth		Betamethasone Acibutate	613
factor (human clone λ-KB7/		Betamethasone Adamantoate	614
λ-HFL1 precursor reduced)	62	Betamethasone Benzoate	615
Basofortina	90	Betamethasone Dipropionate	616
Basolan	574	Betamethasone Sodium Phosphate	617
Bay g 5421	495	Betamethasone Valerate	618
BC-105	170	Betapar	692
BCP	749	Betapred	692
Bebate	615	Betasolon	611
Beben	615	Betasone, component of	616, 617
Beclacin	748	Betatrex, component of	618
beclometasone	747	Beta-Val	618
Beclomethasone	747	Betavet Soluspan, component of	612, 617
Beclomethasone Dipropionate	748	Betnelan	611
Becloval	748	Betnesol	617
Beclovent Inhaler	748	Betnesol-V	618
Becodisks	748	Betneval	618
Beconase	748	Betnovate	618
Becort	611	Betsovet	614

Name and Synonym Index

Bextasol	618
Bidien	750
Biforon	460
Bigunal	460
Binovum, component of	318, 421
Biosone	781
Biotiren	571
Biotirmone	592, 608
(6α,11β,16β)-17,21-Bis(acetyloxy)-6,9-difluoro-11-hydroxy-16-methyl-pregna-1,4-diene-3,20-dione	653, 775
(11β,16α)-16,21-Bis(acetyloxy)-9-fluoro-11,17-dihydroxypregna-1,4-diene-3,20-dione	736
Bis[2-amino-3-mercapto-N-octylpropionamidato(1-)-S]oxovanadium	530
Biscosal	787
Bisexovis	141
Blephamide Liquifilm, component of	710
Blephamide SOP, component of	710
BMY-30056	797
Bolandiol	142
Bolandiol Dipropionate	143
Bolasterone	144
Boldenone	180
Boldenone 10-Undecanoate	181
Bolmantalate	145
Bonefos	240, 276
Bonzol	17
Bovine somatotropin, recombinant	57
Brevicon, component of	309, 318, 356, 421
Brevinor, component of	318, 421
Bromocriptine	102
Bromocriptine Methanesulfonate	103
(6β,11β)-2-Bromo-6,9-difluoro-11,17,21-trihydroxypregna-1,4-diene-3,20-dione	799
(6β,11β)-2-Bromo-6,9-difluoro-11,17,21-trihydroxypregna-1,4-diene-3,20-dione 17,21-diacetate	800
1-(2-Bromo-1,2-diphenylethenyl)-4-ethylbenzene	326
3-(4-Bromo-2-fluorobenzyl)-7-chloro-3,4-dihydro-2,4-dioxo-1(2H)-quinazolineacetic acid	451
17-Bromo-6α-fluoropregn-4-ene-3,20-dione	404
17α-bromo-6α-fluoroprogesterone	404
2-Bromo-12'-hydroxy-2'-(1-methylethyl)-5'-(2-methylpropyl)-5'α-ergotaman-3',6',18-trione	102
2-Bromo-12'-hydroxy-2'-(1-methylethyl)-5'-(2-methylpropyl)-5'α-ergotaman-3',6',18-trione methanesulfonate	103
Bromotiren	571
Bronalide	663
Broparoestrol	326
BS-4231	493, 542
BSSG	230
Bucarban	464
Buccalsone	689
Bucolome	749
Budeson	750
Budesonide	750
R-Budesonide	751
Bufon	332
Bufonamin	460
Buformin	459
Buformin Hydrochloride	460
Bulbonin	460
Buserelin	21, 65
Buserelin Acetate	22, 66
Butaxamine	461
Butaxamine hydrochloride	462
(11β)-14,17-[2-Butenylidenebis(oxy)]-11-hydroxy-21-[(4-pyridinylcarbonyl)oxy]-pregn-4-ene-3,20-dione	811
Butoxamine	461
Butoxamine Hydrochloride	462
α-[1-(tert-Butylamino)ethyl]-2,5-dimethoxybenzyl alcohol	461
α-[1-(tert-Butylamino)ethyl]-2,5-dimethoxybenzyl alcohol hydrochloride	462
17β-(tert-Butylcarbamoyl)androsta-3,5-diene-3-carboxylic acid	221
1-Butylbiguanide	459
1-Butylbiguanide hydrochloride	460
5-Butyl-1-cyclohexylbarbituric acid	749
1-Butyl-2-ethylbiguanide	479
1-Butyl-2-ethylbiguanide monohydrochloride	480
N-tert-Butyl-3-oxo-4-aza-5α-androst-1-ene 17β-carboxamide	222
1-Butyl-3-sulfanilylurea	464
1-Butyl-3-(p-tolylsulfonyl)urea	532, 540, 544, 552

Name and Synonym Index

1-Butyl-3-(p-tolylsulfonyl)urea monosodium salt	554	monosodium salt	715
		Carbutamide	464
1-Butyric acid-6-(L-2-aminobutyric acid)-7-glycineoxytocin	83	Carcinil	73
		Cargutocin	83
1-Butyric acid-7-(L-2-aminobutyric acid)-26-L-aspartic acid-27-L-valine-29-L-alanine-calcitonin (salmon)	261	Catanil	465, 473
		Cattlyst	48
		CB-154	102
BW-64-9	462	CB 154 mesylate	103
BZ-55	464	CB-7432	243
[(im-Bzl)-D-His⁶,Pro⁹-Net]-gonadotropin-releasing hormone	71	CCI-4725	624, 754
		CCI-5537	626, 756
		CCI-18773	758
		CCI-18781	794
		CDDD-5604	804
C-48401-Ba	798	67/20 CDRI	286
C-7819B	50	Celestan	617
Cabergoline	104	Celestan-V	618
Calcimux	242, 263, 278	Celestene	611
Calcinil	261	Celestoderm-V	618
Calcort	636, 762	Celestone	611
CaldeCort	681	Celestone Soluspan, component of	612, 617
CaldeCort Spray	679	Cenacort	736
Camiglibose	463	Centchroman	285
Canrenoate Potassium	124	Centchroman Hydrochloride	286
Canrenoic Acid	125	Cergem	87
Canrenone	126	Cervagem	87
Caprosem	183	Cervageme	87
(2S)-N[(1S)-1-[[(2S)-2-Carbamoyl-1-pyrrolidinyl]carbonyl]-3-methylbutyl]-6-oxopipercolamide	117	Cetacort	679
		Cetapred Ointment, component of	710
Carbicalcin	261	Cetermin	41
Carbimazole	570	Cetrorelix	23
carbocalcitonin	261	CG	24
Carboprost	80	CG-3703 [as tetrahydrate]	116
Carboprost Methyl	81	CGP-14458	797
Carboprost Tromethamine	82	CGP-23339AE	265, 280
(+)-N-(Carboxy)-1-methyl-9,10-dihydrolysergamine benzyl ester	109	CGP-42446	258, 272
		CGP-42446A	256, 270
(6α,11β)-21-(3-Carboxy-1-oxopropoxy)-11,17-dihydroxy-6-methylpregna-1,4-diene-3,20-dione	697, 699	CGP-42446B	257, 271
		Chemestrogen	325
		Chemifluor	251
(11β)-21-(3-Carboxy-1-oxopropoxy)-11,17-dihydroxy-pregna-1,4-diene-3,20-dione	686, 689, 712	Cheque	157, 190
		Chibro-Proscar	222
		Chloramiphene	25, 288
		Δ¹-chlormadinone	386
(11β)-21-(3-Carboxy-1-oxopropoxy)-11,17-dihydroxy-pregna-1,4-diene-3,20-dione monohydrate	687	Chlormadinone Acetate	380
		Δ¹-chlormadinone acetate	387
		4-Chloro-17β-acetoxyandrost-4-en-3-one	147
(11β)-21-(3-Carboxy-1-oxopropoxy)-11,17-dihydroxy-pregna-1,4-diene-3,20-dione		p-[2-(5-Chloro-o-anisamido)ethyl]benzoid acid	522
		1-(p-chlorobenzenesulfonyl)-3-	

Name and Synonym Index

propylurea 465
6-Chloro-1α,2α:16α,17-bismethylene-4,6-pregnadiene-3,20-dione 400
5-Chloro-N-[2-[4-[[[(cyclohexylamino)carbonyl]amino]sulfonyl]phenyl]ethyl]-2-methoxybenzamide 453, 468, 472, 474, 482, 521, 527
21-chloro-11-dehydrobetamethasone 625, 755
21-Chloro-6α,9-difluoro-11β,17-dihydroxy-16β-methylpregna-1,4-diene-3,20-dione 796
(6α,11β,16β)-21-Chloro-6,9-difluoro-11-hydroxy-16-methyl-17-(1-oxopropoxy)pregna-1,4-diene-3,20-dione 797
(6α,11β,16α)-2-Chloro-6,9-difluoro-11,17,21-trihydroxy-16-methypregna-1,4-diene-3,20-dione 798
6-Chloro-3,4-dihydro-3-(α-methylbenzyl)-2H-1,2,4-benzothiadiazine-7-sulfonamide 1,1-dioxide 456
(6α)-Chloro-17,21-dihydroxy pregna-1,4-diene-3,11,20-trione 619
(6α)-Chloro-17,21-dihydroxy pregna-1,4-diene-3,11,20-trione 21-acetate 620
6-Chloro-3β,17-dihydroxypregna-4,6-dien-20-one 382
6-Chloro-3β,17-dihydroxypregna-4,6-dien-20-one diacetate 383
2-[p-[(Z)-4-Chloro-1,2-diphenyl-1-butenyl]phenoxy]-N,N-dimethylethylamine 303
2-[p-[(Z)-4-Chloro-1,2-diphenyl-1-butenyl]phenoxy]-N,N-dimethylethylamine citrate 304
2-[4-(2-Chloro-1,2-diphenylethenyl)phenoxy]-N,N-diethylethanamine 25
2-[4-(2-Chloro-1,2-diphenylethenyl)phenoxy]-N,N-diethylethanamine citrate 26
2-[p-(2-Chloro-1,2-diphenylvinyl)phenoxy]triethylamine 288
(E)-2-[p-(2-Chloro-1,2-diphenylvinyl)phenoxy]triethylamine 292
(Z)-2-[p-(2-Chloro-1,2-diphenylvinyl)phenoxy]triethylamine 40
2-[p-(2-Chloro-1,2-diphenylvinyl)phenoxy]triethylamine citrate (1:1) 289
1,1',1(1-Chloro-1-ethenyl-2-ylidene)tris[4-methoxybenzene] 327
2-chloroflumethasone 798
9-Chloro-6α-fluoro-11β,21-dihydroxy-16α-methylpregna-1,4-diene-3,20-dione 627
(6α,11β,16α)-9-Chloro-6-fluoro-11,21-dihydroxy-16-methyl pregna-1,4-diene-3,20-dione 628
(6α,11β,16α)-9-Chloro-6-fluoro-11,21-dihydroxy-16-methyl-pregna-1,4-diene-3,20-dione 21-acetate 629
(11β,16β)-21-Chloro-9-fluoro-11,17-dihydroxy-16-methyl pregna-1,4-diene-3,20-dione 623, 753
(11β,16β)-21-Chloro-9-fluoro-11,17-dihydroxy-16-methylpregna-1,4-diene-3,20-dione 17-propionate 624, 754
(11β,16α)-21-Chloro-9-fluoro-11-hydroxy-16,17-[(1-methylethylidene)bis(oxy)]pregn-4-ene-3,20-dione 795
(16β)-21-Chloro-9-fluoro-17-hydroxy-16-methylpregna-1,4-diene-3,11,20-trione 625, 755
(16β)-21-Chloro-9-fluoro-17-hydroxy-16-methylpregna-1,4-diene-3,11,20-trione 17-butyrate 626, 756
3-(2-Chloroethoxy)-9-fluoro-11β,16α,17,21-tetrahydroxy-20-oxopregna-3,5-diene-6-carbonitrile cyclic 16,17-acetal with acetone 621
4-Chloro-17β-hydroxyandrost-4-en-3-one 146
21-Chloro-17-hydroxy-19-nor-17α-pregna-4,9-dien-20-yn-3-one 395
2α-Chloro-17β-hydroxy-5α-androstan-3-one O-(p-nitrophenyl)oxime acetate (ester) 200
6-Chloro-17α-hydroxy-16α-methylpregna-4,6-diene-3,20-dione 384
6-Chloro-17α-hydroxy-16α-methylpregna-4,6-diene-3,20-dione acetate 385
6-Chloro-17α-hydroxy-19-

Name and Synonym Index

norpregna-4,6-diene-3,20-dione	376
6-Chloro-17α-hydroxy-19-norpregna-4,6-diene-3,20-dione acetate	377
(+)-6-Chloro-17-hydroxy-2-oxapregna-4,6-diene-3,2-dione	227
(+)-6-Chloro-17-hydroxy-2-oxapregna-4,6-diene-3,2-dione acetate (ester)	228
6-Chloro-17α-hydroxypregna-4,6-diene-3,20-dione acetate	380
6-Chloro-17α-hydroxypregna-1,4,6-triene-3,20-dione	386
6-Chloro-17α-hydroxypregna-1,4,6-triene-3,20-dione acetate	387
6-Chloro-17-hydroxypregna-1,4,6-triene-3,20-dione	290
6-Chloro-17-hydroxypregna-1,4,6-triene-3,20-dione acetate	291
6α-Chloro-17-hydroxyprogesterone	362
5'-Chloro-2-[p-[(5-isobutyl-2-pyrimidinyl)sulfamoyl]phenyl]-o-acetanisidide	485
5'-Chloro-2-[p-[(5-isobutyl-2-pyrimidinyl)sulfamoyl]phenyl]-o-acetanisidide monosodium salt	486
S-(Chloromethyl)6α,9-difluoro-11β,17-dihydroxy-16α-methyl-3-oxoandrosta-1,4-diene-17β-carbothioate	757
S-(Chloromethyl) 6α,9-difluoro-11β,17-dihydroxy-16α-methyl-3-oxoandrosta-4-diene-17β-carbothioate 17-propionate	758
2-Chloro-6-methylergoline-8β-acetonitrile	105
2-Chloro-6-methylergoline-8β-acetonitrile monomethanesulfonate	106
7α-chloro-16α-methylprednisolone	740
9α-chloro-16β-methylprednisolone	747
6α-Chloro-16α-methylpregn-4-ene-3,2-dione	287
Chloromycetin Hydrocortisone Ophthalmic, component of	681
Chloronase	465, 473
(±)-2-[5-(p-Chlorophenyl)-pentyl]glycidic acid	467
1-[(p-Chlorophenyl)sulfonyl]-3-[p-(dimethylamino)phenyl]urea	501, 502
1-[[2-(4-(2-Chlorophenyl)thiazol-2-yl)aminocarbonyl]indolyl] acetic acid	562
[[(p-Chlorophenyl)thio]methylene] diphosphonic acid	255, 269, 284
Chloroprednisone	619
Chloroprednisone Acetate	620
(9β,10α)-6-Chloropregna-1,4,6-triene-3,20-dione	445
4-Chloro-N-[(propylamino)-carbonyl]benzene sulfonamide	465, 473
4-chlorotestosterone	146
Chlorotrianisene	327
7α-Chloro-11β,17,21-trihydroxy-16α-methylpregna-1,4-diene-3,20-dione	740
7α-Chloro-11β,17,21-trihydroxy-16α-methylpregna-1,4-diene-3,20-dione 17,21-dipropionate	741
9-Chloro-11β,17,21-trihydroxy-16β-methyl-pregna-1,4-diene-3,20-dione	747
9-Chloro-11β,17,21-trihydroxy-16β-methyl-pregna-1,4-diene-3,20-dione 17,21-dipropionate	748
(11β)-6-Chloro-11,17,21-trihydroxypregna-1,4,6-triene-3,20-dione	631
chlorotris(p-methoxyphenyl)ethylene	327
Chlorpropamide	465
Choloxin	592, 608
Choragon	24
Chorex	24
Choriogonadotropin	24
Choriogonin	24
Chorionic Gonadotropin	24
Choron	24
Chronogest	399
Chronogyn	17, 380
CI-107	6
CI-991	556, 567
Cibacthen	1
Cicortonide	621
Ciglitazone	466
Cilest, component of	321, 425
Cingestol	381
CINO-40	736
Cinolone	731
Ciprocinonide	622
Cirticaine Cream, component of	681
Cl$_2$MDP	239, 275
CL-68	629

Name and Synonym Index

CL-12625	50	Codelsol	714
CL-19823	731	Co-Ervonum, component of	415
CL-27071	640	Colifoam	681
CL-34433	738	Colisone	718
CL-34699	610	Colofoam	681
CL-61965	734	Colpogyn	346
CL-106359	734	Colpogynon	329
CL-206576	60	Colpormon	329
Clasteon	240, 276	Colpovis	371
Clear-Aid, component of	681	Colpro	412
Cleiton	688	Colprone	412
Clenil-A	748	Colvasone	651, 773
Climara	337	Coly-MycinS Otic,	
Climaval	343	component of	681
Clinovir	315, 414	Compound 13331	306
Clobesol	624, 754	compound B	632
Clobetasol	623, 753	Conceplan, component of	318, 421
Clobetasol Propionate	624, 754	Conova, component of	397
Clobetasone	625, 755	Conovid E, component of	423
Clobetasone Butyrate	626, 756	Conludag	318, 421
Clocortolone	627	Cordes	681
Clocortolone Acetate	628	Cordran	675, 792
Clocortolone Pivalate	629	Coriantin	24
Cloderm	629	Coriovis	24
Clodronic Acid	239, 275	Coriphate	666, 786
Clodronic Acid Disodium		Corlan	689
Salt	240, 276	Corlin	633
Clogestone	382	Corlutina	438
Clogestone Acetate	383	Corluvite	438
Clomegestone	384	cormetasone	759
Clomegestone Acetate	385, 630	cormetasone acetate	655
Clometherone	287	Cormethasone	759
Clomid	26, 289	Cormethasone Acetate	760
Clomifene	25, 288	Cornocentin	86
Clomiphene	25, 288	corpus luteum hormone	438
Clomiphene Citrate	26, 289	Corson	642, 764
Clomivid	26, 289	Corstiline	1
Clomoxir	467	Cortadren	633
Clomphid	26, 289	Cortaid	681
Cloprednol	631	Cortalone	709
Cloradryn	631	Cortancyl	718
Clostebol	146	Cor-Tar-Quin, component of	679
Clostebol Acetate	147	Cortate	638
Clostilbegyt	26, 289	Cort-Dome	679
Cloticasone	757	Cortef	679, 681
Cloticasone Propionate	758	Cortef Oral Suspension	684
Cloxestradiol	328	F-Cortef	658
Cloxotestosterone	182	Cortelan	634
Cloxotestosterone Acetate	183	Cortenema	679
Cl-TMBP	255, 269, 284	Cortexilar	659, 783
CM-9155	778	cortexone	637
Codelcortone	709	cortexone acetate	638
Codelcortone-T.B.A.	711	Cortico-Sol	713

Name and Synonym Index

Corticosterone	632	Curretab	315, 414
Corticotropin	1	Cutisterol	676
α$^{1-24}$-Corticotropin	2	Cutivate	794
β$^{1-24}$-corticotropin	2	Cuvalit	108
Cortidene	705	CV-205-502	111
Cortifoam	681	Cyclacur	343
Cortilet	673, 790	Cycladiene	330, 390
Cortiphyson	1	Cyclamide	454, 476
Cortiplastol	666, 786	Cyclo(N-methyl-L-alanyl-L-	
Cortiron	638	tyrosyl-D-tryptophyl-L-lysyl-	
cortisol	679	L-valyl-L-phenylalanyl)	548
cortisol 21-ester with N,N-		Cyclo(N-methyl-L-alanyl-L-	
diethylglycine	677	tyrosyl-D-tryptophyl-L-lysyl-	
Cortisone	633	L-valyl-L-phenylalanyl)	
δ^1-cortisone	718	monoacetate (salt)	549
Cortisone Acetate	634	Cyclocort	610
Cortisporin Cream, component of	681	Cycloestrol	360
Cortistab	634	Cyclofenil	27
Cortisumman	642, 764	Cyclogest	438
Cortisyl Artriona	634	N-[(Cyclohexylamino)carbonyl]-	
Cortivazol	635	2,3-dihydro-1H-indene-5-	
Cortivent	750	sulfonamide	499
Cortocin-F	676	1-Cyclohexyl-3-[[p-[2-(3,4-	
Cortodoxone	761	dihydro-7-methoxy-4,4-	
Cortogen	633	dimethyl-1,3-dioxo-2(1H)-	
Cortone	633	isoquinolyl)ethyl]phenyl]	
Cort-Quin Cortisporin,		sulfonyl]urea	490, 497
component of	679	17β-17-[(Cyclohexylmethoxy)	
Cortril	679	carbonyl]oxyestra-4,9,11-	
Cortril Acetate-AS	681	trien-3-one	178
Cortrophimn	1	1-Cyclohexyl-3-[[p-[2-(5-methyl-	
Cortrosinta	2	3-isoxazolecarboxamido)ethyl]	
Cortrosyn	2	phenyl]sulfonyl]urea	492
Corulon	24	1-Cyclohexyl-3-[[p-[2-(5-methyl	
Cosyntropin	2	pyrazinecarboxamido)ethyl]	
CP-22341	61	phenyl]sulfonyl]urea	483, 489
CP-27634	481	Cyclomen	17
CP-28720	483, 489	Cyclonorm	380
CP-38754	52	17β-(1-Cyclopenten-1-yloxy)	
CP-45634	449	androsta-1,4-dien-3-one	173
CP-65703	746	3-(Cyclopentyloxy)estra-1,3,5(10)-	
CP-72467-2	478	triene-16α,17β-diol	371
CP-73850	452, 559	3-(Cyclopentyloxy)-17-hydroxy	
CP-86325-2	470	pregna-3,5-dien-20-one	435
C-Quens, component of	380	3-(Cyclopentyloxy)-17-hydroxy	
CR-242	564	pregna-3,5-dien-20-one acetate	436
CR-1505	563	(17β)-3-(Cyclopentyloxy)-17-	
Crestabolic	150	methylandrosta-3,5-dien-17-ol	188
Crinovaryl	351	3-(Cyclopentyloxy)-19-nor-17α-	
Cristallovar	351	pregna-3,5-dien-20-yn-17-ol	441
Cronolone	399	3-(Cyclopentyloxy)-19-nor-17α-	
Cryptolin	33	pregna-3,5-dien-20-yn-17-ol	
CS-045	556, 567	acetate	442

Name and Synonym Index

3-(Cyclopentyloxy)19-norpregna-1,3,5(10)-triene-20-yn-17β-ol	372	DBI-TD	535
17-(Cyclopentyl-1-oxopropoxy)-androst-4-en-3-one	213	DBV	459
		DCA	638
(11β)-21-(3-Cyclopentyl-1-oxopropoxy)-11,17-dihydroxypregna-1,4-diene-3,20-dione	684	DClMDP	240, 276
		DDAVP	7, 8
		Deaminooxytocin	84
3-(Cyclopentyloxy)pregna-3,5-dien-20-one	443	Deandros	206
		Debeone-DT	535
(6α,11β,16α)-21-[(Cyclopropylcarbonyl)oxy]-6,9-difluoro-11-hydroxy-16,17-[(1-methylethylidene)bis(oxy)]pregna-1,4-diene-3,20-dione	622	Debetrol	589, 605
		Debinyl	535
		Decacort	642, 764
		Decaderm	642, 764
		Decadron	642, 651, 764, 773
		Decadronal	644, 766
Cyclosa	389	Decadron-LA	644, 645, 767
Cyclosa, component of	308	Decadron TBA	647, 769
Cycrin	315, 414	Deca-Durabol	160, 194
Cynomel	585, 599	Deca-Durabolin	160, 194
Cyomel	585, 599	Deca-Hybolin	160, 194
Cyren A	332	(3S,7X)-3,4,5,6,7,8,9,10,11,12-Decahydro-7,14,16-trihydroxy-3-methyl1H-2-benzoxacyclotetradecin-1-one	179
L-Cysteinyl-L-tyrosyl-L-phenylalanyl-L-glutaminyl-L-asapraginyl-L-cysteinyl-L-prolyl-L-lysyl glycinamide cyclic (1→6)-disulfide	10		
		Decalix	642, 764
Cystorelin	33	Decapeptyl	79
Cytadren	122	Decaprednil	709
Cytobin	585, 599	Decasone	642, 764
Cytomel	585, 599	Decortancyl	718
Cytomine	585, 599	Decortilen	722
Cytonal	359	Decortilen soluble	723
Cytostatin	361	Decortin	718
		Decortin H	709
D-138	321, 425	Decosteron	638
D-860	532, 540, 544, 552	Dectancyl	644, 766
		16-Deethyl-3-O-demethyl-16-methyl-3-O-(1-oxopropyl) monensin 26-propanoate monopotassium salt	48
D-2083	763		
D-16726	307		
Dacortilen	722		
Dacortin	718	Deflamene	676
Dalalone	651, 773	Deflan	636, 762
Dalalone DP	645, 767	Deflazacort	636, 762
Dalalone LA	645, 767	δ¹-dehydrocortisol	709
Danabol	187	1-dehydro-9α-fluorohydrocortisone	801
Danantizol	574	δ¹-dehydrohydrocortisone	709
Danazol	17	δ¹-dehydrocortisone	718
Danocrine	17	dehydrotestosterone	180
Danol	17	Dekacort	642, 764
Danovaol	17	Deladroxone	373
Daonil	468	Deladumone	343
Darglitazone	469	Delalutin	408
Darglitazone Sodium	470	Delatestryl	214
DAV Ritter	7	Delcortin	718
DBI	535	Delestrec	342

Name and Synonym Index

Delestrogen	343	Depo-Medrol	695
Delmadinone	290, 386	Depo-Medrone	695
Delmadinone Acetate	291, 387	Depo-Provera	315, 414
Delmeson	673, 790	Depostat	223, 402
Delminal	291, 387	Depotest	213
Delphicort	732	Depo-Testadiol, component of	213, 339
Delpregnin, component of	415	Depo-Testosterone	213
delta E	718	Depot-Oestromenine	334
delta F	709	Depot-Oestrromon	334
Delta-Cortef	709	Depovirin	213
Delta-Cortelan	719	Depresolone	806
Deltacortene	692	Deracil	580
deltacortisone	718	Deriglidole	471
Deltacortone	718	Dermabet	611
Deltacortril DA	708	Dermacort	679
Deltacortril Enteric	709	Dermaflor	653, 775
Deltafluorene	642, 764	Dermalar	666, 786
Deltasolone	709	Dermaplus	787
Deltasone	718	Dermathycin	121, 594
Deltastab	709	Dermatop	706
Deltison	718	Dermocortal	679
Deltisona B	692	Dermolate	679
Deluteval 2X, component of	343	Dermosol	618
Demegestone	388	Dermoval	624, 754
Demelon	162, 196	Dermovaleas	618
40-Demethyl-3,7-dideoxo-3,7-dihydroxy-N^{47}-methyl-5-oxo-candicidin D methyl ester cyclic 15,19-hemiacetal gedamycin methyl ester	225	Dermovate	624, 754
		Dermoxin	624, 754
		Dermoxinale	624, 754
		Deronil	642, 764
		Deronil, component of	642, 764
demoxytocin	84	DES	332
Demulen, component of	309, 311 356, 397	desaminooxytocin	84
		Descinolone Acetonide	640
Dentalfluoro	251	Deseronil	642, 764
Deoxycorticosterone	637	Deslorelin	67
11-deoxycorticosterone	637	Desmopressin	7
Deoxycorticosterone Acetate	638	Desmopressin Acetate	8
Deoxycorticosterone Pivalate	639	Desmospray	7
deoxycortone acetate	638	Desogen, component of	308, 309 356, 389
31-O-[6-Deoxy-4-O-(6-deoxy-2,4-di-O-methyl-α-L-mannopyranosyl)-3-O-methyl-β-D-allopyranosyl]-1-methylmocimycin	47	Desogestrel	308, 389
		Desonide	763
		Desopan	123
depAndro 100	213	Desoximetasone	641
depAndro 200	213	desoxycorticosterone	637
Depasan	101	desoxycorticosterone acetate	638
Depgynogen	339	desoxycorticosterone pivalate	639
depMedalone 40	695	desoxycortone	637
depMedalone 80	695	desoxycortone acetate	638
Depo	213	desoxycortone pivalate	639
Depo-Clinivir	315, 414	desoxymethasone	641
Depogen	339	21-desoxy-6α-methyl-9α-fluoro-prednisolone	790
Depo-Medrate	695		

Name and Synonym Index

21-desoxy-9α-fluoro-6α-methyl-prednisolone	790	Dezone	651, 773
3-desoxynorlutin	411	DHA-S	207
Destriol	346	DHEA	206
Destrone	351	Diabechlor	465, 473
Dethyrona	592, 608	Diaben	532, 540, 544, 552
Detirelix	68	Diabenal	465, 473
Detirelix Acetate	69	Diabeta	453, 468, 472, 474, 482, 527
Detyroxin	592, 608	Diabetoral	465, 473
Devazepide	560	Diabetosan	496, 525
Deverol	133	Diabewas	546, 553
Dexabene	651, 773	Diabex	496, 525
Dexacidin, component of	642, 764	Diabinese	465, 473
Dexacortal	642, 764	diabiphage	472
Dexacortin	642, 764	Diabiphage	472, 474
Dexacortisyl	644, 766	Diabrin	460
Dexafarma	642, 764	1α,7α-Diacetylthio-17β-hydroxy-17α-methylandrost-4-en-3-one	218
Dexa-Mamallet	642, 764		
Dexameth	642, 764		
Dexamethasone	642, 764	Diacort	653, 775
Dexamethasone Acefurate	643, 765	Di-Adreson	718
dexamethasone 21-acetate	644	Di-Adreson-F	715
dexamethasone 21-(dihydrogen phosphate) disodium salt	651, 773	Diaformin	525
		Dianabol	187
dexamethasone 21-isonicotinate	649, 771	Diandrone	206
dexamethasone 21-phosphate disodium salt	651, 773	Diapid	10
		Diaster	635
Dexamethasone Acetate	644, 766	Diasulfon	532, 540, 544, 552
Dexamethasone Acetate Monohydrate	645, 767	Diatensec	133
		Dibein	535
Dexamethasone tert-butyl-acetate	647, 769	Dibetos	460
		Dibotin	475
Dexamethasone Diethylamino-acetate	646, 768	β-(3,5-Dibromo-4-hydroxyphenyl)alanine	571
Dexamethasone Dimethyl-butyrate	647, 769	3,5-Dibromo-L-tyrosine Monohydrate	571
Dexamethasone Dipropionate	648, 770	(±)-4-(3,4-Dichlorobenzamido)-N-(3-methoxypropyl)-N-pentyl-glutaramic acid	563
Dexamethasone Isonicotinate	649, 771		
Dexamethasone Palmitate	650, 772		
Dexamethasone Sodium Phosphate	651, 773	(R)-4-(3,4-Dichlorobenzamido)-N-(3-methoxypropyl)-N-pentyl-glutaramic acid	561
Dexamonozon	642, 764		
Dexapos	642, 764	(6α,11β,16α)-9,11-Dichloro-6,21-difluoro-16,17-[(1-methylethylidene)bis(oxy)]pregna-1,4-diene-3,20-dione	730
Dexa-sine	642, 764		
Dexasone	642, 764		
Dexinoral	642, 764		
Dexloxiglumide	561	9,11β-Dichloro-17,21-dihydroxy-16α-methylpregna-1,4-diene-3,20-dione	807
dexnorgestrel	428		
dexnorgestrel acetime	425		
Dextroid	592, 608	9,11β-Dichloro-17,21-dihydroxy-16α-methylpregna-1,4-diene-3,20-dione dibutyrate	808
dextronorgestrel	323, 429		
dextrothyroxine sodium	592, 608		
Dezacor	636, 762	(6α,11β,16α)-9,11-Dichloro-6-	

Name and Synonym Index

fluoro-21-hydroxy-16,17-[(1-methylethylidene)bis(oxy)]pregna-1,4-diene-3,20-dione 656
(11β,16α)-9,21-Dichloro-17-[(2-furanylcarbonyl)oxy]-11-hydroxy-16-methylpregna-1,4-diene-3,20-dione 810
(Dichloromethylene)diphosphonic acid 239, 275
Dicirenone 127
Dicromil 389
Dicromil, component of 308
9,10-Didehydro-N-[(S)-2-hydroxy-1-methylethyl]-6-methylergoline-8β-carboxamide 85
9,10-Didehydro-N-[(S)-2-hydroxy-1-methylethyl]-6-methylergoline-8β-carboxamide maleate (1:1) (salt) 86
9,10-Didehydro-N-[(S)-1-(hydroxymethyl)propyl]-6-methylergoline-8β-carboxamide 89
9,10-Didehydro-N-[(S)-1-(hydroxymethyl)propyl]-6-methylergoline-8β-carboxamide maleate (1:1) (salt) 90
9,10-Didehydro-N-[(S)-1-(hydroxymethyl)propyl]-6-methylergoline-8β-carboxamide tartrate (2:1) (salt) 91
3-(9,10-Didehydro-6-methyl-ergolin-8α-yl)-1,1-diethylurea 107
3-(9,10-Didehydro-6-methyl-ergolin-8α-yl)-1,1-diethylurea maleate 108
O-4,6-Dideoxy-4-[[[1S-(1α,4α,5β,6α)]-4,5,6-trihydroxy-3-(hydroxymethyl)-2-cyclohexen-1-yl]amino]-α-D-glucopyranosyl-(1→4)-O-α-D-glucopyranosyl-(1→4)-D-glucose 495
Didronel 242, 263, 278
Dienestrol 330
Dienestrol Diacetate 331
dienoestrol 330
Dienogest 390
Dienol 330, 390
5,5-Diethyldihydro-2-thioxo-4,6(1H,5H)-pyrimidinedione 579
(E)-1,1'-(1,2-Diethyl-1,2-ethenediyl)bis[4-methoxybenzene] 334
(E)-4,4'-(1,2-Diethyl-1,2-ethenediyl)bisphenol 332
(E)-4,4'-(1,2-Diethyl-1,2-ethenediyl)bisphenol diphosphate 333, 358
(E)-4,4'-(1,2-Diethyl-1,2-ethenediyl)bisphenol diphosphate tetrasodium salt 359
4,4'-(1,2-Diethylethylene)di-o-cresol 365
4,4'-(1,2-Diethylethylene) diphenol 360
4,4'-(1,2-Diethylethylene) diphenoldiphosphate 361
N,N-Diethylglycine (11β)-11,17-dihydroxy-3,20-dioxopregn-4-en-21-yl ester 677
N,N-Diethylglycine (11β)-11,17-dihydroxy-3,20-dioxopregn-4-en-21-yl ester hydrochloride 678
4,4'-(1,2-Diethylidene-1,2-ethanediyl)bisphenol 330
4,4'-(1,2-Diethylidene-1,2-ethanediyl)bisphenol diacetate 331
21-N,N-diethylglycinate 707
1,1-Diethyl-3-(6-methylergolin-8α-yl)urea 112
1,1-Diethyl-3-(6-methylergolin-8α-yl)urea maleate 113
4,4'-(1,2-Diethyl-3-methyl trimethylene)diphenol 325
(±)-N,N-Diethyl-N'-[(3R*,4aR*,10aS*)-1,2,3,4,4a,5,10,10a-octahydro-6-hydroxy-1-propylbenzo[g]quinolin-3-yl]sulfamide 110
(±)-N,N-Diethyl-N'-[(3R*,4aR*,10aS*)-1,2,3,4,4a,5,10,10a-octahydro-6-hydroxy-1-propyl-benzo[g]quinolin-3-yl]sulfamide hydrochloride 111
Diethylstilbestrol 332
Diethylstilbestrol Diphosphate 333
Diflorasone 652, 774
Diflorasone Diacetate 653, 775
Diflucortolone 654, 776
Diflucortolone Pivalate 655, 777
(6α,11β,16α)-6,9-Difluoro-11,21-dihydroxy-16,17-[(1-methylethylidene)bis(oxy)]pregna-1,4-diene-3,20-dione 666
(6α,11β,16α)-6,9-Difluoro-11,21-dihydroxy-16,17-[(1-methylethylidine)bis(oxy)]pregna-

Name and Synonym Index

1,4-diene-3,20-dione 786
(6α,11β,16α)-6,9-Difluoro-11,21-dihydroxy-16-methylpregna-1,4-diene-3,20-dione 654, 776
(6α,11β,16α)-6,9-Difluoro-11,21-dihydroxy-16-methylpregna-1,4-diene-3,20-dione 21 pivalate 655, 777
(6α,11β,16α)-6,9-Difluoro-11-hydroxy-21,21-dimethoxy-16,17-[(1-methylethylidene)bis(oxy)]pregna-1,4-diene-3,20-dione 662
(6α,11β,16α)-6,9-Difluoro-11-hydroxy-16,17-[(1-methylethylidene)bis(oxy)]-21-(1-oxopropoxy)pregna-1,4-diene-3,20-dione 724
(6α,11β,16α)-6,9-Difluoro-11-hydroxy-16-methyl-3-oxoandrosta-1,4-diene-17-carbothioic acid S-methyl ester 725
(6α,11β,16α)-6,9-Difluoro-11-hydroxy-16-methyl-3-oxo-17-(oxopropoxy)androsta-1,4-diene-17-carbothioic acid S-methyl ester 726
6α,9α-difluoro-16β-methyl-prednisolone 652, 774
2,7-Difluorospiro[fluorene-9,4'-imidazolidine]-2',5'-dione 448
(6α,11β,16α)-6,9-Difluoro-11,17,21-trihydroxy-16-methylpregna-1,4-diene-3,20-dione 652, 659 774, 783
(6α,11β,16α)-6,9-Difluoro-11,17,21-trihydroxy-16-methylpregna-1,4-diene-3,20-dione 21-acetate 660, 784
(6α,11β,16α)-6,9-Difluoro-11,17,21-trihydroxy-16-methylpregna-1,4-diene-3,20-dione 21-pivalate 661, 785
Difluprednate 778
Difoafonal 240, 276
Difulal 653, 775
4-(9,10-Dihydro-4H-benzo[4,5]cyclohepta[1,2-b]thien-4-ylidene)-1-methylpiperidine 170
4-(9,10-Dihydro-4H-benzo[4,5]cyclohepta[1,2-b]thien-4-ylidene)-1-methylpiperidine hydrochloride 171
4-(9,10-Dihydro-4H-benzo[4,5]cyclohepta[1,2-b]thien-4-ylidene)-1-methylpiperidine malate 172
1,3-Dihydro-1,3-bis(hydroxymethyl)-2H-benzimidazole-2-thione 578
dihydrofollicular hormone 337
dihydrofolliculin 337
15α,16α-Dihydro-17-hydroxy-7α-mercapto-3-oxo-3'H-cyclopropa[15,16]-17α-pregna-1,4,15-triene-21-carboxylic acid γ-lactone acetate 129
1-[2-[p-(3,4-Dihydro-6-methoxy-2-phenyl-1-naphthyl)phenoxy]ethyl]pyrrolidine 294
1-[2-[p-(3,4-Dihydro-6-methoxy-2-phenyl-1-naphthyl)phenoxy]ethyl]pyrrolidine hydrochloride 295
3,4-Dihydro-2-(p-methoxyphenyl)-1-naphthyl-p-[2-(1-pyrrolidinyl)ethoxy] phenyl ketone 305
3,4-Dihydro-2-(p-methoxyphenyl)-1-naphthyl-p-[2-(1-pyrrolidinyl)ethoxy] phenyl ketone methane sulfonate 306
(S)-N-(2,3-Dihydro-1-methyl-2-oxo-5-phenyl-1H-1,4-benzodiazepin-3-yl)indole-2-carboxamide 560
3,4-Dihydro-4-oxo-3-[[5-(trifluoromethyl)-2-benzothiazolyl]methyl]-1-phthalazine acetic acid 452, 559
dihydrospirorenone 392
dihydrotheelin 337
2,3-Dihydro-2-thioxo-4(1H)-pyrimidinone 580
11β,21-Dihydroxy-3,20-dioxo-pregn-4-en-18-al 609
4,17β-Dihydroxy-estr-4-en-3-one 167
4,17β-Dihydroxy-estr-4-en-3-one 17-cyclopentane-propionate 168
Dihydroxyestrin 337
(E,Z)-(1R,2R,3R,5S)-7-[3,5-Dihydroxy-2-[(3S)-(3-hydroxy-3-methyl-1-octenyl)]cyclopentyl]-5-heptenoic acid 80
(E,Z)-(1R,2R,3R,5S)-7-[3,5-Dihydroxy-

Name and Synonym Index

2-[(3S)-(3-hydroxy-3-methyl-1-octenyl)]cyclopentyl]-5-heptenoic acid compound with 2-amino-2-(hydroxymethyl)-1,3-propanediol	82
(E,Z)-(1R,2R,3R,5S)-7-[3,5-Dihydroxy-2-[(3S)-(3-hydroxy-1-octenyl)]cyclopentyl]-5-heptenoic acid	97
(E,Z)-(1R,2R,3R,5S)-7-[3,5-Dihydroxy-2-[(3S)-(3-hydroxy-1-octenyl)]cyclopentyl]-5-heptenoic acid compound with 2-amino-2-(hydroxymethyl)-1,3-propanediol (1:1)	98
(11β)-11,17-Dihydroxy-21-mercaptopregn-4-ene-3,20-dione	817
4,17β-Dihydroxy-17α-methylandrost-4-en-3-one	169
4,17β-Dihydroxy-17-methylandrost-4-en-3-one	204
(11β,16α)-11,21-Dihydroxy-16,17-[(1-methylethylidene)bis(oxy)]pregna-1,4-diene-3,20-dione	763
(11β)-11,17-Dihydroxy-16-methylene-3,20-dioxopregna-1,4-dien-21-yl N,N-diethylaminoacetate hydrochloride	723
(6α,11β)-11,17-Dihydroxy-6-methyl-21-[[8-[methyl(2-sulfoethyl)amino]-1,8-dioxooctyl]oxy]pregna-1,4-diene-3,20-dione monosodium salt	700, 809
11α,17β-Dihydroxy-17-methyl-3-oxoandrosta-1,4-diene-2-carboxaldehyde	149
(6α,11β)-11,17-Dihydroxy-6-methyl-21-(phosphonooxy)-pregna-1,4-diene-3,20-dione	696
(6α,11β)-11,17-Dihydroxy-6-methyl-21-(phosphonooxy)-pregna-1,4-diene-3,20-dione disodium salt	698
(11β)-11,17-Dihydroxy-21-(4-methyl-1-piperazinyl)pregna-1,4-diene-3,20-dione	805
(11β)-11,17-Dihydroxy-21-(4-methyl-1-piperazinyl)pregna-1,4-diene-3,20-dione monohydrochloride	806
(16β)-17,21-Dihydroxy-16-methylpregna-1,4-diene-3,11,20-trione	692
(11β)-11,21-Dihydroxy-17-(1-oxobutoxy)pregna-1,4-diene-3,20-dione	683
(11β)-11,17-Dihydroxy-21-[[[(1-oxooctadecyl)oxy]acetyl]oxy]pregna-1,4-diene-3,20-dione	716
(11β)-11,21-Dihydroxy-17-[(1-oxopentyl)oxy]pregna-1,4-diene-3,20-dione	690, 720
(11β)-11,17-Dihydroxy-21-(phosphonooxy)pregna-1,4-diene-3,20-dione	685
(11β)-11,17-Dihydroxy-21-(phosphonooxy)pregna-1,4-diene-3,20-dione disodium salt	688, 714
17,21-Dihydroxypregna-1,4-diene-3,11,20-trione	718
(11β)-11,21-Dihydroxypregn-4-ene-3,20-dione	632
16α,17-Dihydroxypregn-4-ene-3,20-dione	742
(R)-16α,17-Dihydroxypregn-4-ene-3,20-dione cyclic acetal with acetophenone	373
17,21-Dihydroxypregn-4-ene-3,20-dione	761
16α,17-Dihydroxypregn-4-ene-3,20-dione cyclic acetal with acetone	743
14,17-Dihydroxypregn-4-ene-3,20-dione cyclic acetal with propionaldehyde	439
17,21-Dihydroxypregn-4-ene-3,11,20-trione	633
17,21-Dihydroxypregn-4-ene-3,11,20-trione 21-acetate	634
16α,17-dihydroxyprogesterone	742
11β,17α-Dihydroxy-17-propionylandrost-4-en-3-one	814
11β,17α-Dihydroxy-17-propionylandrost-4-en-3-one 17-butyrate	815
(11β)-11,17-Dihydroxy-21-[(3-sulfobenzoyl)oxy]pregna-1,4-diene-3,20-dione monosodium salt	713
3,5-Diodo-4-hydroxy-β-phenylalanine	572
3,5-Diiodotyrosine	572
Dilar	705
Dilaster	635
Dillar	705

Name and Synonym Index

Dimelin	454, 476	oxobutoxy)-9-fluoro-11-	
Dimelor	454, 476	hydroxy-16,17-[(1-methyl-	
Dimenformon	337	ethylidene)bis(oxy)]pregna-	
Dimestrol	334	1,4-diene-3,20-dione	738
Dimethisterone	391	(11β)-21-(2,2-Dimethyl-1-oxo-	
[3-(Dimethylamino)-1-hydroxy-		propoxy)-11,17-dihydroxy	
propylidene]diphosphonic acid	244	pregna-1,4-diene-3,20-dione	717
11β-[p-(Dimethylamino)phenyl]-		21-(2,2-Dimethyl-1-oxopropoxy)	
17β-hydroxy-17-[(Z)-3-hydroxy-		pregn-4-ene-3,20-dione	639
propenyl]estra-4,9-diene-3-one	410	(11β)-21-[(2,2-Dimethyl-1-oxo	
11β-[p-(Dimethylamino)phenyl]-		propyl)thio]-11,17-dihydroxy	
17α-hydroxy-17-[3-hydroxy-		pregn-4-ene-3,20-dione	818
propyl]-13α-estra-4,9-diene-		6,17-Dimethylpregna-4,6-diene-	
3-one	432	3,20-dione	412
N,N-Dimethylbiguanide	524	7α,17-dimethyltestosterone	144
N,N-dimethylbiguanide	525	Dimetriose	18
6β,7β,15β,16β-Dimethylene-3-		Dimetrose	18
oxo-4-androstene[17-β-1')-		Dinoprost	96, 97
spiro-5']perhydrofuran-		Dinormon	642, 764
2'-one	392	Dinovex	330, 390
6-[O-(1,1-Dimethylethyl)-D-serine]-		Dioderm	679
10-deglycineanide luteinizing		Diogyn	337
hormone-releasing factor (pig)-		Diogyn E	309, 356
2-(aminocarbonyl)hydrazide	70	Diogynets	337
6-[O-(1,1-Dimethylethyl)-D-serine]-		Diolandrone	150
9-(N-ethyl-L-prolinamide)-10-		Diolostene	150
deglycinamideluteinizing hormone		17-[(1,3-Dioxododecyl)oxy]	
releasing factor (pig)	21	androst-4-en-3-one	215
6-[O-(1,1-Dimethylethyl)-D-serine]-		Dipar	475
9-(N-ethyl-L-prolinamide)-10-		(Z)-2-[p-(1,2-Diphenyl-1-butenyl)	
deglycinamideluteinizing hormone		phenoxy]-N,N-dimethyl-	
releasing factor (pig) acetate	22	ethylamine	301
6-[O-(1,1-Dimethylethyl)-D-serine]-		(Z)-2-[p-(1,2-Diphenyl-1-butenyl)	
9-(N-ethylprolinamide)-10-		phenoxy]-N,N-dimethyl-	
deglycinamideluteinizing hormone-		ethylamine citrate	302
releasing factor (pig)	65	Diphos	278
6-[O-(1,1-Dimethylethyl)-D-serine]-		Diproderm	616
9-(N-ethylprolinamide)-10-		Diprolene	611, 616
deglycinamideluteinizing		Diprophos	616
hormone-releasing factor		Diprosis	616
(pig) monoacetate	66	Diprosone	616
dimethylhexestrol	365	Dira	133
6α,21-Dimethyl-17β-hydroxy-		Dironyl	113
17α-pregn-4-en-20-yn-3-one	391	Di-Sipidin	13, 95
N,N-Dimethylimidocarbonimidic		Disodium [(benzylamidino)amidino]	
diamide	525	phosphoramidate	458
N,N-Dimethylimidodicarbon-		Disodium [(benzylamidino)amidino]	
imidic diamide mono-		phosphoramidate monohydrate	457
hydrochloride	496	Disodium dihydrogen(1-hydroxy-	
(11β)-21-(3,3-Dimethyl-1-oxo-		2-imidazol-1-yl-ethylidene)	
butoxy)-11,17-dihydroxy		diphosphonate tetrahydrate	256, 270
pregna-1,4-diene-3,20-dione	711	Disodium dihydrogen (1-hydroxy-	
(11β,16α)-21-(3,3-Dimethyl-1-		ethylidene)diphosphonate	242

Name and Synonym Index

	263, 278	Ebiratide	3
Disodium dihydrogen (3-amino-1-hydroxypropylidene)		Econopred	710
		Ecoval 70	618
diphosphonate pentahydrate	265, 280	ECP	339
Disodium dihydrogen		ED	310, 396
[[(p-chlorophenyl)thio]methylene]		EE$_3$ME	316, 363
diphosphonate	254	Efcolin	681
	268, 283	Efcortelan	679
disodium prednisolone 21-		Efcortelan Soluble	689
phosphate	714	Efcortesol	688
Disynformon	351	Efflumidex	673, 790
Ditate, component of	214, 343	Efrotomycin	47
DL-458-IT	636, 762	EGIS-5660	298
DMDP	239, 275	EHDP	241, 262, 277
DMGG	524	EL-737	54
Doca	638	Elcatonin	261
Dodecahydro [7S-(7α,7aα,14α,		Elcitonin	261
14aβ)]-7,14-methano-2H,6H-		Eldecort	679
dipyrido[1,2-a:1',2'-e][1,5]		Electrocortin	609
diazocine	100	Elipten	122
Dodecahydro [7S-(7α,7aα,14α,		Elocon	810
14aβ)]-7,14-methano-2H,6H-		Emdabol	218
dipyrido[1,2-a:1',2'-e][1,5]		Emdabolin	218
diazocine sulfate (1:1)		Emovate	626, 756
pentahydrate	101	Enantone	73
Dolipol	532, 540, 544, 552	Enarmon	217
Domestrol	332	Enavid	423
Dopergin	108	Enclomiphene	292
Dorcostrin	638	enclomiphene [trans-form]	289
Dostinex	104	Encorton	718
Drenison	675, 792	Endocorion	24
Dried thyroid	586	Endofolliculina	351
Drocinonide	779	endrisone	780
Drocort	675, 792	Endrysone	780
Drospirenone	392	Englitazone	477
Drotic, component of	679	Englitazone Sodium	478
Droxone	373	Enovid	423
Dufaston	393	Enovid, component of	316, 320, 363
Duodenal mucosal hormone	547	Enoxolone	781
Duphaston	393	Entyderma	748
Durabetason	617	Enzaprost F	96, 97
Durabol	163, 197	Epalrestat	447
Durabolin	163, 197	Epifoam	681
Durabolin-O	148	Epimestrol	28
Duraphat	251	Epitopic	778
Duraspiron	133	Eplerenone	128
DV	330, 390	4α,5α-Epoxy-3,17β-dihydroxy	
Dydrogesterone	393	androst-2-ene-2-carebonitrile	123
Dymelor	454, 476	21,23-Epoxy-19,24-dinor-17α-	
Dyneric	26	chola-1,3,5(10)-7,20,22-	
Dynothel	592, 608	hexaene-3,17-diol 3-acetate	348
		9,11α-Epoxy-17-hydroxy-3-oxo-	
		17α-pregn-4-ene-7α,21-	

Name and Synonym Index

dicarboxylic acid γ-lactone methyl ester	128	propanoate	339
Epristeride	221	(17β)-Estra-1,3,5(10)-triene-3,17-diol 3,17-dipropionate	340
Equilenin	335	(17β)-Estra-1,3,5(10)-triene-3,17-diol 17-heptanoate	341
Equilin	336	(17β)-Estra-1,3,5(10)-triene-3,17-diol 17-undecanoate	342
Equipoise	181		
Ergobasin	85		
Ergoklinine	85	(17β)-Estra-1,3,5(10)-triene-3,17-diol 17-valerate	343
Ergonovine	85		
Ergonovine Maleate	86	Estrazinol Hydrobromide	345
ergopmetrine	85	Estrex	291, 387
Ergostetrine	85	Estring Vaginal Ring	337
Ergotocine	85	Estriol	346
Ergotrate	85	estriol 3-cyclopentyl ether	371
Ergotrate Maleate	86	Estriol Succinate	347
Ermetrine	86	Estrobene	332
EsCort	706	Estroclim	337
Esiclene	149	Estrodienol	330, 390
Esperson	641	Estrofem	339
Estan, component of	189	Estrofurate	348
Estigyn	356	Estrogens, Conjugated	349
Estinyl	309, 356	Estrogens, Esterified	350
Estopherol, component of	309, 356	Estrol	351
Estostep, component of	309, 356	Estrone	351
Estratest, component of	189, 350	Estrone Acetate	352
Estra-1,3,5(10)-triene-3,16α,17β-triol	346	Estrone Methyl Ether	353
		Estrone Propionate	354
Estra-1,3,5(10)-triene-3,16α,17β-triol 16,17-bis(sodium-hemisuccinate)	347	Estrone Sulfate Piperazine Salt	355
		estropipate	355
		Estroral	330, 390
Estrace	337	Estrostep, component of	319
Estraderm	337	Estrosyn	332
Estraderm TTS	337	Estrovis	372
Estradiol	337	Estrugenone	351
Estradiol Benzoate	338	Estrusol	351
Estradiol Cypionate	339	Etadrol	671
Estradiol Dipropionate	340	Etalontin, component of	319, 422
Estradiol Enanthate	341	ethamicort	678
Estradiol 17-Nicotinate 3-Propionate	344	Ethinyl Estradiol	309, 356
		ethinylestrenol	411
Estradiol Undecylate	342	17α-Ethinyl-17β-hydroxyestr-4-ene	411
Estradiol Valerate	343		
Estr-4-ene-3β,17β-diol	142	Ethisterone	394
Estr-4-ene-3β,17β-diol dipropionate	143	(11β,17α)-17-[(Ethoxycarbonyl)-oxy]-11-hydroxy-3-oxoandrosta-1,4-diene-17-carboxylic acid chloromethyl ester	804
Estrapronicate	344		
Estratab	350		
(17β)-Estra-1,3,5(10)-triene-3,17-diol	337	(11β)-17-[(Ethoxycarbonyl)oxy]-11-hydroxy-21-(1-oxopropoxy)-pregna-1,4-diene-3,20-dione	706
(17β)-Estra-1,3,5(10)-triene-3,17-diol 3-benzoate	338		
(17β)-Estra-1,3,5(10)-triene-3,17-diol 17β-cyclopentane-		(-)-(R)-5-[2-[[2-(o-Ethoxyphenoxy)-ethyl]amino]propyl]-2-methoxybenzenesulfonamide	231

Name and Synonym Index

(−)-(R)-5-[2-[[2-(o-Ethoxyphenoxy)-ethyl]amino]propyl]-2-methoxybenzenesulfonamide hydrochloride 233
(±)-(R)-5-[2-[[2-(o-Ethoxyphenoxy)ethyl]amino]propyl]-2-methoxybenzenesulfonamide hydrochloride 232
(+)-(S)-5-[2-[[2-(o-Ethoxyphenoxy)ethyl]amino]propyl]-2-methoxybenzenesulfonamide hydrochloride 234
Ethy 11 356
Ethylestrenol 148
α-Ethyl-6-[5-[2-(5-ethyltetrahydro-5-hydroxy-6-methyl-2H-pyran-2-yl)-15-hydroxy-2,10,12-trimethyl-1,6,8-trioxadispiro[4.1.5.3]pentadec-13-en-9-yl]-2-hydroxy-1,3-dimethyl-4-oxoheptyl]tetrahydro-3,5-dimethyl-2H-pyran-2-acetic acid 50
(−)-13-Ethyl-17α-hydroxy-18,19-dinorpregn-4-en-20-yn-3-one 428
(+)-13-Ethyl-17α-hydroxy-18,19-dinorpregn-4-en-20-yn-3-one 429
(−)-13-Ethyl-17-hydroxy-18,19-dinor-17α-pregn-4-en-20-yn-3-one 324, 409
(+)-13-Ethyl-17-hydroxy-18,19-dinor-17α-pregn-4-en-20-yn-3-one 323
(+)-13-Ethyl-17-hydroxy-18,19-dinor-17α-pregn-4-en-20-yn-3-one oxime acetate 321
(±)-13-Ethyl-17α-hydroxy-18,19-dinorpregn-4-en-20-yn-3-one 427
(±)-13-Ethyl-17β-hydroxy-18,19-dinorpregn-4-en-3-one 166
(±)-13-Ethyl-17-hydroxy-18,19-dinor-17α-pregn-4-en-20-yn-3-one 322
13-Ethyl-17-hydroxy-18,19-dinor-17α-pregn-4,15-dien-20-yn-3-one 401
13-Ethyl-17-hydroxy-18,19-dinor-17α-pregn-4,9,11-trien-20-yn-3-one 403
13-Ethyl-17-hydroxy-18,19-dinor-17α-pregna-4,15-dien-20-yn-3-one 312
13-Ethyl-17-hydroxy-18,19-dinor-17α-pregna-4,9,11-trien-20-yn-3-one 18

16β-Ethyl-17β-hydroxyestr-4-en-3-one 229
17α-Ethyl-17β-hydroxyestr-4-en-3-one 201
13-Ethyl-17-hydroxy-11-methylene-18,19-dinor-17α-pregn-4-en-20-yn-3-one 398
1-Ethyl-2-(p-hydroxyphenyl)-3-methylindol-5-ol diacetate (ester) 307
1-[2-[p-[(E)-β-Ethyl-α-(p-iodophenyl)styryl]phenoxy]ethyl]pyrrolidine 243
13-Ethyl-11-methylene-18,19-dinor-17α-pregn-4-en-20-yn-17-ol 308, 389
5-Ethyl-6-methyl-4-phenyl-3-cyclohexene-1-carboxylic acid 357
Ethyl 3-methyl-2-thioimidazoline-1-carboxylate 570
(±)-5-[p-[2-[(5-Ethyl-2-pyridyl)ethoxy]benzyl]-2,4-thiazolidine dione 536, 565
(±)-5-[p-[2-[(5-Ethyl-2-pyridyl)ethoxy]benzyl]-2,4-thiazolidine dione monohydrochloride 537, 566
(11β,17α)-17-(Ethylthio)-9-fluoro-11-hydroxy-17-(methylthio)androsta-1,4-diene-3-one 729
Ethynerone 395
Ethynodiol 310, 396
Ethynodiol Diacetate 311, 397
17α-Ethynylestra-1,3,5(10)-triene-3,16α,17β-triol 3-cyclopentyl ether 368
17α-Ethynyl-17β-hydroxyandrost-4-en-3-one 394
Eticyclin 356
Eticylol 356
Etidron 242
 263, 278
Etidronic Acid 241
 262, 277
Etidronic Acid Disodium Salt 242
 263, 278
Etivex 356
Etoformin 479
Etoformin Hydrochloride 480
Etonogestrel 398
EU-4906 230
Eulipos 592, 608
Eumovate 626, 756
Eunal 108

Name and Synonym Index

Euteberol	133	Florinse	251
Euthroid	597	Florocid	251
Euthyrox	582	Florone	653, 775
Euvaderm	615	Flovent	794
Evacort	679	Fluaton	673, 790
Everone	214	Fluazacort	782
Evorel	337	flubenisolone	611
Exlutena	411	Flucam	746
Exluton	411	fluclorolone acetonide	656
Exlutona	411	Flucloronide	656
Extracort	732	Flucort	659, 783
		Fluderma	676
		Fludrocortisone	657
facteur thymique serique	600	fludrocortisone 21-acetate	658
Factrel	34, 39	Fludrocortisone Acetate	658
Fareston	304	fludroxycortide	675, 792
Farlutal	315, 414	flumetasone	659, 783
Favistan	574	flumetasone 1-acetate	660, 784
FC-1157a	304	flumetasone 21-pivalate	661, 785
FCE-21336	104	Flumethasone	659, 783
Feguanide	535	Flumethasone Acetate	660, 784
Felypressin	9	Flumethasone Pivalate	661, 785
Femestrone Inj.	351	Flumetholon	673, 790
Feminone	356	Flumoxonide	662
Femodene, component of	401	Flunase	794
Femovan, component of	401	Flunisolide [anhydrous]	663
Femulen	311, 397	Flunisolide Acetate	664
Fenestrel	357	Flunisolide Hemihydrate	665
fenformin	475	fluocinolide (obsolete)	787
fenormin	475	fluocinolide acetate	787
Fermidyn	351	Fluocinolone Acetonide	666, 786
Ferolactan	63	fluocinolone acetonide	
Fertagyl	38	acetate	787
Fertiletten	380	Fluocinonide	787
Fertinorm	29	Fluocortin	788
Fertiral	38	Fluocortin Butyl	789
Fertodur	27	Fluocortolone	667
Fl-5852	168	fluocortolone 21-hexanoate	668
Fl 6337	109	Fluocortolone Caproate	668
Fl-6341	676	Fluocortolone Pivalate	669
Fiasone (amp)	712	fluocortolone trimethylacetate	669
Ficoid	668	fluodrocortisone	657
Ficortril	679	fluoformylon	676
Finaplix	177	fluohydrisone	657
Finasteride	222	fluohydrocortisone	657
Finastid	222	Fluonid	666, 786
FK-366	451	fluorandrenolone	675, 792
Flamasone	709	9α-fluorcortisol	657
Flantadin	636, 762	fluormetholon	673, 790
Flarex	674, 791	Fluormone	642, 764
Flixonase	794	6α-fluoro-1-dehydrohydro-	
Flixotide	794	cortisone	671
Florinef	658	6α-fluorodexamethazone	659, 783

Name and Synonym Index

(6β,11β)-9-Fluoro-1',4'-dihydro-11,21-dihydroxy-2'H-naptho[2',3':16,17]pregna-1,4-diene-3,20-dione — 702

(6β,11β)-9-Fluoro-1',4'-dihydro-11,21-dihydroxy-2'H-naptho[2',3':16,17]pregna-1,4-diene-3,20-dione monohydrate — 701

(S)-6-Fluoro-2,3-dihydrospiro[4H-1-benzopyran-4,4'-imidazolidine]-2',5'-dione — 449

9-Fluoro-11β,17β-dihydroxy-17-methylandrost-4-en-3-one — 184

(6α,11β,16α)-6-Fluoro-11,21-dihydroxy-16,17-[(1-methylethylidene)bis(oxy)]pregna-1,4-diene-3,20-dione — 663

(6α,11β,16α)-6-Fluoro-11,21-dihydroxy-16,17-[(1-methylethylidene)bis(oxy)]pregna-1,4-diene-3,20-dione 21-acetate — 664

(6α,11β,16α)-6-Fluoro-11,21-dihydroxy-16,17-[(1-methylethylidene)bis(oxy)]pregna-1,4-diene-3,20-dione hemihydrate — 665

(6α,11β,16α)-6-Fluoro-11,21-dihydroxy-16,17-[(1-methylethylidene)bis(oxy)]pregn-4-ene-3,20-dione — 675, 792

(11β,16α)-9-Fluoro-11,21-dihydroxy-16,17-[(1-methylethylidene)bis(oxy)]pregna-1,4-diene-3,20-dione — 732

(11β,16α)-9-Fluoro-11,21-dihydroxy-16-methylpregna-1,4-diene-3,20-dione — 641

(6α,11β)-9-Fluoro-11,17-dihydroxy-6-methylpregna-1,4-diene-3,20-dione — 673, 790

(6α,11β)-9-Fluoro-11,17-dihydroxy-6-methylpregna-1,4-diene-3,20-dione 17-acetate — 674, 791

(6α,11β,16α)-6-Fluoro-11,21-dihydroxy-16-methylpregna-1,4-diene-3,20-dione — 667

(6α,11β,16α)-6-Fluoro-11,21-dihydroxy-16-methylpregna-1,4-diene-3,20-dione 21-hexanoate — 668

(6α,11β,16α)-6-Fluoro-11,21-dihydroxy-16-methylpregna-1,4-diene-3,20-dione 21-pivalate — 669

(6α,11β)-6-Fluoro-11,21-dihydroxy-17-[(1-oxopentyl)oxy]pregna-1,4-diene-3,20-dione — 672

9-Fluoro-11β,17-dihydroxypregn-4-ene-3,20-dione 17-acetate — 399

9α-fluorohydro-cortisone — 655

(6α,11β,16α)-6-Fluoro-11-hydroxy-16-methyl-3,20-dioxopregna-1,4-dien-21-oic acid — 788

(6α,11β,16α)-6-Fluoro-11-hydroxy-16-methyl-3,20-dioxopregna-1,4-dien-21-oic acid butyl ester — 789

(11β,16α)-9-Fluoro-11-hydroxy-16,17-[(1-methylethylidene)bis(oxy)]pregna-1,4-diene-3,20-dione — 640

(11β,16α)-9-Fluoro-11-hydroxy-16,17-[(1-methylethylidene)bis(oxy)]pregna-1,4-diene-3,20-dione 21-hemisuccinate — 733

(11β,16α)-9-Fluoro-11-hydroxy-16,17-[1-methylethylidinebis(oxy)]-21-(phosphonooxy)pregna-1,4-diene3,20-dione disodium salt — 734

(11β,16β,17α)-9-Fluoro-11-hydroxy-16-methyl-3-oxoandrosta-1,4-diene-17-carbothioic acid S-methyl ester — 728

9α-fluoro-16α-hydroxyprednisolone — 732

Fluorometholone — 673, 790

Fluorometholone Acetate — 674, 791

(-)-(S)-N-(5-Fluoro-2-methoxy-α-methylbenzyl)-2-[p-[(5-isobutyl-2-pyrimidinyl)sulfamoyl]phenyl]acetamide — 487

S-Fluoromethyl 6α,9-difluoro-11β,17-dihydroxy-16α-methyl-3-oxoandrosta-1,4-diene-17β-carbothioate 17-propionate — 794

S-Fluoromethyl 6α,9-difluoro-11β,17-dihydroxy-16α-methyl-3-oxoandrosta-1,4-diene-17β-carbothioic acid — 793

Fluor-Op — 673, 790

(17α)-2'-(4-Fluorophenyl)-2'H-pregna-2,4-dien-20-yno[3,2-c]pyrazol-17-ol — 703

Name and Synonym Index

9-fluoroprednisolone	801
(11β,16α)-9-Fluoro-11,16,17,21-tetrahydroxypregna-1,4-diene-3,20-dione	731
(11β,16α)-9-Fluoro-11,16,17,21-tetrahydroxypregna-1,4-diene-3,20-dione with acetone 21-(2-benzofurancarboxylate)	737
(R)-9-Fluoro-11β,16α,17,21-tetrahydroxypregna-1,4-diene-3,20-dione cyclic 16,17-acetal with 3-pentanone	744
(R)-9-Fluoro-11β,16α,17,21-tetrahydroxypregna-1,4-diene-3,20-dione cyclic 16,17-acetal with acetophenone	745
9-Fluoro-11β,16α,17,21-tetrahydroxy-5α-pregnane-3,20-dione cyclic 16,17-acetal with acetone	779
(6α,11β,16α)-6-Fluoro-11,17,21-trihydroxy-16-methylpregna-1,4-diene-3,20-dione	704
(6α,11β)-6-Fluoro-11,17,21-trihydroxypregna-1,4-diene-3,20-dione	671
9-Fluoro-11β,17,21-trihydroxy-16α-methylpregna-1,4-diene-3,20-dione	642, 764
9-Fluoro-11β,17,21-trihydroxy-16α-methylpregna-1,4-diene-3,20-dione 21-acetate	644, 766
9-Fluoro-11β,17,21-trihydroxy-16α-methylpregna-1,4-diene-3,20-dione 21-acetate monohydrate	645, 767
9-Fluoro-11β,17,21-trihydroxy-16α-methylpregna-1,4-diene-3,20-dione 21-diethylaminoacetate	646, 768
9-Fluoro-11β,17,21-trihydroxy-16α-methylpregna-1,4-diene-3,20-dione 21-(dihydrogen phosphate) disodium salt	651, 773
9-Fluoro-11β,17,21-trihydroxy-16α-methylpregna-1,4-diene-3,20-dione 21-(3,3-dimethylbutyrate	647, 769
9-Fluoro-11β,17,21-trihydroxy-16α-methylpregna-1,4-diene-3,20-dione 17,21-dipropionate	648, 770
9-Fluoro-11β,17,21-trihydroxy-16α-methylpregna-1,4-diene-3,20-dione 17-(2-furoate)	643, 765
9-Fluoro-11β,17,21-trihydroxy-16α-methylpregna-1,4-diene-3,20-dione 21-palmitate	650, 772
9-Fluoro-11β,17,21-trihydroxy-16α-methylpregna-1,4-diene-3,20-dione 21-(4-pyridinecarboxylate)	649, 771
(11β)-9-Fluoro-11,17,21-trihydroxypregna-1,4-diene-3,20-dione	801
(11β)-9-Fluoro-11,17,21-trihydroxypregna-1,4-diene-3,20-dione 21-acetate	802
(11β)-9-Fluoro-11,17,21-trihydroxypregn-4-ene-3,20-dione	657
(11β)-9-Fluoro-11,17,21-trihydroxypregn-4-ene-3,20-dione 21-acetate	658
(11β,16β)-9-Fluoro-11,17,21-trihydroxy-16-methylpregna-1,4-diene-3,20-dione	611
(11β,16β)-9-Fluoro-11,17,21-trihydroxy-16-methylpregna-1,4-diene-3,20-dione 21-acetate	612
(11β,16β)-9-Fluoro-11,17,21-trihydroxy-16-methylpregna-1,4-diene-3,20-dione 21-acetate 17-isobutyrate	613
(11β,16β)-9-Fluoro-11,17,21-trihydroxy-16-methylpregna-1,4-diene-3,20-dione 21-adamantoate	614
(11β,16β)-9-Fluoro-11,17,21-trihydroxy-16-methylpregna-1,4-diene-3,20-dione 17-benzoate	615
(11β,16β)-9-Fluoro-11,17,21-trihydroxy-16-methylpregna-1,4-diene-3,20-dione 17,21-dipropionate	616
(11β,16β)-9-Fluoro-11,17,21-trihydroxy-16-methylpregna-1,4-diene-3,20-dione 21-phosphate disodium salt	617
(11β,16β)-9-Fluoro-11,17,21-trihydroxy-16-methylpregna-1,4-diene-3,20-dione 17-valerate	618
Fluovitef	666, 786
Fluoxymesterone	184

Name and Synonym Index

Fluperolone Acetate	670	Ganirelix Acetate	31
Fluprednisolone	671	Gemeprost	87
Fluprednisolone Valerate	672	Genabol	166
Flura-Drops	251	Gentocin, component of	618
Flurandrenolide	675, 792	Geref	43
flurandrenolone	675, 792	Gestaclone	400
flurandrenolone acetate	675, 792	Gestafortin	380
Flurobate	615	Gestageno	407
Flurogestone Acetate	399	Gestamestrol, component of	380
Fluticasone	793	Gestanin	374
Fluticasone Propionate	794	Gestanol	374
Fluvean	666, 786	Gestanon	374
Fluzon	666, 786	Gestanyn	374
FML	673, 790	Gestapuran	315, 414
FML Forte	673, 790	Gestatron	393
FML Liquifilm	673, 790	Gestiron	438
FML-S Liquifilm, component of	673, 790	Gestodene	312, 401
FML S.O.P.	673, 790	Gestone	438
Folikrin	351	Gestonorone Caproate	223, 402
Folipex	351	Gestovis	436
Folisan	351	Gestrinone	18, 403
Follestrine	351	gestronol caproate	223
Follicle-stimulating hormone	29	G-Farlutal	315, 414
follicular hormone	351	GH	55
follicular hormone hydrate	346	Ginoden, component of	401
folliculin	351	Giractide	4
Follicunodis	351	Giractide Hexaacetate Salt	5
Follidrin (tablets)	351	Glandin	96, 97
Follitropin	29	Glandubolin	351
Follutein	24	Gliamilide	481
Formebolone	149	Glibadone	482
Formocortal	676	Glibenese	483
Formula 405	369, 437	Glibornuride	484
formyldienolone	149	Glicetanile	485
Fortecortin	651, 773	Glicetanile Sodium	486
Fosamax	238, 260, 274	Gliflumide	487
Fosfestrol	358	Glipalamide	488
Fosfestrol Tetrasodium Salt	359	Glipizide	489
FR-02A	47	Gliporal	460
FR-74366	451	Gliquidone	490
Frenantol	19	Glisamuride	491
Frenohypon	19	Glisolamide	492
Frentirox	574	Glisoxepid	493
FSH	29	Glosso-Stérandryl	189
Ftorocort	732	Gluboride	484, 498
Fulvidex, component of	642, 764	Glucagon	494
Fuoros	251	Glucidoral	464
Fysionorm	411	Glucobay	495
		Glucofren	464
		Glucophage	496, 524, 525
G-704650	238, 260, 274	Glucopostin	535
Galactin	63	3β-(α-D-Glucopyranosyloxy)-	
Ganirelix	30	stigmast-5-ene	230

Name and Synonym Index

Glucotrol	483, 489	GR-2/925	624, 754
Glucotrol XL	483, 489	GR-2/1214	626, 756
Glukagon	494	GR-92132X	556, 567
Glukor	24	GRF(1-29)NH$_2$	43
Glurenorm	490, 497	Grolene	59
Glutril	484, 498	Groliberin	43
glybenclamide	472	8-190-Growth hormone (pig)	59
glybenzcyclamide	453, 472	Gynasan	346
Glyburide	453, 468, 472	Gynefollin	330, 390
	474, 482, 527	Gynera, component of	401
1-Glycine-18-L-argininamide-α$^{(1-18)}$-corticotropin	4	Gynoestryl	337
1-Glycine-18-L-argininamide-α$^{(1-18)}$-corticotropin hexaacetate salt	5	Gynogen LA	343
		Gynogen L.A. 40	343
		Gynolett	356
		Gynorest	393
glycodiazine	500	Gynovlar, component of	422
Glyconon	532, 540		
	544, 552		
Glyconormal	545	H 365	19
Glycopeptide antibiotics derived from *Actinoplanes*	45	H-3452	27
		H-3625	635
Glycoprotein gonadotropic hormone from mammalian pituitary tissue	29	Haelan	675, 792
		Halciderm	795
		Halcimat	795
Glycoprotein hormone synthesized by the placenta	24	Halcinonide	795
		Haldrate	705
N-[N-(N-Glycylglycyl)glycyl]-8-l-lysine-vasopressin	14	Haldrone	705
		Haloart	800
glycyrrhetic acid	781	Halobetasol	796
18β-glycyrrhetinic acid	781	Halobetasol Propionate	797
Glydanile	485	Halog	795
Glydanile sodium	486	Halometasone	798
Glyhexamide	499	Halopredone	799
Glymidine	500	Halopredone Acetate	800
Glymidine sodium salt	545	Haloprogesterone	404
Glynase	453, 468, 472	Halotestin	184
	474, 482, 527	Harmogen	355
Glyoctamide	501	Harnal	233
Glyparamide	502	Hc45	681
Glypressin	14	HC-58	261
Gly-Tyr-Ser-Met-Glu-His-Phe-Arg-Trp-Gly-Lys-Pro-Val-Gly-Lys-Lys-Arg-Arg-NH$_2$	4	HCG	24
		H-Cys-Tyr-Ile-Glu-Asp-Cys-Pro-Leu-Gly-NH$_2$ cyclic (1→6)-disulfide	93
Gonadogen	35		
gonadoliberin	38	Hefasolon	714
Gonadorelin	32, 38	Heitrin	236
Gonadorelin Acetate	33	Hemabate	82
Gonadorelin Hydrochloride	34, 39	hexadecadrol	642, 764
Gonadotraphon L.H.	24	Hexadrol	651, 773
Gonadotrophin, Serum	35	N-[2-[4-[[[[(Hexahydro-1H-azepin-1-yl)amino]carbonyl]amino]sulfonyl]phenyl]ethyl]-5-methyl-3-isoxazole	
Gondafon	545		
Gonic	24		
Goserelin	70		

Name and Synonym Index

carboxamide	493, 542	Humulin	503
N-[[(Hexahydro-1H-azepin-1-yl) amino]carbonyl]-4-methyl benzenesulfonamide	546, 553	Hybolin decanoate	160, 194
		Hydeltra	709
		Hydeltrasol	714
(-)-N-[(S)-Hexahydro-1-methyl-2,6-dioxo-4-pyrimidinylcarbonyl]-L-histidyl-L-prolinamide tetrahydrate	118	Hydeltra-T.B.A.	711
		Hydracort	679
		hydrocortisone 21-diethyl-aminoacetate	677
Hexanoestrol	360	Hydrin-2	681
Hexatrione	738	Hydro-Adreson	679
Hexestrol	360	Hydrocal	681
hexestrol 4,4'-diphosphoric acid	361	Hydrocort	679
Hexestrol Diphosphate	361	Hydrocortamate	677
hexoestrol	360	Hydrocortamate Hydrochloride	678
p-Hexyloxyphenylpropionate	164, 198	Hydrocortisone	679
HGF	494	δ¹-hydrocortisone	709
HG-factor	494	Hydrocortisone Aceponate	680
HGP-1	804	Hydrocortisone Acetate	681
Hiestrone	351	Hydrocortisone Buteprate	682
His-Ser-Gln-Gly-Thr-Phe-Thr-Ser-Asp-Tyr-Ser-Lys-Tyr-Leu-Asp-Ser-Arg-Arg-Ala-Gln-Asp-Phe-Val-Gln-Trp-Leu-Met-Asn-Thr	494	Hydrocortisone Butyrate	683
		hydrocortisone 17-butyrate	683
		hydrocortisone cyclopentyl-propionate	684
		Hydrocortisone Cypionate	684
Histrelin	36, 71	Hydrocortisone Dihydrogen Phosphate	685
HMS	691		
HOE-013	20	hydrocortisone 21-(dihydrogen phosphate)	685
HOE-304	641		
HOE-766	22, 66	hydrocortisone 21-disodium salt	688
HOE-777	706	Hydrocortisone Hemisuccinate	687
Hogival	352	Hydrocortisone Hemisuccinate [anhydrous]	686
hog thyroid glands, extract of	601		
Honvan	359	hydrocortisone hemisuccinate sodium salt	689
Honvol	359		
Hormezon	618	hydrocortisone phosphate	688
Hormoestrol	360	hydrocortisone 21-(sodium succinate)	689
Hormofemin	330, 390		
Hormofollin	351	Hydrocortisone Sodium Phosphate	688
Hormomed	346		
Hormonisene	327	Hydrocortisone Sodium Succinate	689
Hormovarine	351		
Hostacortin	719	Hydrocortisone Valerate	690
Hostacortin H	710	hydrocortisone 17-valerate	690
HPC	12	Hydrocortistab	681
hpGRF(1-29)NH₂	43	Hydrocortisyl	679
hPTH 1-34 [as acetate salt]	253, 267	Hydrocortone	679
hPTH 1-34 acetate MN-10T	267	Hydrocortone Acetate	681
Human Chorionic hormone	24	Hydrocortone Phosphate	688
Human growth hormone-releasing factor(1-29)amide	43	Hydrodeltalone	709
		Hydrofluoric acid sodium salt	251
Human insulin	503	Hydromadinone	362
human pancreatic somatoliberin (1-29)amide	43	hydroretrocortine	709
		17β-Hydroxyandrost-4-en-3-one	211

Name and Synonym Index

17β-Hydroxy-5α-androstan-3-one	209
3β-Hydroxyandrost-5-en-17-one	206
3β-Hydroxyandrost-5-en-17-one sodium sulfate	207
endo,endo-1-[(1R)-(2-Hydroxy-3-bornyl)]-3-(p-tolylsulfonyl)-urea	484, 498
3-hydroxycinchophen	12
17-hydroxycorticosterone	679
(±)-O-(4-Hydroxy-3,5-diiodophenyl)-3,5-diiodotyrosine	590
DL-O-(4-Hydroxy-3,5-diiodophenyl)-3,5-diiodotyrosine	606
D-O-(4-Hydroxy-3,5-diiodophenyl)-3,5-diiodotyrosine	589, 605
D-O-(4-Hydroxy-3,5-diiodophenyl)-3,5-diiodotyrosine sodium salt	592
L-O-(4-Hydroxy-3,5-diiodophenyl)-3,5-diiodotyrosine	591
L-O-(4-Hydroxy-3,5-diiodophenyl)-3,5-diodo-L-tyrosine	595, 607
L-O-(4-Hydroxy-3,5-diiodophenyl)-3,5-diodo-L-tyrosine monosodium salt hydrate	596
O-(4-Hydroxy-3,5-diiodophenyl)-3,5-diiodo-L-tyrosine	581
O-(4-Hydroxy-3,5-diiodophenyl)-3,5-diiodo-L-tyrosine sodium salt	582
O-(4-Hydroxy-3,5-diiodophenyl)-3,5-diiodotyrosine	588, 604
17β-Hydroxy-7α,17-dimethyl-androst-4-en-3-one	144
17β-Hydroxy-7α,17-dimethylestr-4-en-3-one	157, 190
(11β,16α,17β)-11-Hydroxy-16,17dimethyl-17-(1-oxopropyl-androsta)-1,4-diene-3,20-dione	816
17β-Hydroxyestr-4-en-3-one	191
17β-Hydroxyestr-4-en-3-one 1-adamantanecarboxylate	145
17β-Hydroxyestr-4-en-3-one cyclohexanecarboxylate	158, 192
17β-Hydroxyestr-4-en-3-one cyclohexanepropionate	159, 193
17β-Hydroxyestr-4-en-3-one decanoate	160, 194
17β-Hydroxyestr-4-en-3-one dodecanoate	161, 195
17β-Hydroxyestr-4-en-3-one-furylpropionate	162, 196
17β-Hydroxyestr-4-en-3-one-hydrocinnamate	163, 197
17β-Hydroxyestr-4-en-3-one	
17β-Hydroxyestr-4-en-3-one propionate	165, 199
3-Hydroxyestra-1,3,5(10)-17-one	351
3-Hydroxyestra-1,3,5(10)-17-one acetate	352
3-Hydroxyestra-1,3,5(10)-17-one methyl ether	353
3-Hydroxyestra-1,3,5(10)-17-one propionate	354
3-Hydroxyestra-1,3,5(10)-17-one sulfate piperazine (salt)	355
3-Hydroxyestra-1,3,5,7,9-pentaen-17-one	335
3-Hydroxyestra-1,3,5(10),7-tetraen-17-one	336
17β-Hydroxyestra-4,9,11-trien-3-one	176
17β-Hydroxyestra-4,9,11-trien-3-one acetate	177
16α-Hydroxyestrone diacetate	329
(±)-4-(1-Hydroxyethoxy)-2-methyl-N-2-pyridyl-2H-1,2-benzothiazine-3-carboxamide ethyl carbonate (ester) 1,1-dioxide	746
(1-Hydroxyethylidene) diphosphonic acid	241, 262, 277
2-Hydroxyethyl 3-methyl-2-quinoxalinecarboxylate 1,4-dioxide	61
Hydroxyhexamide	504
(Z)-7-[(1R,2R,3R)-3-Hydroxy-2-[(E)-(3R)-3-hydroxy-4,4-dimethyl-1-octenyl]-5-methylenecyclopentyl]-5-heptenoic acid	88
17β-Hydroxy-2-(hydroxy-methylene)-17-methyl-5α-androstan-3-one	205
(E,Z)-(1R,2R,3R,5S)-7-[3-Hydroxy-2-[(3S)-(3-hydroxy-1-octenyl]-5-oxocyclopentyl]-5-heptenoic acid	96
6-Hydroxy-2-(p-hydroxyphenyl)-benzo[b]thien-3-yl-p-(2-piperidinoethoxy)phenyl ketone	299
6-Hydroxy-2-(p-hydroxyphenyl)-benzo[b]thien-3-yl-p-(2-piperidinoethoxy)phenyl ketone hydrochloride	300
(±)-all-rac-p-Hydroxy-α-[[[3-(p-hydroxyphenyl)-1-methyl propyl]amino]methyl]benzyl	

Name and Synonym Index

alcohol	53
(±)-all-rac-p-Hydroxy-α-[[[3-(p-hydroxyphenyl)-1-methyl propyl]amino]methyl]benzyl alcohol hydrochloride	54
(1-Hydroxy-2-imidazol-1-yl-ethylidene)diphosphonic acid monohydrate	258, 272
[4-(4-Hydroxy-3-iodophenoxy)-3,5-diiodophenyl]acetic acid	593
L-3-[4-(4-Hydroxy-3-iodophenoxy)-3,5-diiodophenyl]alanine	583, 598
L-3-[4-(4-Hydroxy-3-iodophenoxy)-3,5-diiodophenyl] alanine hydrochloride	584
L-3-[4-(4-Hydroxy-3-iodophenoxy)-3,5-diiodophenyl] alanine monosodium salt	585
17-Hydroxy-7α-mercapto-3-oxo-17α-pregn-4-ene-21-carboxylic acid γ-lactone acetate	133
hydroxymesterone	691
17β-Hydroxy-17α-methylandrosta-1,4-dien-3-one	187
17β-Hydroxy-17α-methylandrostano[3,2-c]isoxazole	135
17β-Hydroxy-1α-methyl-5α-androstan-3-one	186
17β-Hydroxy-17α-methyl-5α-androstan-3-one	185
17β-Hydroxy-17α-methylandrost-4-en-3-one	189
17β-Hydroxy-1-methyl-5α-androst-1-en-3-one	153
17β-Hydroxy-1-methyl-5α-androst-1-en-3-one 17-acetate	154
17β-Hydroxy-1-methyl-5α-androst-1-en-3-one 17-heptanoate	155
17β-Hydroxy-2-methyl-5α-androst-1-en-3-one	174
17β-Hydroxy-2-methyl-5α-androst-1-en-3-one acetate	175
17α-Hydroxy-6-methyl-16-methylene pregna-4,6-diene-3,20-dione	416
17α-Hydroxy-6-methyl-16-methylenepregna-4,6-diene-3,20-dione acetate	417
17-Hydroxy-16-methylene-Δ⁶-progesterone	405
17-Hydroxy-16-methylene-Δ⁶-progesterone Acetate	406
17-Hydroxy-16-methylene-Δ⁶-progesterone acetate	406
17β-Hydroxy-7α-methylestr-4-en-3-one	219
17β-Hydroxy-7α-methylestr-4-en-3-one acetate	220
17β-Hydroxy-17α-methylestra-4,9,11-trien-3-one	156
17-Hydroxy-11β-methyl-19-norpregn-4-ene-3,20-dione acetate	426
17-Hydroxy-6-methyl-19-norpregna-4,6-diene-3,20-dione	317, 420
17β-Hydroxy-17α-methyl-2-oxa-5α-androstan-3-one	203
17-Hydroxy-6-methylpregna-4,6-diene-3,20-dione acetate	415
(6α,11β)-11-Hydroxy-6-methylpregna-1,4-diene-3,20-dione	780
(6α,11β)-11-Hydroxy-6-methyl pregn-4-ene-3,20-dione	691
17α-Hydroxy-6α-methylpregn-4-ene-20-one	378
17α-Hydroxy-6α-methylpregn-4-ene-20-one acetate	379
17-Hydroxy-6α-methylpregn-4-en-3,20-dione	314
17-Hydroxy-6α-methylpregn-4-en-3,20-dione acetate	315
17α-Hydroxy-6α-methyl progesterone	413
17α-Hydroxy-6α-methyl progesterone acetate	414
20β-Hydroxy-19-norpregna-4-en-3-one	433
20β-Hydroxy-19-norpregna-4-en-3-one hydrocinnamate	434
17α-Hydroxy-19-norpregn-5(10)-en-20-yn-3-one	423
17α-Hydroxy-19-norpregna-4,20-dien-3-one	431
17α-Hydroxy-19-norpregna-5(10),20-diene-3-one	424
17-Hydroxy-9-norpregn-4-ene-3,20-dione hexanoate	402
17β-Hydroxy-19-norpregn-4-en-20-yn-3-one	421
17β-Hydroxy-19-norpregn-4-en-20-yn-3-one acetate	422
17-Hydroxy-19-nor-17α-pregn-4-en-20-yn-3-one	318
17-Hydroxy-19-nor-17α-pregn-4-	

Name and Synonym Index

en-20-yn-3-one acetate	319	Hypostat	19
17-Hydroxy-19-nor-17α-pregn-5(10)-en-20-yn-3-one	320	Hyproval P.A.	408
		Hypurin	503
17-Hydroxy-19-norpregn-4-ene-3,20-dione hexanoate	223	Hysron	315, 414
		Hytone	679
17α-Hydroxy-19-norpregna-4,9,11-trien-20-yn-3-one	430	Hytracin	236
		Hytrin	236
4-hydroxy-19-nortestosterone	167	Hytrinex	236
(11β,17α)-11-Hydroxy-3-oxo-androsta-1,4-diene-17-carboxyl	803	Ibition	579
		ICI-46474	302
(11β)-11-Hydroxy-17-(1-oxo-butoxy)-21-(1-oxopropoxy)pregna-1,4-diene-3,20-dione	682	ICI-48213	27
		ICI-118630	70
17-Hydroxy-3-oxo-19-nor-17α-pregna-4,9-diene-21-nitrile	390	ICSH	37
		Idoxifene	243
		IGF-I	49
(3β,20β)-3-Hydroxy-11-oxoolean-12-en-29-oic acid	781	Ikaclomine	26, 289
		Iletin	503
17-Hydroxy-3-oxo-17α-pregn-4-ene-7,21-dicarboxylic acid γ-lactone isopropyl ester	127	Imirestat	448
		Inalone O	748
		Inalone R	748
17-Hydroxy-3-oxo-17α-pregna-4,6-diene-21-carboxylic acid	125	Incortin	633
		Inflamase	714
17-Hydroxy-3-oxo-17α-pregna-4,6-diene-21-carboxylic acid γ-lactone	126	Inflanefran	710
		Initard	503
		Insoral	535
3-Hydroxy-2-phenyl-4-quinolinecarboxylic acid	12	Insulamin	460
		Insulatard	503
1-[(p-Hydroxyphenyl)sulfonyl]-3-cyclohexylurea	504	Insulin	505
		Insulin [injection], Biphasic	506
3β-Hydroxypregn-5-en-20-one hydrogen succinate	369, 437	Insulin argine	507
		Insulin aspart	508
17-Hydroxypregn-4-ene-3,20-dione	407	Insulin Defalan, Bovine	509
		Insulin Defalan, Porcine	510
21-Hydroxypregn-4-ene-3,20-dione	637	Insulin Glargine	511
		Insulin Human	512
17-Hydroxypregn-4-ene-3,20-dione caproate	408	Insulin Lispro	513
17α-Hydroxyprogesterone	407	Insulin zinc	514, 518
21-hydroxyprogesterone	637		528, 529
17α-Hydroxyprogesterone Caproate	408	Insulin, Dalanated	515
		Insulin, Neutral	516
4'-Hydroxypropiophenone	19	Insulin-like growth factor I	49
[1-Hydroxy-2-(3-pyridyl)ethylidene]diphosphonic acid	281	interstitial cell stimulating hormone	74
		Intertocine-S	93
(±)-all rac-5-[p-[(6-Hydroxy-2,5,7,8-tetramethyl-2-chromanyl)methoxy]benzyl]-2,4-thiazolidinedione	556, 567	Invenol	464
		Iodine	573
		iodogorgoic acid	572
hyperglycemic-glycogenolytic factor	494	Iodothyrin	587, 603
		Ipertrofan	224
Hypocrine	33	Ipoglicone	532, 540
β-hypophamine	15		544, 552
hypophyseal growth hormone	55	Irenat	577

Name and Synonym Index

Irtonin	120	Lacalmin	133
Isactid	1	Lacdene	133
Isoflupredone	801	Lacticare-HC	679
Isoflupredone Acetate	802	lactogen	63
isoflupredone 21-acetate	655	(S)-Lactoyl-17α-methylestra-	
Isomer A	40	4,9-dien-3-one	446
Isophane	517	Ladogal	17
Isopto Cetapred, component of	710	Laevoxin	582
Isopto-Dex	642, 764	Laidlomycin Propionate	
Isotard	503	Potassium	48
Itrin	236	Lanacort	681
		Lantadin	636, 762
Jellin	666, 786	Laractone	133
JO-1016	818	Laticort	683
		Laurabolin	161, 195
K-4024	483, 489	Leanstar	59
Kamoran	45	Ledercort (tablets)	731
Kanrenol	124	Ledercort Cream	732
Karidium	251	Lederlon	738
KE	633	Lederspan	738
Kenacort	731	Leiormone	15
Kenacort Diacetate Syrup	736	Lemoflur	251
Kenacort-A	732	Lenirit	681
Kenalog	732	Lenoxin	804
Kendall's compound B	632	Lente	503
Kendall's compound E	633	Lente Iletin	518
Kendall's compound F	679	Lentobetic	535
Kendall's desoxy compound B	637	Lergotrile	105
Keoxifene	299	Lergotrile Mesylate	106
Keoxifene hydrochloride	300	Letter	582
Kessar	302	(D-leu⁶)-des-Gly¹⁰-LH-RH-	
Kestrone	351	ethylamide	72
Ketodestrin	351	6-D-Leucine-9-(N-ethyl-	
ketohydroxyestrin	351	prolinamide)-10-deglycine-	
L-6-ketopiperidine-2-carbonyl-		amide luteinizing hormone-	
L-leucyl-L-proline amide	117	releasing factor (pig)	72
Kinedak	447	6-D-Leucine-9-(N-ethyl-	
Klimax E	346	prolinamide)-10-deglycine-	
Klimoral	346	amide luteinizing hormone-	
Klismacort	709	releasing factor (pig)	
Kolpolyn	356	monoacetate	73
Kolpon	351	127-L-Leucine growth	
Kombiquens, component of	415	hormone (ox)	56, 64
Korbutone	748	Leuplin	73
K-Predne-Dome, component of	709	Leuprolide	72
Krebon	460	Leuprolide Acetate	73
Kryptocur	38	leuprorelin	72
		Levaxin	582
L-8	10	Levlen, component of	309, 324
L-5458	636, 762		356, 409, 428
L-6400	782	Levonorgestrel	324, 409, 428
L-364718	560	Levormeloxifene	293
LA-6023	524	Levothroid	582, 596

Name and Synonym Index

Levothyrox	582	Loteprednol	803
Levothyroxine	595	Loteprednol Etabonate	804
levothyroxine sodium and liothyronine sodium (4:1 mixture)	597	Loticort	673, 790
		Lotrisine, component of	616
		Loverine	642, 764
Levothyroxine Sodium	581, 582, 596	Loxiglumide	563
Lewntogest	408	LRF	38
LH	37, 74	LRH	38
LH-RF	38	LTH	63
LH-RH	38	Lucrin	73
LH-RH Hydrochloride	39	luliberin	38
LH-RH/FSH-RH	38	Lunis	663
Libigen	24	lupinidine	100
Lidaform-HC, component of	681	Lupron	73
Lidamantle-HC, component of	681	Luride-SF	251
Lidex	787	Lutalyse	98
Lilopristone	410	Luteinizing Hormone	37, 74
Limethasone	650, 772	Luteinizing hormone (human α-subunit reduced complex human β-subunit reduced), glycoform α	74
Linogliride	519		
Linogliride Fumarate	520		
Linoral	356		
Lintitript	562	Luteinizing Hormone-Releasing Factor	38
Liothyronine	583, 598		
liothyronine sodium and levothyroxine sodium (1:4 mixture)	597	luteinizing hormone-releasing factor acetate (salt) hydrate	33
		luteinizing hormone-releasing factor diacetate tetrahydrate	33
Liothyronine Sodium	585, 599		
Liotrix	597	luteinizing hormone-releasing factor dihydrochloride	34, 39
Lipamone	331		
Lipo-Lutin	438	luteinizing hormone-releasing hormone	38
Lisuride	107		
Lisuride Maleate	108	Lutenyl [as acetate]	317, 420
Litec	170	Luteoantine	29
LN-107	326	Luteogonin B	24
Locacorten (obsolete)	661, 785	luteohormone	438
Localyn	666, 786	Luteolas, component of	397
Locapred	763	Luteonorm	311, 397
Locoid	683	luteotropic hormone	63
Locorten	661, 785	luteotropin	63
Loestrin, component of	309, 319 356, 422	Luteran	380
		Lutestral, component of	380
Logynon, component of	324, 428	Lutionex	388
Lokalison F	642, 764	Lutocyclin	394
Lonavar	203	Lutocyclin M	438
Longastatin	114	Lutocyclol	394
Longestrol	326	Lutogyl	438
Lo/Ovral, component of	309, 322 356, 427	Luto-Metrodiol	311, 397
		Lutoral	315, 380, 414
Lorestat	450	Lutrelef	33
Lorinden	661, 785	Lutrepulse	33
Lormin	380	Lutromone	438
Loron	240, 276	Lutropin Alfa	74
Losalen	661, 785	Luxazone	642, 764

Name and Synonym Index

LY-139481	299	McN-3802-21-98	533
LY-156758	300	McN-3935	520
LY-253351	233	MDL-458	636, 762
LY-333334	252, 266	MDL-73945	463
Lycanol	545	ME-3737	255, 269, 284
Lyndiol	411	Mebonat	240, 276
Lynestrenol	313, 411	Mecasermin	49
Lynoral	356	Meclorisone	807
LY-O31537	54	Meclorisone Dibutyrate	808
Lypressin	10	Medicort	679
H-Lys-Cys(-Cys⁷)-Asn-Thr-Ala-Thr-Cys-Ala-Thr-Gln-Arg-Leu-Ala-Asn-Phe-Leu-Val-His-Ser-Ser-Asn-Asn-Phe-Gly-Pro-Ile-Leu-Pro-Pro-Thr-Asn-Val-Gly-Ser-Asn-Thr-Tyr-NH$_2$	541	Medrate	693
		Medrocort	691
		Medrogestone	412
		Medrol	693
		Medrol Stabisol	698
		Medrone	693
H-Lys-Cys⁷-Asn-Thr-Ala-Thr-Cys-Ala-Thr-Gln-Arg-Leu-Ala-Asn-Phe-Leu-Val-His-Ser-Ser-Asn-Asn-Phe-Gly-Ala-Ile-Leu-Ser-Ser-Thr-Asn-Val-Gly-Ser-Asn-Thr-Tyr-NH$_2$ cyclic 2-7 disulfide	455	Medrosol	700, 809
		Medroxyprogesterone	314, 413
		Medroxyprogesterone Acetate	315, 414
		Medrysone	691
		Megabion	150
		Megace	415
Lysenyl	108	Megaclor	467
8-L-Lysine-vasopressin	16	Megestat	415
lysuride	107	Megestil	415
		Megestrol Acetate	415
MA 1291	99	Meglitinide	522
Macrobin	147	Melengestrol	416
Macrodiol	337	Melengestrol Acetate	417
MAD	150	Melitase	465, 473
Magnacort	678	Mellinese	523
Magnofenyl	12	Meltrol	535
Magnophenyl	12	Menest	350
Malix	521	Menformon	351
mammotropin	63	Menophase	316
Mantadil, component of	681	Menophase	363
Manvene	367	Menorest	337
MAP	315, 414	Menova, component of	380
Marvelon 150/320	389	Menrium, component of	350
Marvelon 150/30, component of	308	Menstridyl	380
Masdiol	150	Menzol	318, 421
Matenon	157, 190	Mepartricin	224
Maxibolin	148	Mepartricin A	225
Maxidex	642, 764	Mepartricin B	226
Maxiflor	653, 775	Mepred	695
Maxitrol, component of	642, 764	Meprednisone	692
Maxivate	616	MER-41	289
Maygace	415	Merbentul	327
Mazipredone	805	1-(3-Mercaptopropanoic acid)-oxytocin	84
Mazipredone Hydrochloride	806		
MCE	109	1-(3-Mercaptopropionic acid)-8-D-arginine-vasopressin	7
McN-3495	539		
McN-3802	534	1-(3-Mercaptopropionic	

Name and Synonym Index

acid)-8-D-arginine-vasopressin monoacetate (salt) trihydrate	8
1-(3-Mercaptopropionic acid)-2-[2-(p-ethylphenyl)-L-alanine]-6-(L-2-aminobutyric acid)oxytocin	92
Mercazole	574
mercazolyl	574
Mercilon	389
Mercilon, component of	308
Mertestate	211
Mespirenone	129
Mestanolone	185
mestenediol	150
Mesterolone	186
Mestranol	316, 363
metacortandracin	718
metacortandralone	709
Metalutin	202
Metandiol	150
Metandren	189
Metastab	693
Metazolo	574
Metenarin	90
Metendiol	150
Meteneprost	88
méténolone	153
Metergoline	109
Metformin	524, 525
Metformin Hydrochloride	496, 525
Methaderm	648, 770
Methagon	659, 783
Methallenestrol	364
Methalutin	202
Methanabol	150
Methandiol	150
Methandriol	150
Methandriol Diacetate	151
Methandriol Dipropionate	152
Methandrostenolone	187
β-methasone	611
Methenolone	153
Methenolone 17-Acetate	154
Methenolone 17-Enanthate	155
methenolone enanthate	155
Methergin	90
Methergine	90
Methestrol	365
Methiacil	575
Methicil	575
Methimazole	574
Methiocil	575
L-Methionyl-L-glutamyl-L-histidyl-L-phenylalanyl-D-lysyl-N-(8-aminooctyl-L-phenylalaninamide S,S-dioxide	3
Methostan	150
(±)-3-Methoxy-8-aza-19-nor-17α-pregna-1,3,5(10)-trien-20-yn-17-ol hydrobromide	345
(-)-1-[2-[4-[(3R,4R)-7-Methoxy-2,2-dimethyl-3-phenyl-4-chromanyl) phenoxy]ethyl]pyrrolidine	293
(trans)-1-[2-[p-(7-Methoxy-2,2-dimethyl-3-phenyl-4-chromanyl)phenoxy]ethyl] pyrrolidine	285
(trans)-1-[2-[p-(7-Methoxy-2,2-dimethyl-3-phenyl-4-chromanyl)phenoxy]ethyl] pyrrolidine hydrochloride	286
3-Methoxyestra-1,3,5(10)-triene-16α,17α-diol	28
N-[5-(2-Methoxyethoxy)-2-pyrimidinyl]benzenesulfonamide	500
N-[5-(2-Methoxyethoxy)-2-pyrimidinyl]benzenesulfonamide sodium salt	545
3-Methoxy-16-methyl-1,3,5(10)-estratriene-16β,17β-diol	367
3-(6-Methoxy-2-naphthyl)-2,2-dimethylpentanoic acid	364
endo-1-[[4-[2-(2-Methoxynicotinamido)ethyl]piperidino]sulfonyl]-3-(5-norbornen-2-ylmethyl)urea	481
11β-Methoxy-19-nor-17α-pregna-1,3,5(10)-trien-20-yne-3,17-diol	366
3-Methoxy-19-nor-17α-pregna-1,3,5(10)-trien-20-yn-17-ol	316
3-Methoxy-19-norpregna-1,3,5(10)-trien-20-yn-17β-ol	363
1-[2-[p-[α-(p-Methoxyphenyl)-β-nitrostyryl]phenoxy]ethyl] pyrrolidine	296
1-[2-[p-[α-(p-Methoxyphenyl)-β-nitrostyryl]phenoxy]ethyl] pyrrolidine citrate (1:1)	297
17β-Methoxy-3-propoxyestra-1,3,5(10)-triene	370
N-[[6-Methoxy-5-(trifluoromethyl)-1-naphthalenyl]thioxomethyl]-N-methylglycine	450
Methral	670
17α-Methylandrost-5-ene-3β,17β-diacetate	151
17α-Methylandrost-5-ene-3β,17β-	

Name and Synonym Index

diol	150
17α-Methylandrost-5-ene-3β,17β-dipropionate	152
17-Methyl-2'H-5α-androst-2-eno[3,2-c]pyrazol-17β-ol	210
Methyl-6-deoxy-6-[(2R,3R,4R,5S)-3,4,5-trihydroxy-2-(hydroxymethyl)piperidino]-α-D-glucopyranoside sesquihydrate	463
methylandrostenediol	150
(±)-5-[p-[(1-Methylcyclohexyl)methoxy]benzyl]-2,4-thiazolidinedione	466
Methyl (E,Z)-(1R,2R,3R,5S)-7-[3,5-dihydroxy-2-[(3S)-(3-hydroxy-3-methyl-1-octenyl)]cyclopentyl]-5-heptenoate	81
16-methyleneprednisolone	722
methylergobasine	89
Methylergobrevin	90
methylergol carbamide	107
methylergometrine	89
Methylergonovine	89
Methylergonovine Maleate	90
Methylergonovine Tartrate	91
21-methyl-9α-fluoroprednisolone acetate	670
17α-Methyl-17β-hydroxyestr-4-en-3-one	202
Methyl (E)-7-[(1R,2R,3R,)-3-hydroxy-2-[(E)-(3R)-3-hydroxy-4,4-dimethyl-1-octenyl]-5-oxocyclopentyl]-2-heptenoate	87
7-Methyl-17-hydroxy-3-oxo-17α-pregn-4-ene-7α,21-dicarboxylic acid	131
1-Methylimidazole-2-thiol	574
1-Methyl-3-[p-[[3-(4-methylcyclohexyl)ureido]sulfonyl]phenethyl]-1-(2-pyridyl)urea	491
17α-Methyl-19-nor-Δ⁴,⁹-pregnadiene-3,20-dione	388
11β-Methyl-19-nor-17α-pregn-4-ene-20-yne 3β,17-diol	418
11β-Methyl-19-nor-17α-pregn-4-ene-20-yne 3β,17-diol diacetate	419
methylnortestosterone	202
17β-Methyl-17-(1-oxopropyl)estra-4,9-dien-3-one	440
N-[[(3R,6R)-6-Methyl-5-oxo-3-thiomorpholinyl]carbonyl]-L-histidyl-L-prolinamide	116
Methyl Palmoxirate	526
methylpartricin	224
(±)-5-[p-[3-(5-Methyl-2-phenyl-4-oxazolyl)propionyl]benzyl]-2,4-thiazolidinedione	469
(±)-5-[p-[3-(5-Methyl-2-phenyl-4-oxazolyl)propionyl]benzyl]-2,4-thiazolidinedione sodium salt	470
(E,E)-5-(2-Methyl-3-phenyl-2-propenylidene)-4-oxo-2-thioxo-3-thiazolidineacetic acid	447
7-Methyl-21-potassium-17-hydroxy-3-oxo-17α-pregn-4-ene-7α,21-dicarboxylate dihydrate	130
Methylprednisolone	693
16-methylprednisolone	722
16α-methylprednisolone	704
Methylprednisolone Aceponate	694
Methylprednisolone Acetate	695
Methylprednisolone 21-Acetate	695
Methylprednisolone Dihydrogen Phosphate	696
Methylprednisolone Hemisuccinate	697
methylprednisolone 21-(hydrogen succinate)	697
Methylprednisolone Sodium Phosphate	698
Methylprednisolone Sodium Succinate	699
Methylprednisolone Suleptanate	700, 809
16β-methylprednisone	692
(15S)-15-methylprostaglandin $F_{2\alpha}$	80
N-(1-Methyl-2-pyrrolidinylidene)-N'-phenyl-1-pyrrolidinecarboxamidine	538
N-(1-Methyl-2-pyrrolidinylidene)-N'-phenyl-1-pyrrolidinecarboxamidine L-(+)-tartrate(1:1)	539
N-(1-Methyl-2-pyrrolidinylidene)-N'-phenyl-4-morpholinecarboxamidine	519
N-(1-Methyl-2-pyrrolidinylidene)-N'-phenyl-4-morpholinecarboxamidine fumarate	520
17-Methyltestosterone	189
17α-Methyltestosterone 3-cyclopentyl enol ether	188
4-Methyl-2-thiazolamine	568
Methylthiouracil	575
6-Methyl-2-thiouracil	575

Name and Synonym Index

(±)-5-Methyl-N-(p-tolylsulfonyl)-2-pyrazoline-1-carboxamide	488
Methyltrienolone	156
Methynodiol	418
Methynodiol Diacetate	419
Meticortelone	709
Meticorten	718
Meticotelone Acetate	710
Meticotelone Soluble	715
Meti-Derm	709
Metidione	150
Metiguamide	496
Metiguanide	525
Metilar	705
Metildiolo	150
Metimyd, component of	710
Metocryst	150
Metosyn	787
Metreton	714
metribolone	156
Metrisone	693
Metrodin	29
Metrodiol	311, 397
Metrulen, component of	311, 397
Mexrenoate Potassium	130
Mexrenoic Acid	131
MGA	417
Mibolerone	157, 190
Microgynon, component of	324, 428
Microlut	324, 428
Micronase	453, 468, 472, 474, 482, 527
Micronor	318, 421
Micronovum	318, 421
Micronyl	750
Microval	324, 428
Mildison	679
Milid	564
Milide	564
Millicorten	642, 764
Milligynon	319, 422
Millinese	465, 473
Milvane, component of	401
Miniluteolas	397
Minilyn	411
Minovlar, component of	319, 422
Mini-Pe	318, 421
mini-pill	421
Minirin	7
Minulet, component of	401
Minute-Gel	251
Mixtard	503
mixture (~ 1:1) of meparticin A and meparticin B	224
Mixture of cyclic sulfur-containing peptides from *Streptomyces arginensis*	46
MK-188	179
MK-217	238, 260, 274
MK-329	560
MK-621	47
MK-650	635
MK-678	549
MK-906	222
Mobenol	532, 540, 544, 552
Modicon, component of	318, 421
ModiCon, component of	309, 356
Modrastane	123
Modrenal	123
Molivate	626, 756
Mometasone Furoate	810
Monaco	317, 420
Monocortin	705
Monodie, component of	401
Monosodium L-3-[4-(4-hydroxy-3-iodophenoxy)-3,5-diiodophenyl]alanine	599
Monotard	503, 528
Monotard Human	529
Monteban	50
Montirelin	116
Montricin	226
Mosegor	172
Moxestrol	366
MRL-41	25, 288, 289
MTU	575
Multhiomycin	51
Muracil	575
Mycolog II, component of	732
Myco-Triacet II, component of	732
Mydapred, component of	710
Mylis	207
Mysalfon	113
Myser	778
Mytatrienediol	367
Mytrex, component of	732
Nabadial	150
Nabolin	187
Nacartocin	92
Nacenyl	76
Nadigest	315, 414
Nadisan	464
Nafareline	75
Nafareline Acetate Hydrate	76

Name and Synonym Index

Naflocort	701	Neolutin Depositum	373
Naflocort [anhydrous]	702	NeoMedrol, component of	695
Nafoxidine	294	Neo-mercazole	570
Nafoxidine Hydrochloride	295	Neo-Oxylone, component of	673, 790
NAG	75	Neo-Ponden	135
Naglivan	530	Neostene	150
D-nal(2)⁶-LHRH	75	Neosteron	150
Nandrobolic	163, 197	Neo-Thyreostat	570
Nandrobolic L.A.	160, 194	Neribas	655, 777
Nandrolin	163, 197	Neriforte	655, 777
Nandrolone	191	Nerisona	655, 777
Nandrolone Cyclohexane-carboxylate	158, 192	Nerisone	655, 777
		Nerobol	187
Nandrolone Cyclohexane-propionate	159, 193	Neutra-Care	251
		Neutral insulin	506
Nandrolone Decanoate	160, 194	Neutrormone	150
Nandrolone Dodecanoate	161, 195	Neutrosteron	150
Nandrolone Furylpropionate	162, 196	NFP	162, 196
Nandrolone p-Hexyloxy-phenylpropionate	164, 198	Nia	415
		Niagestin	415
Nandrolone Laurate	161, 195	Nicocortonide	811
Nandrolone Phenpropionate	163, 197	Nidaxin	315, 414
Nandrolone Propionate	165, 199	Nilevar	201
6-[3-(2-Naphthalenyl)-D-alanine] luteinizing hormone-releasing factor (pig)	75	Nisterime acetate	200
		Nitromifene	296
		Nitromifene Citrate	297
6-[3-(2-Naphthalenyl)-D-alanine] luteinizing hormone-releasing factor (pig) acetate hydrate	76	nivacortol	703
		Nivazol	703
		Nolongandron	158, 192
[6-[3-(2-naphthyl)-D-alanine] LHRH	75	Noltam	302
		Nolvadex	302
Naquasone, component of	642, 764	Nomegestrol	317, 420
Narasin	50	Nomortiroide	568
Nasacort	732	Nonathymulin	600
Nasalide	663	Noracyclin	411
Nasanyl	76	19-norandrost-4-ene-4,17β-diol-3-one	167
Nasil	746		
Nastenon	205	Norbolethone	166
Natacyn	50	Norcolut	318, 421
Natrol	380	Nordette, component of	309, 324
NE-58095	250, 282		356, 409, 428
Nefurofan	133	Nor-Durandron	158, 192
Nemestran	18	Norethandrolone	201
Neoclym	27	Norethin 1/50 M, component of	316, 363
Neocon 1/35, component of	318, 421	Norethindrone	318, 421
Neo-Cort-Dome, component of	679	Norethindrone Acetate	319, 422
Neo-Cortef, component of	681	19-norethisterone	421
NeoDecadron, component of	651, 773	Norethrin 1/35E, component of	309, 356
Neo-Delta-Cortef, component of	710	Norethynodrel	320, 423
Neodrol	209	Norgesterone	424
Neogest	322, 427	Norgestimate	321, 425
Neo-Hombreol	217	Norgestomet	426
Neohombreol M	189	Norgeston	324, 428

Name and Synonym Index

Norgestrel	322, 427	19-nortestosterone	
(-)-Norgestrel	324, 428	decanoate	160, 194
(+)-Norgestrel	323, 429	19-nortestosterone furyl-	
D-norgestrel	324, 428	propionate	162, 196
Norgestrienone	430	19-nortestosterone	
Norglycin	546, 553	hexahydrobenzoate	158, 192
Noriday	318, 421	19-nortestosterone propionate	165, 199
Norimin, component of	318, 421	19-nortestosterone-3-(p-hexyl-	
Norinyl, component of	316, 363	oxyphenyl)propionate	164, 198
Norinyl 1+35, component of	318, 421	Norvinisterone	431
Norinyl-1, component of	318, 421	norvinodrel	424
Norlestrin, component of	309, 319	Norybol-19	165
	356, 422	Nosiheptide	51
Norlutate	319, 422	Notandron	150
Norluten	318, 421	Nourytam	302
Norlutin	318, 421	Novacort	631
Normenon	380	Noval, component of	415
normetandrone	202	Novolin	503
normethandrolone	202	NPH	503
Normethandrone	202	NPH Iletin	531
Normoglucina	535	NSC-2834	19
Norplant	324, 409, 428	NSC-5402	659, 783
norpregneninolone	421	NSC-9120	709
19-Nor-17α-pregna-1,3,5(10)-		NSC-9565	394
trien-20-yn-3,17-diol	309	NSC-9566	338
19-Nor-17α-pregna1,3,5(10)-		NSC-9894	360
trien-20-yne-3,17-diol	356	NSC-9895	337
19-Norpregn-4-en-17β-ol	148	NSC-10023	718
19-Nor-17α-pregn-4-en-20-		NSC-10973	309, 356
yn-17β-ol	313	NSC-12165	184
19-Nor-17α-pregn-4-en-20-		NSC-15432	320
yn-3β,17-diol	310	NSC-17590	343
19-Nor-17α-pregn-4-en-20-		NSC-17591	214
yn-3β,17-diol diacetate	311	NSC-18317	761
19-Nor-17α-pregn-4-en-20-		NSC-19987	693
yne-3β,17-diol	396	NSC-20293	337
19-Nor-17α-pregn-4-en-20-		NSC-23162	163, 197
yne-3β,17-diol diacetate	397	NSC-26492	586, 602
19-Nor-17α-pregn-5(10)-en-20-		NSC-35770	289
yn-17-ol	444	NSC-37725	313, 411
19-Nor-17α-pregn-5-en-20-		NSC-39470	611
yn-17β-ol	381	NSC-42722	187
Nor-Progestelea	431	NSC-43193	210
Norprolac	111	NSC-44827	640
norpropandrolate	143	NSC-46439	671
Nor-QD	318, 421	NSC-55975	28
Norquen	316	NSC-64967	155
Norquen, component of	316, 363	NSC-65411	399
Norquentiel, component of	318, 421	NSC-66233	144
Nortesto	165	NSC-67068	203
19-nortestosterone	191	NSC-69948	220
19-nortestosterone cyclohexyl-		NSC-70735	295
propionate	159, 193	NSC-70762	546, 553

Name and Synonym Index

NSC-74226	154	Ophthocort, component of	681
NSC-75054	186	Ophtocortin	691
NSC-80998	635	Optimyd, component of	714
NSC-84054	223, 402	Orabet	532, 540
NSC-92336	393		544, 552
NSC-92338	380	Orabolin	148
NSC-92339	786	Oracon, component of	391
NSC-95147	208	Oradexon	651, 773
NSC-101791	787	Oradian	465, 473
NSC-106565	462	Oradiol	356
NSC-106572	555	Oragest	315, 414
NSC-106960	499	Orageston	374
NSC-107680	661, 785	Ora-Lutin	394
NSC-123018	412	Oranabol	169, 204
NSC-527579	692	Orasone	718
NS-3 [as tetrahydrate]	116	Orasthin	93
N-Synalar, component of	786	Oratestin	184
Nulsa	564	Ora-Testryl	184
Nurison	718	Oraviron	189
Nutracort	679	Orchisterone	217
Nuvacon, component of	415	Orchisterone-M	189
Nylestriol	368	Ordimel	454, 476
Nystaform-HC, component of	679	Orestralyn	356
		Oreton	211
Ocestrol	325	Oreton Methyl	189
Octapressin	9	ORF-9326	200
Octofollin	325	ORF-10131	321, 425
Octostim	8	ORF-17070	71
Octreotide	114	ORG-817	28
Octreotide Acetate	115	ORG-2969	308, 389
ocytocin	93	ORG-3236	398
ODA-914	84	ORG-6216	816
Oekolp	346	Orgabolin	148
Oestrasid	330, 390	Orgaboral	148
Oestrin	351	Orgadrone	651, 773
oestriol	346	Orgametil	411
Oestrodiene	330, 390	Orgametril	411
Oestrogel	337	Orgasteron	202
Oestromensyl	332	Orgastyptin	347
Oestromon	332	Orimeten	122
oestrone	351	Orinase	532
Oestroperos	351	Orinase Diagnostic	554
Oestroral	330, 390	Oriol, component of	308
Ogen	355	Ornipressin	11
Ogyline	430	8-Ornithine-vasopressin	11
Olpadronic Acid	244	Orofungin	224
Omicilon	731	Oroxine	582
Onapristone	432	Ortho-Cept	389
Onclast	238, 260, 274	Ortho-Cept, component of	308
Ondogyne	27	Ortho-Gynest	346
Ondonid	27	Ortho-Cyclen, component of	309, 321
ONO-802	87		356, 425
ONO-2235	447	Ortho-Novin 1/50, component	

Name and Synonym Index

of	318, 421	Ovysmen, component of	318, 421
Ortho-Novum, component of	309, 316, 356, 363	Oxabolone	167
Ortho-Novum 1/35, component of	318, 421	Oxabolone 17-Cyclopentane-propionate	168
		oxabolone cypionate	168
Ortho-Novum 1/50, component of	318, 421	Oxandrolone	203
		oxazacort	636, 762
Ortho-Novum 7/7/7, component of	318, 421	Oxendolone	229
		Oxinofen	12
Ortho Tri-Cyclen, component of	321, 425	17-[(1-Oxoacetyl)oxy]androst-4-en-3-one	212
Ortrel, component of	321, 425	2-oxochlormadinone acetate	228
Otalgine, component of	679	Oxogestone	433
Otic-Neo-Cort-Dome, component of	679	Oxogestone Phenpropionate	434
		17-[(1-Oxoheptyl)oxy]androst-4-en-3-one	214
Otobiotic, component of	679		
Osaterone	227	5-Oxo-L-prolyl-L-histidyl-L-prolinamide	119
Osaterone Acetate Ester	228		
Osiren	133	5-Oxo-L-prolyl-L-histidyl-L-prolinamide tartrate	120
Ossalin	251		
Ossin	251	5-oxo-L-prolyl-L-histidyl-L-tryptophyl-L-seryl-L-tyrosyl-3-(2-naphthyl)-D-alanyl-L-leucyl-L-arginyl-L-prolyl-glycinamide	75
Ossiten	240, 276		
Ostac	240, 276		
Osteo-F	251		
Osteoflur	251		
Osyrol	133	5-Oxo-L-prolyl-L-histidyl-L-tryptophyl-L-seryl-L-tyrosyl-glycyl-L-leucyl-L-arginyl-L-prolylglycinamide	32
Oterben	532, 540, 544, 552		
Ovaban	415		
Ovahormon Benzoate	338	5-Oxo-L-prolyl-L-histidyl-L-tryptophyl-L-seryl-L-tyrosyl-glycyl-L-leucyl-L-arginyl-L-prolylglycinamide acetate (salt) hydrate	33
Ovahormon Depot	340		
Ovanon	411		
Ovaras, component of	397		
Ovastol	316		
Ovcon, component of	309, 318, 356, 421	5-Oxo-L-prolyl-L-histidyl-L-tryptophyl-L-seryl-L-tyrosyl-glycyl-L-leucyl-L-arginyl-L-prolyl-glycinamide hydrochloride	34
Ovesterin	346		
Ovestin	346		
Ovifollin	351	5-Oxo-L-prolyl-L-histidyl-L-tryptophyl-L-seryl-L-tyrosyl-N$^\gamma$-benzyl-D-histidyl-L-leucyl-L-arginyl-N-ethyl-L-prolinamide	36
Ovin, component of	391		
Oviol	389		
Ovocyclin	337		
Ovocylin	337	5-Oxo-L-prolyl-L-histidyl-L-tryptophyl-L-seryl-L-tyrosyl-N-benzyl-D-histidyl-L-leucyl-L-arginyl-N-ethyl-L-prolinamide	71
Ovoresta	411		
Ovo-Vinces	346		
Ovral, component of	309, 322, 356, 427		
Ovran, component of	324, 428	5-oxoPro-His-Trp-Ser-Tyr-D-Ser(t-Bu)-Leu-Arg-ProNHCH$_2$CH$_3$	65
Ovranette, component of	324, 428	5-oxoPro-His-Trp-Ser-Tyr-D-Ser-(t-Bu)-Leu-Arg-Pro-NHEt	21
Ovrette	427		
Ovrette, WY-3707	322		
Ovulen, component of	311, 316, 363, 397	5-oxoPro-His-Trp-Ser-Tyr-D-Ser (t-Bu)-Leu-Arg-Pro-NHNH-CONH$_2$	70

Name and Synonym Index

5-oxoPro-His-Trp-Ser-Tyr-D-Trp-Leu-Arg-Pro-NHCH$_2$CH$_3$	67
5-oxoPro-His-Trp-Ser-Tyr-Gly-Leu-Arg-Pro-GlyNH$_2$	38
17-[(1-Oxopropanoyl)oxy]-androst-4-en-3-one	217
N^2-[N-[N-[N-[N^2-[N-[N^2-[N-(-5-Oxo-L-propyl)-L-alanyl]-L-lysyl]-L-seryl]-L-glutaminyl]glycyl]glycyl]-L-seryl]-L-asparagine	600
Oxycinchophen	12
Oxylone	673, 790
Oxymesterone	169, 204
oxymestrone	169, 204
Oxymetholone	205
Oxystin	93
Oxytocin	93
Oxytocin Citrate	94
Oxytocin citrate (salt)	94
P.O. 12	781
P.O.P.	19
P-607	465, 473
P-1306	502
P-1496	179
P-1742	670
P-3232	59
P-3895	59
P-5604	804
Palestrol	332
Palmoxirate Sodium	533
Palmoxiric Acid	534
Pamidronic Acid	245, 264, 279
Pamidronic Acid Disodium Salt	246, 265, 280
Pandel	682
Pandrocine	188
Panformin	460
Panolog, component of	732
Panomifene	298
Parabolan	178
Paracort	718
Paracortol	709
Paramethasone	704
Paramethasone 21-Acetate	705
Paramethasone Acetate	705
Paramezone	705
Paramidin	749
Parathar	253, 267
Parbetan	615
Pardroyd	205
Parenabol	181
Parlodel	103
Paroxon	19
Paroxypropione	19
Partocon	93
Partricin methyl ester	224
Paylean	54
P-DHP	373
β-PEBG	475
PEDG	475
Pediaflor	251
Pediapred	714
Pediotic Suspension, component of	679
Pelanin benzoate	338
Pelanin Depot	343
Penecort	679
Penmestrol	188
Pentagestrone	435
Pentagestrone Acetate	436
Penticort	610
Pentovis	371
Perandren	189, 217
Perchloric acid sodium salt	577
Percorten	638
Percorten Pivalate	639
Pergotime	26, 289
Perlacton	93
Perlatan	351
Perlutex	315, 414
Pertestis	213
Pet-Derm III	642, 764
PGF$_{2\alpha}$	96, 97
PGF$_{2\alpha}$ THAM	98
Phaeva, component of	401
Phanurane	126
Pharlon	408
1-phenethylbiguanide	475
Phenformin	475
Phenformin Hydrochloride	535
Phenidrone	12
17-[(Phenylacetyl)oxy]androst-4-en-3-one	216
2-(L-Phenylalanine)-8-L-lysine-vasopressin	9
D-Phenylalanyl-L-cysteinyl-L-phenylalanyl-D-tryptophyl-L-lysyl-L-threonyl-N-[(1R,2R)-2-hydroxy-1-(hydroxymethyl)propyl]-L-cysteinamide cyclic (2→7)-disulfide	114
D-Phenylalanyl-L-cysteinyl-L-phenylalanyl-D-tryptophyl-L-	

Name and Synonym Index

lysyl-L-threonyl-N-[(1R,2R)-2-hydroxy-1-(hydroxymethyl)propyl]-L-cysteinamide cyclic (2→7)-disulfide acetate (salt)	115
N-(2-Phenylethyl)imidodicarbonimidic diamide	475
N-(2-Phenylethyl)imidodicarbonimidic diamide monohydrochloride	535
6-[1-(Phenylmethyl)-D-histidine]-9(N-ethyl-L-prolinamide)-10-deglycineamide luteinizing hormone-releasing factor (pig)	71
phyone	55
Physex	24
Pioglitazone	536, 565
Pioglitazone Hydrochloride	537, 566
piperazine estrone sulfate	355
2-(1-piperazinyl)quinoline maleate	99
Pirogliride	538
Pirogliride Tartrate	539
Pitocin	93
Pitocin-Buccal	94
Pitressin	6, 15, 16
Pituamin	13, 95
Pituitary extract (posterior)	13
pituitary growth hormone	55
Pituitary lactogenic hormone	63
Pituitary, Posterior	13, 95
Pituitrin	13, 95
Pivalone	818
pizotifan	170
pizotifen	170
Pizotyline	170
Pizotyline Hydrochloride	171
Pizotyline Malate	172
Plancol	683
Planovin, component of	415
Plauracin	52
Plenastril	205
PLV-2	9
PMB-2000, component of	349
PMB-4000, component of	349
Poly-Pred, component of	710
POR-8	11
Porcine somatotropin, produced by recombinant technology	58
Posatirelin	117
Possipion	19
Postacton	10
Potassium 6,7-dihydro-17-hydroxy-3-oxo-3'H-cyclopropa[6,7]-	
17α-pregna-4,6-diene-21-carboxylate	132
Potassium 17-hydroxy-3-oxo-17α-pregna-4,6-diene-21-carboxylate	124
Pralmorelin Dihydrochloride	42
Pramidex	532, 540, 544, 552
Pramlintide	541
Pranone	394
Prasterone	206
Prasterone Sodium Sulfate	207
Pravidel	103
prebediolone acetate	739
Precortancyl	709
Precortilon	709
Precortisyl	709
Pred Forte	710
Pred Mild	710
Predalon	24
Predalone 50	710
Predalone-T.B.A.	711
Predef	802
Predenema	713
Predfoam	713
Pred-G Liquifilm, component of	710
Pred-G SOP, component of	710
prednacinolone	763
Prednazate	812
Prednazoline	813
Prednelan	709
Prednesol	714
Prednicarbate	706
Prednicen	709
Predni-Dome	709
Prednilonga	718
Predniretard	709
Prednisolamate	707
Prednisolamate Hydrochloride	708
prednisolone	706, 709
Prednisolone Acetate	710
Prednisolone 21-tert-Butylacetate	711
prednisolone compound with perphenazine	812
prednisolone 21-diethylaminoacetate	707
prednisolone 21-diethylaminoacetate hydrochloride	708
prednisolone 17-ethylcarbonate 21-propionate	706
Prednisolone Hemisuccinate	712
prednisolone 21-(hydrogen succinate)	712

Name and Synonym Index

Prednisolone Metasulfo-benzoate Sodium	713	Primonabol	154
		Primonabol Depot	155
prednisolone phosphate compound with fenoxazoline	813	Primosiston, component of	319, 422
		Primoteston	214
prednisolone phosphate disodium	714	Probolin	152
21-prednisolonephosphoric acid disodium salt	714	Procinonide	724
		Proctocort	679
prednisolone pivalate	717	ProctoFoam, component of	681
prednisolone sodium metasulfobenzoate	713	Prodasone	315, 414
		Prodel	393
Prednisolone Sodium Phosphate	714	Pro-Diaban	493, 542
Prednisolone Sodium Succinate	715	Pro-Diaban®	542
prednisolone 21-(3-sodium-sulphobenzoate)	713	Prodox	407
		Producil	47
Prednisolone Steaglate	716	Profasi	24
prednisolone 21-stearoylglycolate	716	Profasi HP	24
prednisolone 21-succinate sodium salt	715	Profenone	19
		Profoliol B	337
prednisolone tebutate	711	Proge	408
Prednisolone 21-Trimethylacetate	717	Progestasert	438
prednisolone 17-valerate	720	Progesterone	438
Prednisone	718	Progestin	438
Prednisone 21-Acetate	719	Progestogel	438
Prednitop	706	Progestol	438
Prednival	720	Progeston	438
Prednival 21-Acetate	721	Progestoral	394
Prednylidene	722	Proglumide	564
Prednylidene 21-Diethyl-aminoacetate Hydrochloride	723	Progon	24
		Progynon	337
Predonine	709	Progynon B	338
Predsol	714	Progynon C	356
Preferid	750	Progynon Depot	343
Preglandin	87	Progynon M	356
10α-Pregna-4,6-diene-3,20-dione	393	Progynova	343
17α-Pregna-2,4-dien-20-yno[2,3-d]isoxazol-17-ol	17	Proinsulin Human	543
		Prolactin	63
Pregn-4-en-3,20-dione	438	Prolidon	438
Pregneninolone	394	Proligestone	439
Pregnenolone Succinate	369, 437	Proloid	601
Pregnesin	24	Proluton	438
Pregnyl	24	Proluton Depot	408
Premarin	349	Promacortine	693
Premarin with Methyltestosterone, component of	189	Promegestone	440
		Promestriene	370
Prepidil	96	promethestrol	365
Primobolan Tablets	154	α-promethestrol	365
Primobolan-Depot	155	Promid	564
Primofax	51	Pronison	718
Primofol	343	Propacil	576
Primogonyl	24	Propaderm	748
Primogyn C	356	Propecia	222
Primolut N	318, 421	p-propionylphenol	19
Primolut-Nor	319, 422	Propycil	576

Name and Synonym Index

N-propyl-N'-(p-chloro-benzenesulfonyl)urea	465	R-5020	440
Propylthiouracil	576	Racet, component of	679
6-Propyl-2-thiouracil	576	Ractopamine	53
Propyl-Thyracil	576	Ractopamine Hydrochloride	54
Prorenoate Potassium	132	Ralabol	179
Proscar	222	Ralgro	179
Prostaglandin E_2	96	Raloxifene	247, 299
Prostaglandin $F_{2\alpha}$	97	Raloxifene Hydrochloride	248, 300
Prostaglandin F_{2a} Tromethamine Salt	98	Ramorelix	20
		Rastinon	532, 540 544, 552
Prostal	380	Reacthin	1
Prostap	73	Receptal	22, 66
Prostarmon F	96, 97	recombinant human basic fibroblast growth factor	62
Prostide	222		
Prostin F_2 Alpha	98		
Prostin/15M	82	recombinantly derived bovine somatotropin	56, 64
Prostrumyl	575		
Protabol	218	Rectodelt	718
Protamine	503	Rectovalone	818
Protamine Zinc	503	Redul	545
Protanabol	205	Regenit	706
Protandren	150	Regumate	375
Protaphane	503	Rehibin	27
Protef, component of	681	Reichstein's substance Fa	633
Prothil	412	Reichstein's substance H	632
Protirelin	119	Reichstein's substance M	679
Provera	315, 414	Reichstein's substance Q	637
Provest, component of	414	Relefact LH-RH	38
Provitar	203	Resocortol	814
Psicosterone	206	Resocortol Butyrate	815
Psorcon	653, 775	Respicort	732
Psorion	616	Restrol	330, 390
Pulmicort	750	Retabolil	160, 194
Purantix	629	Retalon	330, 390
		Retalon-Oral	331
		retrocortine	718
Quinagolide	110	Retroid	445
Quinagolide Hydrochloride	111	Retrone	393
Quinbolone	173	Reumalon	12
Quinestradiol	371	Revanil	108
Quinestrol	372	RGH-2202	117
Quingestanol	441	Rhinalar	663
Quingestanol Acetate	442	Rhinocort	750
Quingestrone	443	Rimexel	816
Quipazine Maleate	99	Rimexolone	816
		Rinderon-DP	616
		Rineton	732
R-1881	156	Rino-Clenil	748
R-2113	641	Risedronic Acid	249, 281
R-2323	18, 403	Risedronic Acid Monosodium Salt	250, 282
R-2453	388		
R-2858	366	RMI-16312	40

Name and Synonym Index

Ro-4-8347	445	SC-9376	126		
Ro-6-4563	484, 498	SC-9420	133		
romglizone	567	SC-9880	399		
Ronase	546	SC-11585	203		
RP-9671	51	SC-11800	311, 397		
RP-12222	188	SC-14266	124		
RP-22410	493, 542	SC-16148	208		
RS-1301	291, 387	SC-19198	419		
RS-1320	664	SC-21009	426		
RS-2208	377	SC-23992	132		
RS-2252	656	SC-26304	127		
RS-2352	724	SC-26714	130		
RS-2386	622	SC-37681	87		
RS-3694R	760	SC-66110	128		
RS-3999	663	Sch-4358	692		
RS-4464	819	Sch-4831	611		
RS-4691	631	Sch-6620	812		
RS-11988	48	Sch-8020W	748		
RS-26306	31	Sch-11460	616		
RS-35909-00-00-0	726	Sch-11572	808		
RS-40584	662	Sch-22219	741		
RS-68439	69	Sch-31353	643, 765		
RS-85446-007	728	Sch-32088	810		
RS-94991-298	76	Scherisolon	710		
RU-1697	177	Scheroson	633		
RU-2267	375	Scheroson F	679		
RU-2323	18, 403	SDZ-205-502	111		
RU-5020	440	Secretin	547		
RU-27987	446	secretine	547		
RWJ-10131	321, 425	Secretin-Kabi	547		
RWJ-17070	71	Secrosteron	391		
Ryegonovin	90	Seglitide	548		
		Seglitide Acetate	549		
		sekretolin	547		
S-77-0777	706	Semilente Insulin	550		
S-1320	750	Semilente Iletin	551		
S-50022	5	Sequens, component of	380		
Sagisal	133	D-Ser-(Bu^t)^{6}Azgly^{10}-			
Sanabolicum	159, 193	gonadorelin	70		
Sanasthmax	748	D-Ser-(Bu^t)^{6}Azgly^{10}-luliberin	70		
Sanasthymyl	748	Sermaka	675, 792		
Sandomigran	172	Sermorelin	43		
Sandopart	84	Serophene	26, 289		
Sandostatin	114, 115	Serral	332		
Sanmigran	172	Ser-Tyr-Ser-Met-Glu-His-Phe-			
Sanocrisin	27	Arg-Trp-Gly-Lys-Pro-Val-Gly-			
Sanomigran	172	Lys-Lys-Arg-Arg-Pro-Val-Lys-			
Saxizon	689	Val-Tyr-Pro-NH$_2$	1		
SB-223030	243	H-Ser-Val-Ser-Glu-Ile-Gln-Leu-			
S-Budesonide	752	Met-His-Asn-Leu-Gly-Lys-			
SC-4642	320	His-Leu-Asn-Ser-Met-Glu-			
SC-6924	367	Arg-Val-Glu-Trp-Leu-Arg-			
SC-7525	143	Lys-Lys-Leu-Gln-Asp-Val-			

Name and Synonym Index

His-Asn-Phe-OH 252
H-Ser-Val-Ser-Glu-Ile-Gln-Leu-
Met-His-Asn-Leu-Gly-Lys-His-
Leu-Asn-Ser-Met-Glu-Arg-Val-
Glu-Trp-Leu-Arg-Lys-Lys-Leu-
Gln-Asp-Val-His-Asn-Phe-OH 266
H-Ser-Val-Ser-Glu-Ile-Gln-Leu-
Met-His-Asn-Leu-Gly-Lys-His-
Leu-Asn-Ser-Met-Glu-Arg-Val-
Glu-Trp-Leu-Arg-Lys-Lys-Leu-
Gln-Asp-Val-His-Asn-Phe-OH
.$xH_2O.yCH_3COOH$ 253
H-Ser-Val-Ser-Glu-Ile-Gln-Leu-
Met-His-Asn-Leu-Gly-Lys-His-
Leu-Asn-Ser-Met-Glu-Arg-Val-
Glu-Trp-Leu-Arg-Lys-Lys-Leu-
Gln-Asp-Val-His-Asn-Phe-OH
.$xH_2O.yCH_3COOH$ 267
L-Seryl-L-valyl-L-seryl-L-α-glutamyl-
L-isoleucyl-L-methionyl-L-histidyl-
L-asparaginyl-L-leucylglcyl-L-
lysyl-L-histidyl-L-leucyl-L-
asparaginyl-L-seryl-L-methionyl-
L-α-glutaminyl-L-arginyl-L-
valyl-L-α-glutamyl-L-tryptophyl-
L-leucyl-L-arginyl-L-lysyl-L-lysyl-
L-leucyl-L-glutaminyl-L-α-aspartyl-
L-valyl-L-histidyl-L-asparaginyl-L-
phenylalanine 252
L-Seryl-L-valyl-L-seryl-L-α-glutamyl-
L-isoleucyl-L-methionyl-L-histidyl-
L-asparaginyl-L-leucylglcyl-L-lysyl-
L-histidyl-L-leucyl-L-asparaginyl-L-
seryl-L-methionyl-L-α-glutaminyl-
L-arginyl-L-valyl-L-α-glutamyl-L-
tryptophyl-L-leucyl-L-arginyl-L-
lysyl-L-lysyl-L-leucyl-L-glutaminyl-
L-α-aspartyl-L-valyl-L-histidyl-
L-asparaginyl-L-phenylalanine 266
L-Seryl-L-valyl-L-seryl-L-α-glutamyl-
L-isoleucyl-L-methionyl-L-histidyl-
L-asparaginyl-L-leucylglcyl-L-lysyl-
L-histidyl-L-leucyl-L-asparaginyl-
L-seryl-L-methionyl-L-α-glutaminyl-
L-arginyl-L-valyl-L-α-glutamyl-L-
tryptophyl-L-leucyl-L-arginyl-L-
lysyl-L-lysyl-L-leucyl-L-glutaminyl-
L-α-aspartyl-L-valyl-L-histidyl-L-
asparaginyl-L-phenylalanine
acetate (salt) hydrate 253
L-Seryl-L-valyl-L-seryl-L-α-glutamyl-
L-isoleucyl-L-methionyl-L-histidyl-
L-asparaginyl-L-leucylglcyl-L-lysyl-

L-histidyl-L-leucyl-L-asparaginyl-L-
seryl-L-methionyl-L-α-glutaminyl-
L-arginyl-L-valyl-L-α-glutamyl-L-
tryptophyl-L-leucyl-L-arginyl-L-
lysyl-L-lysyl-L-leucyl-L-glutaminyl-
L-α-aspartyl-L-valyl-L-histidyl-L-
asparaginyl-L-phenylalanine
acetate (salt) hydrate 267
Sexadieno 27
Sexocretin 332
Sexovid 27
SH 55
SH B 331 312, 401
SH E 199 480
SH K 203 789
SH-1040 400
SH3.1168 487
SH-406 113
SH-567 154
SH-582 223, 402
SH-601 155
SH-717 545
SH-723 186
SH-741 385, 630
SH-742 667
SH-770 668
SH-818 628
SH-863 629
SH-968 655, 777
Sibol 332
Sigmacort 681
Silandrone 208
Silubin 460
Sincomen 133
Sindiatil 460
Sintisone 716
Sintotrat 681
Sitogluside 230
SK&F-105657 221
Skelid 255, 269, 284
SKF-3050 761
SK-Tolbutamide 552
Slow-Fluoride 251
SM-8144 43
SMS-201-995 114
SMS-201-995 ac 115
SN 654 224
Sodelut G 315, 414
Sodium (dichloromethylene)-
diphosphonate 240, 276
sodium dehydroepiandrosterone
sulfate 207
Sodium Fluoride 251

Name and Synonym Index

Sodium O-(4-hydroxy-3,5-diiodophenyl)-3,5-diiodotyrosine	608	Spirolone	133
Sodium Perchlorate	577	Spironolactone	133
Sodium (±)-2-tetradecylglycidate dihydrate	533	Spirorenone	134
		Spiro-Tablinen	133
		Sprioderm	133
		SQ-9993	342
Sodium trihydrogen(4-amino-1-hydroxybutylidene)-diphosphonate trihydrate	238, 260, 274	SQ-15,101	373
		SQ-15102	744
		SQ-15112	745
		SQ-15860	499
Sodium trihydrogen [1-hydroxy-2-(3-pyridyl)-ethylidene] diphosphonate	250, 282	SQ-16150	341
		SQ-16374	155
		SQ-16496	154
Solacthyl	1	SQ-18566	795
Soldactone	124	SQ-26490	701
Soldesam	651, 773	SQ-27239	729
Solevar	201	SR-27897	562
Solodelf	732	SR-41319	255, 269, 284
Solone	709	SR-41319B	254, 268, 283
Solucort	714	ST12	648, 770
Solu-Cortef	689	ST-52	359
Solu-Decadron	651, 773	STA-307	218
Solu-Decortin-H	715	Stabinol	465, 473
Solu-Forte-Cortin	646, 768	Stanolone	209
Solu-Glyc	689	stanazol	210
Solu-Medrol	699	Stanozolol	210
Solupred	713	Statocin	83
Solu-Predalone	714	Stediril, component of	427
Solutedarol	733	Stemex	705
Somagorad	67	Stenandiol	141
Somatorelin	44	Stenbolone	174
somatotropic hormone	55	Stenbolone Acetate	175
Somatotropin	55	Stenediol	150
8-190-Somatotropin (pig clone pPGH-1)	59	Steranabol	147
		Steranabol Long-Acting	168
Somavubove	56, 64	Steranabol ritardo	168
Sometribove	57	Sterane	710
Sometripor	58	Sterax	763
Somfasepor	59	Sterocort	722
Sone	718	Steroderm	763
Sorbinil	449	Sterolon	187
Sorbistat	447	Sterolone	709
Soriflor	653, 775	Stidex	641
SPA-S-222	226	Stilbetin	332
Spametrin-F	90	Stilboefral	332
Sparteine	100	Stilboestroform	332
l-sparteine	100	Stilbostatin	359
Sparteine Sulfate Pentahydrate	101	Stilkap	332
SPA-S-160	224	Stilphostrol	333, 358
Spectamedryn	691	Stimate	8
Spiretic	133	Stimovul	28
Spirocort	750	Stimu-TSH	119
Spiroctan	133	Stiptanon	347

Name and Synonym Index

Storinol	143	Synthoestrin	332
Strabolene	163, 197	Synthovo	360
Straderm	787	Synthroid	596
Stromba	210	Synthroid Sodium;Eltroxin	582
Strombaject	210	Syntocinon	93
Strumacil	575	Syntometrine	85
Strumazol	574	Syntopressin	10
Subose	499	Syntrogene	360
Sulbenox	60	Systen	337
Sulestrex Piperazine	355		
Superanabolon	163, 197		
Superlutin	406	T-3	583, 598
Suprafact	66	TA-0910 [as tetrahydrate]	118
Suprametil	693	TAC-3	732
Supra-Puren	133	TAC-40	732
Suprecur	22, 66	TAC-D	736
Suprefact	22, 66	Tace	327
Suracton	133	Taltirelin	118
Surestryl	366	Tamofen	302
Surgestone	440	Tamoxifen	301
Synaclyn	663	Tamoxifen Citrate	302
Synacort	679	Tamsulosin	231
Synacthen	2	dl-Tamsulosin Hydrochloride	232
Synalar	666, 786	(R)-Tamsulosin Hydrochloride	233
Synalate (obsolete)	787	(S)-Tamsulosin Hydrochloride	234
Synamol	666, 786	TAP-144	73
Synandone	666, 786	Tapazole	574
Synandrets	189	Tardastrex	291, 387
Synandrol	217	Tarden	291, 387
Synandrol F	211	TATBA	738
Synandrotabs	189	TBI	735
Synapause	347	TDHL	112
Synarel	76	Temetex	655, 777
Synasteron	205	Temodox	61
Synchronate	399	Temovate	624, 754
Syncortyl	638	Teralutil	408
Syncro-Mate, component of	399	Terazosin	235
Synemol	666, 786	Terazosin Hydrochloride Dihydrate	236
Synerone	217	Terguride	112
Synestan	631	Terguride Hydrogen Maleate	113
Synestrin (tablets)	332	Teriparatide	252, 266
Synestrol	330, 390	Teriparatide Acetate	253, 267
Syngesterone	438	Terlipressin	14
Syngestrotabs	394	Tertroxin	585, 599
Synotic	666, 786	Testex	217
Synphase, component of	318, 421	Testinon	214
Synpitan	93	Testoderm	211
Synrelina	76	Testo-Enant	214
Synsac	666, 786	Testolin	211
Syntaris	663	Testoral	184
Syntecort	705	Testosterone	211
Synthetic TRH	119	Testosterone Acetate	212
Synthila	334	Testosterone 17-chloral hemiacetal	182

Name and Synonym Index

Testosterone Cypionate	213	Thiobarbital	579
Testosterone Enanthate	214	Thiomesterone	218
Testosterone Ketolaurate	215	Thioridazine	523
Testosterone Phenylacetate	216	2-Thiouracil	580
Testosterone Propionate	217	THS-101	648, 770
Testoviron	217	Thybon	584
Testred	189	Thycapsol	574
Testro AQ	211	Thypinone	119
tetracosactide	2	Thyractin	601
tetracosactrin	2	Thyradin	586, 602
(6R,7R,8R,9S,10R,13S,14R,15S, 16S,17S)-3',4',6,7,8,9,11,12, 13,14,15,16,20,21-Tetradecahydro-10,13-dimethylspiro [17H-dicyclopropa[6,7:15,16] cyclopenta[a]phenanthrene-17,2'(5'H)-furan]-3(10H),5'-dione	134	Thyrefact	119
		Thyreocordon	578
		Thyreostat I	575
		Thyreostat II	576
		thyreotrophic hormone	121
		Thyrocrine	586, 602
		Thyroglobulin	601
		Thyroid	586, 602
(±)-2-Tetradecylglycidic acid	534	Thyroid hormone	602
Tetragynon, component of	324, 428	Thyroidin	587, 603
(+)-1,2,4,5-Tetrahydro2-(2-imidazolin-2-yl)-2-propylpyrrolo[3,2,1-hi]imdazole	471	Thyroid-stimulating hormone	121
		thyroid-stimulating hormone TTH	594
		Thyrolar	597
(4,5,6,7-Tetrahydro-7-oxobenzo [b]thien-4-yl)urea	60	thyroliberin	119
		Thyroprotein	601
(R,S)-11β,16α,17,21-Tetrahydroxypregna-1,4-diene-3,20-dione cyclic 16,17-acetal with butyraldehyde	750	thyrotrophic hormone	121, 594
		Thyrotropin	594
		Thyrotropin-releasing factor	119
		thyrotropin-releasing hormone	119
11β,16α(R),17,21-Tetrahydroxypregna-1,4-diene-3,20-dione cyclic 16,17-acetal with butyraldehyde	751	Thyroxevan	582
		Thyroxine	588, 604
		D-Thyroxine	589, 605
		DL-Thyroxine	590, 606
11β,16α(S),17,21-Tetrahydroxypregna-1,4-diene-3,20-dione cyclic 16,17-acetal with butyraldehyde	752	D-Thyroxine Sodium Salt	592, 608
		L-Thyroxine	591, 607
		Thytropar	121, 594
		Tibicorten	735
3,5,3',5'-tetraiodothyronine	588, 604	Ticabesone	725
Teverelix	77	Ticabesone Propionate	726
Texacort	679	Tidemol	460
Texmeten	655, 777	Tigestol	444
Thacapzol	574	Tiludronate Disodium	254, 268, 283
Theelin	351	Tiludronic Acid	255, 269, 284
Theelol	346	Timobesone	727
Thelestrin	351	Timobesone Acetate	728
thelykinin	351	Timocort	679
Theranabol	169, 204	Tiomesterone	218
Thermex	317, 420	Tiovalon	818
THFES(HM)	179	Tipredane	729
thiamazole	574	Tiratricol	593
2-Thiazolamine	569	Tiroidina	586
Thibenzazoline	578	Tixocortol	817
Thimecil	575	Tixocortol Pivalate	818

Name and Synonym Index

Tobradex, component of	642, 764
Tobrasone, component of	674, 791
Tocosamine	101
tokokin	351
Tokuderm	618
Tolanase	546, 553
Tolazamide	546, 553
Tolazolamide	546, 553
Tolbusal	532, 540
	544, 552
Tolbutamide	532, 540
	544, 552
Tolbutamide Sodium	554
Tolinase	546, 553
Tolpyrramide	555
Tolrestat	450
tolrestatin	450
N-p-Tolylsulfonyl-1-pyrrolidinecarboxamide	555
Tomaxasta	302
Tonephin	15
Topagen, component of	618
Topicon	800
Topicorte	641
Topifug	763
Topilan	620
Topilar	656
Topisolon	641
Topsym	787
Topsymin	787
Topsyn	787
Topsyne	787
Toremifene	303
Toremifene Citrate	304
Tova, component of	391
Tracilon	736
Trafermin	62
Tralonide	730
Tramacin	732
Traslan	380
Trenbolone	176
Trenbolone Acetate	177
Trenbolone Cyclohexylmethyl Carbonate	178
Trengestone	445
Tresaderm, component of	642, 764
Trestolone	219
Trestolone Acetate	220
TRH	119
TRH Tartrate	120
Triac	593
Triacana	593
Triacet	732
Triam	732
Triamcinolone	731
Triamcinolone Acetonide	732
Triamcinolone Acetonide β-benzoylaminoisobutyrate	735
Triamcinolone Acetonide tert-butyl acetate	738
Triamcinolone Acetonide 21-Hemisuccinate	733
Triamcinolone Acetonide Sodium Phosphate	734
Triamcinolone Benetonide	735
Triamcinolone Diacetate	736
triamcinolone 16,21-diacetate	736
Triamcinolone Furetonide	737
Triamcinolone Hexacetonide	738
Triamolone 40	736
Triamonide 40	732
Tricandil	224
Tricangine	224
17β-(2,2,2-Trichloro-1-acetoxyethoxy)androst-4-en-3-one	183
(6α,11β,16α)-9,11,21-Trichloro-6-fluoro-16,17-[(1-methylethylidene)bis(oxy)]pregna-1,4-diene-3,20-dione	819
17β-(2,2,2-Trichloro-1-hydroxyethoxy)androst-4-en-3-one	182
17β-(2,2,2-Trichloro-1-hydroxyethoxy)estra-1,3,5(10)-trien-3-ol	328
TriCilest, component of	321, 425
Tricinolon	732
Triclonide	819
Tricortale	731
Tridesilon	763
Tridestrin	346
Tridomose	18
(E)-2-[[2-[p-(3,3,3-Trifluoro-1,2-diphenylpropenyl)phenoxy]ethyl]amino]ethanol	298
6,6,9-Trifluoro-11β,17,21-trihydroxy-16α-methylpregna-1,4-diene-3,20-dione	759
6,6,9-Trifluoro-11β,17,21-trihydroxy-16α-methylpregna-1,4-diene-3,20-dione 21-acetone	760
trihydroxyestrin	346
(11β)-11,17,21-Trihydroxy-16-methylenepregna-1,4-diene-3,20-dione	722
(11β)-11,17,21-Trihydroxy-6-methylpregna-1,4-diene-3,20-	

Name and Synonym Index

dione 21-n,n-diethyl-
glycine ester 707, 708
(6α,11β)-11,17,21-Trihydroxy-
6-methylpregna-1,4-diene-
3,20-dione 693
(6α,11β)-11,17,21-Trihydroxy-
6-methylpregna-1,4-diene-
3,20-dione 21-acetate
17-propionate 694
(11β)-11,17,21-Trihydroxypregna-
1,4-diene-3,20-dione 679, 709
(11β)-11,17,21-Trihydroxypregna-
1,4-diene-3,20-dione
21-acetate 17-propionate 680
11β,17,21-Trihydroxypregna-1,4-
diene-3,20-dione 21-(di-
hydrogen phosphate) compound
with 2-[(2-isopropylphenoxy)-
methyl]-2-imidazoline 813
11β,17,21-Trihydroxypregna-1,4-
diene-3,20-dione 21-(hydrogen
succinate) compound with
4-[3-(2-chlorophenothiazin-
10-yl)propyl]-1-piperazine-
ethanol (1:1) 812
Tri-Levlen, component of 309, 324
356, 409, 428
Trilostane 123
Trimegestone 446
17β-(Trimethylsiloxy)androst-
4-en-3-one 208
trimexolone 816
Triminulet, component of 401
Trinordiol, component of 324, 428
Tri-Norinyl, component of 318, 421
Trinovum, component of 318, 421
Triostat 585, 599
Triothyrone 599
Triovex 346
Trioxifene 305
Trioxifene Mesylate 306
Triphasil, component of 309, 324, 356
409, 428
Triptorelin 78
Triptorelin Acetate 79
tris-(p-methoxyphenyl)ethylene 327
tris-(p-methoxyphenyl)chloroethylene 327
Trisodium hydrogen
(1-hydroxy-2-imidazol-1-yl-
ethylidene)diphosphonate
hydrate (5:2) 257, 271
Trithyrone 585
Triu-Ervonum, component of 415

D-Trp⁶,des-Gly¹⁰-LH-RH ethylamide 67
D-trp⁶-gonaorelin 78
D-trp⁶-LHRH 78
D-Trp⁶LRH 78
6-D-Tryptophan luteinizing hormone-
releasing factor (pig) 78
6-D-Tryptophan-9-(N-ethyl-
prolinamide)-10-deglycinamide
luteinizing hormone-releasing
factor (pig) 67
6-D-tryptophan-LH-RH 78
6-D-Tryptophan luteinizing hormone-
releasing factor (pig) acetate 79
Troglitazone 556, 567
Trosinone 394
Trymex 732
TS-408 682
TSAA-291 229
TSH 121, 594
Tsiklamid 454, 476
TTH 121
Tubex 1
Turbocalcin 261
Turinal 374
TX-066 [as acetate] 317, 420
Tyr-Ala-Asp-Ala-Ile-Phe-Thr-Asn-
Ser-Tyr-Arg-Lys-Val-Leu-Gly-
Gln-Leu-Ser-Ala-Arg-Lys-Leu-
Leu-Gln-Asp-Ile-Met-Ser-Arg-NH₂ 43
Tyroidina 602
TZP-4238 228

U-2043 532, 540, 544, 552
U-6013 802
U-6987 464
U-7800 671
U-8471 691
U-10974 659, 783
U-10997 157, 190
U-12062 96
U-14583 97
U-15,614 220
U-17323 674, 791
U-17835 546, 553
U-19763 144
U-24865 653, 775
U-32921 80
U-36384 81
U-46785 88
U-63287 466
U-82127 46
U-11100A 295

Name and Synonym Index

U-12019E	698
U-14583E	98
U-32921E	82
U-72107A	537, 566
Ulcort	677
ulobetasol	796
ulobetasol propionate	797
Ultandren	184
Ultracorten	718
Ultracortenol	717
Ultralan oral	667
Ultralanum	668
Ultralente	503
Ultralente Iletin	557
Ultralente Insulin	558
Ultratard	503
Ultravate	797
Uniplant [as acetate]	317, 420
uralenic acid	781
Urbason	693
Urbason-Solubile	699
Urodie	236
urofollitrophin	29
Ursnon	673, 790
Urusonin	133
Uteracon	93
Uticort	615
Utovlan	318, 421
Utrogestan	438
Vaderm	741
Vagestrol	332
Vagifem	337
Valergen	343
Valisone	618
Vallestril	364
Vancenase	748
Vanceril	748
Varlane	789
Varnolina, component of	308
Varnoline	389
Vasocard	236
Vasocidin Ointment, component of	710
Vasocidin Solution, component of	714
Vasomet	236
Vasophysin	15
Vasopressin, Arginine form	15
Vasopressin, Lysine form	16
Vasorome	203
Vaspit	789
Velopural	681
Velosulin	503
Venactone	124

Veramix	315, 414
Verospiron	133
Verton	380
Vestalin, component of	424
Vetacortyl	695
Vetalog	732
Vexol	816
Viarex	748
Viarox	748
Vicard	236
Vigazoo	60
Villiaumite	251
vinylestrenolone	424
Vioform-Hydrocortisone, component of	679
Virilon	213
Virormone	217
Virosterone	211
Vista-Methasone	617
Visubeta	611
Vivelle	337
Volidan, component of	415
Volon	731
Volon A	732
Volonimat	732
Voren	649, 771
VoSol HC, component of	679
Vytone, component of	679
VUFB-6638	113
W-37	459
W-3399	443
W-3566	372
W-4454A	345
W-4540	442
W-4869	720
W-5219	564
W-5975	615
W-6309	778
WA-184	230
WAY-GPA-748	42
Weradys, component of	415
Westcort	690
Win-14833	210
Win-17757	17
Win-24540	123
Win-27914	703
Winobanin	17
Winstrol	210
Wintersteiner's compound F	633
Wy-3475	166
WY-3707	427
Wy-42422	78

Name and Synonym Index

Wy-42462	78	Zenarestat	451		
Wy-5104	409	Zenoxone	679		
Wynestron	351	Zeranol	179		
		Ziavetine	460		
Xantium	120	Zindoxifene	307		
Xenalon	133	ZK-30595	392		
xylamide	564	ZK-31224	113		
		Zoladex	70		
Y-5350	83	Zoledronate Disodium	256, 270		
Yermonil	411	Zoledronate Trisodium	257, 271		
YM-12617-1	233	Zoledronic Acid	258, 272		
YM-12617-2	234	Zopolrestat	452, 559		
R-(-)-YM-12617	233	Zuclomiphene	40		
YM-617	233	zuclomiphene [cis-form]	289		
		Zumenon	337		
Zemide	302	Zymafluor	251		
Zenadrex	291, 387				

PART III

MANUFACTURERS AND SUPPLIERS DIRECTORY

MANUFACTURERS AND SUPPLIERS

3M Company
3M Center
St Paul, MN 55144
USA
Tel: +1 (612) 733-1110

3M Health Care
3M Center
St Paul, MN 55144
USA
Tel: +1 (612) 733-1110

3M Health Care Ltd
1 Morley Street
Loughborough,
Leics LE11 1EP
England
Tel: +44 (01509) 611611

3M Pharmaceuticals
3M Center 2751
St Paul, MN 55144-1000
USA
Tel: +1 (612) 733-0266
Fax: +1 (612) 737-2759

Abbott Laboratories
100 Abbott Park Rd
Abbott Park, IL 60064
USA
Tel: +1 (847) 937-6100
Fax: +1 (847) 937-1511

Abbott Laboratories Ltd
Abbott House
Moorbridge Rd
Maidenhead,
Berks SL6 8JG
England
Tel: +44 (01628) 773355

ABIC
Address Unknown

Adria Labs
Direct Inquiries to
Pharmacia & Upjohn

Advanced Magnetics, Inc
Corporate Headquarters
61 Mooney St
Cambridge, MA 02138
USA
Tel: +1 (617) 497-2070
Fax: +1 (617) 547-2445

**Agouron
Pharmaceuticals, Inc**
10350 North Torrey Pine Rd
La Jolla, CA 92037
USA
Tel: +1 (858) 622-3000

Ajinomoto Co, Inc
1-15-1, Kyobashi
Chuo-ku Tokyo 104
Japan
Tel: +81 (3) 5250-8111

Ajinomoto-Takara Corp
2-17-11, Kyobashi
Chuo-ku Tokyo 104
Japan
Tel: +81 (3) 3563-7589
Fax: +81 (3) 3535-3689

Aktieselskabet Pharmacia
Direct Inquiries to
Pharmacia & Upjohn

Akzo Chemie
Stationsplein 4
PO Box 247
NL-3800 Le Amersfort
The Netherlands

Akzo Nobel
Terhulpsesteenweg 166
Chee de la Hulpe 166
Brussels
Belgium
Tel: +32 (2) 663 5533

Manufacturers and Suppliers Directory

Albemarle Asano Corp
16th Floor
Fukoku Seimei Bldg
2-2, Uchisaiwaicho,
2-Chome
Chiyoda-ku, Tokyo 100
Japan
Tel: +81 (3) 5251-0791
Fax: +81 (3)3500-5623

Albemarle Asia Pacific Corp
111 Somerset Road #13-03
Singapore 238164
Singapore
Tel: +65 732-6286
Fax: +65 737-4155

Albemarle Corp
451 Florida St
Baton Rouge, LA
70801-1785
USA
Tel: +1 (225) 388-7402
Fax: +1 (225) 388-7848

Albemarle SA
Parc Scientifique Einstein
Rue du Bosquet 9
B-1348 Louvain La Neuve Sud
Belgium
Tel: +32 (10) 48-1711
Fax: +32 (10) 48-1717

Albright & Wilson Americas, Inc
4851 Lake Brook Dr
PO Box 4439
Glen Allen, VA 23060
USA
Tel: +1 (804) 968-6300
Fax: +1 (804) 968-6385

Albright & Wilson Ltd
PO Box 3
210-222 Hagley Rd
West Oldbury
W Midlands B68 ONN
England
Tel: +44 (0121) 429 4942
Fax: +44 (0121) 420 5151

Alcon Japan Ltd
Koraku Kokusai Bldg
1-5-3, Koraku, Bunkyo-ku
Tokyo 112
Japan
Tel: +81 (3) 3812-7881
Fax: +81 (3)3812-0188

Alcon Laboratories
PO Box 6600
6201 South Freeway
Fort Worth, TX 76115
USA
Tel: +1 (817) 293 0450

Alfa Wassermann SpA
Viale Sarca 223
20173 Milano
Italy
Tel: +39 (02) 64222-310

Allchem Industries
6010 NW First Place
Gainesville, FL 32607
USA
Tel: +1 (352) 378-9696
Fax: +1 (352) 338-0400

Allen & Hanbury
Direct Inquiries to Glaxo Wellcome

Allergan Herbert
2525 DuPont Dr
Irvine, CA 92713
USA
Tel: +1 (714) 246-4500
Fax: +1 (714) 246-6987

Allergan, Inc
2525 Dupont Dr
PO Box 19534
Irvine, CA 92623-9534
USA
Tel: +1 (714) 246-4500
Fax: +1 (714) 246-6987

Alliance Pharm Corp
3040 Science Pk Dr
San Diego, CA 92121
USA
Tel: +1 (858) 410-5200
Fax: +1 (858) 410-5201

Alpha 1 Biomedicals, Inc
Two Democracy Center
6903 Rockledge Dr
Bethesda, MD
20817-1129
USA
Tel: +1 (301) 564-4400
Fax: +1 (301) 564-4424

Altana, Inc
60 Baylis Rd
Melville, NY 11747
USA
Tel: +1 (516) 454-7677
Fax: +1 (516) 454-0732

American Cyanamid
5 Garret Mountain Plaza
West Patterson, NJ 07470
USA
Tel: +1 (973) 357-3100

American Home Products
Five Giralda Farms
Madison, NJ 07940
USA
Tel: +1 (973) 660-5000
Fax: +1 (973) 660-5771

American Hospital Supply
20 Wiggins Ave
Bedford, MA 01730
USA
Tel: +1 (781) 275-1100

Amersham Corp
2636 South Clearbrook Dr
Arlington Heights, IL
60005
USA
Tel: +1 (847) 593-6300
Fax: +1 (847) 593-8075

Amersham International plc
Amersham Place
Little Chalfont
Amersham
Bucks HP7 9NA
England
Tel: +44 (01494) 544000

Amgen, Inc
Amgen Center
Thousand Oaks, CA
91320-1799
USA
Tel: +1 (805) 447-1000
Fax: +1 (805) 447-1010

Amylin Pharmaceuticals, Inc
9373 Town Center Dr
San Diego, CA 92121
USA
Tel: +1 (858) 552-2200
Fax: +1 (858) 552-2212

Manufacturers and Suppliers Directory

Anaquest
Address Unknown

Angelini Francesco
Address Unknown

Angelini Group, Italy
Viale Amelia 70
00181 Rome
Italy
Tel: +39 (06) 78053-1
Fax: +39 (06) 78053-291

Angelini Pharmaceuticals, Inc
70 Grande Ave
River Edge, NJ 07661
USA
Tel: +1 (201) 489-4100

Anphar
Address Unknown

Anphar-Rolland
BP 203
91007 Evry Cedex
France
Tel: +33 (1) 64 97 20 30
Fax: +33 (1) 64 97 05 84

Antibiotice SA
1 Valea Lupului Street
Lasi 6600
Romania
Tel: +40 (32) 211010
Fax: +40 (32) 211020

Apothecon
Direct Inquiries to
Bristol-Myers Squibb Co

Apothekernes
Direct Inquiries to ASTRA
USA Inc

Arizona
1001 E Business 98
Panama City, FL 32401
USA
Tel: +1 (850) 785-6700
Fax: +1 (850) 785-2203

Armour Pharmaceuticals Co Ltd
St Leonards Road
Eastbourne
East Sussex BN21 3YG
England
Tel: +44 (01323) 410200

Asahi Chem Industry
Lyoner Str 44-48
D-60528 Frankfurt
Germany

Ascher, BF & Co
15501 W 109th St
PO Box 717
Shawnee Mission, KS 66201
USA
Tel: +1 (913) 888-1880

Asta Chemische Fabrik
Direct Inquiries to ASTA
Medica

Asta Medica AB
Kemistvagen 17
SE-18379 Taby
Sweden

Asta Medica AG
Weissmullerstr 45
D-60314 Frankfurt am Main
Germany
Tel: +49 69 400101
Fax: +49 69 40012740

ASTA Medica Inc
Continental Plaza, Tower 1
401 Hackensack Ave
Hackensack, NJ 07601
USA
Tel: +1 (201) 525-2680
Fax: +1 (201) 488-8595

ASTA Medica Ltd
168 Cowley Road
Cambridge CB4 0DL
England
Tel: +44 (01223) 423434
Fax: +44 (01223) 420943

Asta-Werke AG
Direct Inquiries to Asta
Medica

Astra Chemicals Ltd
Direct Inquiries to
AstraZeneca

Astra Draco AB
BO Box 34
Lund SE-221 00
Sweden
Tel: +46 (46) 336000

Astra Hässle AB
Karragatan 5
Molndal SE 431 83
Sweden
Tel: +46 (31) 7761000

Astra Pharmaceuticals Ltd
Home Park Estate
King's Langley,
Herts WD4 8DH
England
Tel: +44 (01923) 266191
Fax: +44 (01923) 260431

Astra USA, Inc
Direct Inquiries to Astra
Zeneca

AstraZeneca
1800 Concord Pike
PO Box 15437
Wilmington, DE 19850
USA
Tel: +1 (302) 886-3000
Fax: +1 (302) 886-2972

Athena Neurosciences, Inc
800 Gateway Blvd
S. San Francisco, CA 94080
USA
Tel: +1 (650) 877-0900
Fax: +1 (650) 877-8370

Atrix Laboratories
2579 Midpoint Dr
Fort Collins, CO
80525-4417
USA
Tel: +1 (970) 482-5868
Fax: +1 (970) 482-9735

Ayerst
Direct Inquiries to
Wyeth-Ayerst Laboratories

Ayrton Saunders plc
34 Hanover Street
Liverpool
Merseyside
England

Bacillofabrik Dr Bode & Co
Address Unknown

Manufacturers and Suppliers Directory

BASF Corp
3000 Continental Dr
Mt Olive, NJ 07828
USA
Tel: +1 (973) 426-2800
Fax: +1 (973) 426-2810

Basic Inc
Address Unknown

Battle Hayward & Bower Ltd
Crofton Drive
Allenby Rd Industrial Estate
Lincoln
Lincs LN3 4NP
England
Tel: +44 (01522) 529206

Bausch & Lomb Pharmaceuticals, Inc
One Bausch & Lomb Place
Rochester, NY 14604
USA
Tel: +1 (716) 338-6000

Bausch & Lomb Vision Care Division
1400 N Goodman St
Tampa, FL 33637
USA
Tel: +1 (813) 975-7700

Baxter Healthcare Systems
One Baxter Parkway
Deerfield, IL 60015
USA
Tel: +1 (847) 948-4731

Bayer AG
Werk Leverkusen
D-51368 Leverkusen
Germany
Tel: +49 214 301
Fax: +49 214 306 6328

Bayer Animal Health
12707 Shawnee Mission Pk PO Box 390
Shawnee Mission, KS 66201
USA
Tel: +1 (913) 631-4800

Bayer Corp
Pharmaceutical Div
400 Morgan Lane
West Haven, CT 06516
USA
Tel: +1 (203) 937-2000

Bayer Corp, Pharmaceutical Div
400 Morgan Lane
West Haven, CT 06516
USA
Tel: +1 (203) 937-2000

BDH Laboratory Supplies
Broom Road
Parkstone
Poole
Dorset BH15 1TD
England
Tel: +44 (01202) 660444
Fax: +44 (01202) 666856

Becton Dickinson Microbiology Systems
1 Becton Dr
Franklin Lakes, NJ 07417
USA
Tel: +1 (201) 847-6800

Beecham Group plc
Four New Horizons Court
Harlequin Ave
Brentford
Middx TW8 9EP England
Tel: +44 (020) 8975 2000

Beecham Research Labs,
Direct Inquiries Beecham Group plc

Beiersdorf AG
Aliothstr 40
CH-4142 Münchenstein 2
Switzerland
Tel: +41 (61) 415-6111
Fax: +41 (61) 415-6332

Beiersdorf AG
Unnastr 48
D020245 Hamburg
Germany
Tel: +49 40 49090
Fax: +49 40 49093434

Beiersdorf Inc
Wilton Corporate Center
187 Danbury Rd
Wilton, CT 06897
USA
Tel: +1 (203) 563-5800
Fax: +1 (203) 563-5895

Beiersdorf NV
Boulevard Industriel 30
B-1070 Bruxelles
Belgium
Tel: +32 (2) 526-5211
Fax: +32 (2) 526-5219

Beiersdorf Ltd
Yeomans Drive, Blakelands
Milton Keynes
Bucks MK14 5LS
England
Tel: +44 (01908) 211333
Fax: +44 (01908) 211555

Benz Research and Dev Corp
6447 Parkland Dr
PO Box 1839
Sarasota, FL 34230-1839
USA
Tel: +1 (941) 758-8256

Berk Pharmaceuticals Ltd
Brampton Road
Eastbourne
East Sussex BN22 9AG
England
Tel: +44 (01323) 501111

Berlex Laboratories, Inc
300 Fairfield Rd
Wayne, NJ 07470-7358
USA
Tel: +1 (973) 694-4100

Bilhuber
Address Unknown

BioCryst Pharmaceuticals, Inc
2190 Parkway Lake Dr
Birmingham, AL 35244
USA
Tel: +1 (205) 444-4600

Manufacturers and Suppliers Directory

BioDevelopment Corp
8180 Greensboro Dr
#1000
McLean, VA 22102
USA

Biofarma A/S
Naverland 22
DK-2600 Glostrup
Denmark
Tel: +45 4 327-0313

Biona A/S
DK-2860 Soeborg
Denmark
Tel: +45 3 969-2400
Fax: +45 3 969-2199

Bioproject
30, rue des
Francs-Bourgeois
75003 Paris
France
Tel: +33 (4) 42 71 71 16
Fax: +33 (4) 42 71 39 56

Biorex
PO Box 348
8201Vesprem-Szabadsapuszta
Hungary
Tel: +36 88-421-629
Fax: +36 88-429-237

Biorex Laboratories Ltd
2 Crossfield Chambers
Gladbeck Way
Enfield, Middx EN2 7HT
England
Tel: +44 (020) 8366 9301

Boehringer Ingelheim Ltd
Ellesfield Avenue
Bracknell
Berks RG12 8YS
England
Tel: +44 (01344) 424600

Boehringer Ingelheim Pharmaceuticals Inc
900 Ridgebury Rd
Ridgefield Park, CT
06877-0103
USA
Tel: +1 (203) 798-9988

Boehringer Ingelheim GmbH
Binger Str 173
D-55216 Ingelheim am Rhein
Germany
Tel: +49 61 3277 5063
Fax: +49 61 3277 4225

Boehringer Mannheim GmbH
Simpson Parkway
Kirton Campus
Livingston
West Lothian EH54 7BH
England
Tel: +44 (01589) 412512

Boots Company, The
1 Thane Road West
Nottingham
Oxon NG2 3AA
England
Tel: +44 (01602) 506111

Bottu
20, avenue Raymond Aron
92165 Antony Cedex
France
Tel: +33 140 91 61 23

Bracco Diagnostics, Inc
107 College Road E
Princeton, NJ 08540
USA

Bristol-Myers Nutritional Group
725 E Main
Zeeland, MI 49464-0136
USA
Tel: +1 (616) 748-7100

Bristol-Myers Squibb Co
PO Box 4000
Princeton, NJ 08540
USA
Tel: +1 (609) 921-4000

Bristol-Myers Squibb Europe
Le Grande Arche Nord
Paris La Défense Cedex
92044 Paris
France
Tel: +33 (1) 4090 6000
Fax: +33 (1) 4090 6100

Bristol-Myers Squibb HIV Products
345 Park Ave
New York, NY
10154-0000
USA
Tel: +1 (212) 546-2856

Bristol-Myers Squibb Pharmaceutical Res and Dev
1 Squibb Drive
New Brunswick, NJ 08901
USA
Tel: +1 (201) 519-2000

Bristol Myers Squibb Pharmaceuticals Ltd
Bristol Myers Squibb House
141-149 Staines Rd
Hounslow
Middx TW3 3JA
England
Tel: +44 (020) 8572 7422

British Biotechnology Ltd
Watlington Rd
Oxford OX4 5LY
England
Tel: +44 (01865) 748747
Fax: +44 (01865) 781047

British Drug Houses
Direct Inquires to Merck

Brocades Ltd
Brocades House,
Pyrford Road
West Byfleet, Weybridge,
Surrey KT14 6RA
England
Tel: +44 (01932) 342291

Brocades-Stheeman & Pharmacia
Direct Inquiries to
Pharmacia & Upjohn

Broemmel Pharmaceuticals
3M Pharmaceuticals
3M Center, 275-3W01
St Paul, MN 55133-3275
USA

Manufacturers and Suppliers Directory

Buckeye Technologies
1001 Tillman St
PO Box 8407
Memphis, TN 38108
USA
Tel: +1 (901) 320-8100

Burroughs Wellcome
Direct Inquiries to
GlaxoWellcome

Byk Gulden Lomberg GmbH
Byk-Gulden-Str 2
Postfach 100310
7750 Konstanz
Germany
Tel: +49 7531 84 0
Fax: +49 7531 84 2474

C H Boehringer Sohn
Direct Inquiries to
Boehringer Ingelheim

CERM
Address Unknown

CM Industries
Erregierre Industria
Chimica SpA
Via Francesco Baracca, 57
24060 San Paolo D'Argon (BG)
Italy
Tel: +39 (03) 595022

Cadus Pharmaceutical Corp
777 Old Saw Mill River Rd
Tarrytown, NY 10591-6705 USA
Tel: +1 (914) 345-3344
Fax: +1 (914) 345-3565

Calanda Stiftung
Address Unknown

California Research Co
Address Unknown

Callery Chemical
1420 Mars-Evans City Rd
Evans City, PA 16033
USA
Tel: +1 (412) 967-4141
Fax: +1 (412) 967-4140

Cambridge NeuroScience, Inc
One Kendall Square
Bldg 700
Cambridge, MA 02139
USA
Tel: +1 (617) 225-0600
Fax: +1 (617) 225-2741

Camillo-Corvi
Address Unknown

Carbide & Carbon Chem
Address Unknown

Carlo Erba Reagenti
Strada Rivoltana KM 6/7
20090 Rodano (Mi)
Italy
Tel: +39 (02) 9523 1
Fax: +39 (02) 95235904

Carrington Laboratories, Inc
2001 Walnut Hill Lane
Irving, TX 75038
USA
Tel: +1 (800) 527-5216
Fax: +1 (972) 518-1020

Carter-Wallace
PO Box 1001
Cranbury, NJ 08512
USA
Tel: +1 (609) 655-6000

Cassella AG
Hanauer Landstrasse 526
D-60386 Frankfurt
Germany
Tel: +49 (69) 4109 01
Fax: +49 (69) 4109 2650

CBD Corp
Address Unknown

Cell Therapeutics, Inc
201 Elliott Ave West, Ste 400
Seattle, WA 98119-4230
USA
Tel: +1 (206) 282-7100
Fax: +1 (206) 284-6206

Centeon LLC
1020 First Ave
King of Prussia, PA 19406
USA
Tel: +1 (610) 878-4000
Fax: +1 (610) 878-4009

Centocor, Inc
200 Great Valley Parkeway
Malvern, PA 19355
USA
Tel: +1 (610) 651-6000
Fax: +1 (610) 889-4701

Centre d'Études l'Ind Pharm
Address Unknown

Cetus Corp
4560 Horton St
Emeryville, CA 94608-2997
USA
Tel: +1 (510) 653-5948

Chantal Pharmaceutical Corp
12121 Wilshire Blvd 1120
Los Angeles, CA 90025-1123
USA
Tel: +1 (310) 207-1950
Fax: +1 (310) 826-4214

Chantereau
Address Unknown

Chem Werke Albert
Address Unknown

Chem-Pharm Fabrik
Bahnhofstr 33-35 + 40
73033 Goeppingen
Germany
Tel: +49 7161 676-0
Fax: +49 7161 676-298

Chemex Pharmaceuticals
660 White Plains Rd
Ste 400
Tarrytown, NY 10591
USA
Tel: +1 (914) 332-8633

Chemiewerk Homburg
Address Unknown

Chemo Puro
Address Unknown

Manufacturers and Suppliers Directory

Chemoterapico
Address Unknown

Chimie et Atomistique
Address Unknown

Chinoin
1325 Budapest, Pf 110
H-1045 Budapest
Hungary
Tel: +36 (1) 169-0900
Fax: +36 (1) 169-0293

Chiron Corp
4560 Horton St
Emeryville, CA 94608-2916
USA
Tel: +1 (510) 655-8730
Fax: +1 (510) 655-9910

Christiaens SA
Address Unknown

Chugai Pharmaceutical Co, Ltd
Mulliner House, Flanders Rd
Turnham Green
London, W4 1NN
England
Tel: +44 (020) 8987-5600

CIBA plc
Direct Inquiries to Novartis

CIBA Vision AG
Grenzstr 10
CH-8180 Buelach
Switzerland
Tel: +41 (084) 880-8488
Fax: +41 (084) 880-8489

CIBA Vision Corp
11460 Johns Creek Parkway
Duluth, GA 30097-1556
USA

CIBA Vision Ltd
Park West
Royal London Park
Flanders Rd, Hedge End
Southampton
Hants SO30 2LG
England
Tel: +44 (01489) 785580
Fax: +44 (01489) 786802

CIBA Vision Optics NL
4 Prinsenkade
NL-4811VB Breda
The Netherlands
Tel: +31 76-5245600
Fax: +31 76-5245620

Ciba-Geigy Corp
Direct Inquiries to Novartis
Cilag-Chemie Ltd
Saunderton
High Wycombe,
Bucks HP14 4HJ
England
Tel: +44 (01494) 563541

CIS-US, Inc
10 DeAngelo Dr
Bedford, MA 01730
USA
Tel: +1 (781) 275-7120
Fax: +1 (781) 275-2634

CK Witco (Europe) SA
7, rue du Pre-Bouvier
CH-1217 Meyrin
Switzerland
Tel: +41 (22) 989-2392

CK Witco Asia Pacific Pte Ltd
12 Science Park Dr
118225 Singapore
Singapore
Tel: +65 770-5146

CK Witco Canada Ltd
565 Coronation Dr
West Hill, ON M1W 2K3
Canada
Tel: +1 (416) 284-6077

CK Witco Chemical Corp
One American Lane
Greenwich, CT
USA
Tel: +1 (203) 552-2747
Fax: +1 (203) 552-2882

CK Witco Chemical Ltd
Direct Inquires to Witco (Europe) SA

Clin-Byk France
593, route de Boissise
77350 Le Mee-Sur-Seine
France
Tel: +33 (1) 64 41 22 22
Fax: +33 (1) 64 41 22 00

Clin-Byla France
593, route de Boissie
77350 Le Mee-Sur-Seine
France

Clin-Midy
9, rue du President Allende
94256 Gentilly Cedex
France
Tel: +33 (1) 40 73 40 73
Fax: +33 (1) 40 73 93 00

CNRS
16, rue Pierre et Marie Curie
75005 Paris
France
Tel: +33 (1) 42 34 94 00
Fax: +33 (1) 43 26 87 23

Colgate-Palmolive
One Colgate Way
Canton, MA 02021
USA
Tel: +1 (908) 878-7500

Consiglio Nazionale delle Ricerche
Via Tiburtina, 770
I-00159 Rome
Italy
Tel: +39 (06) 49932538
Fax: +39 (06) 49932440

Continental Pharma Inc
Address Unknown

Cook Imaging Corp
927 S Curry Pike B
Bloomington, IN 47403
USA
Tel: +1 (812) 333-0887
Fax: +1 (812) 332-3079

Cook-Waite Labs, Inc
Direct Inquires to Eastman Kodak Co

Manufacturers and Suppliers Directory

Cooper Companies, Inc, The
10 Faraday
Irvine, CA 92618-1850
USA
Tel: +1 (949) 597-4700
Fax: +1 (949) 597-0662

Cooper Vision, Inc
200 Willow Brook Office Park
Fairport, NY 14450
USA

Corbiere
Address Unknown

Cortech, Inc
376 Main St
PO Box 74
Bedminster, NJ 07921
USA
Tel: +1 (908) 234-1881

Council of Scientific and Industrial Research, New Delhi
Address Unknown

Crinos
Piazza XX Settembre, 2
22079 Villa Guardia (CO)
Italy
Tel: +39 (031) 385111
Fax: +39 (031) 481784
wwcrinos-spacom

Crookes Healthcare Ltd
1 Thane Road West
Nottingham
NG2 3AA
England
Tel: +44 (01602) 506111

Cutter Laboratories
Direct Inquiries to Bayer Corp

Cypros Pharmaceutical Corp
2714 Loker Ave West
Carlsbad, CA 92008
USA
Tel: +1 (760) 929-9500
Fax: +1 (760) 929-8038

Cytogen Corp
600 College Rd
E Princeton, NJ 08540
USA
Tel: +1 (609) 987-8270
Fax: +1 (609) 951-9298

Daiichi Pharmaceutical Co Ltd
3-14-10, Nihonbashi
Chuo-ku, Tokyo 103
Japan
Tel: +81 (3) 3272-0611
Fax: +81 (3) 3272-8427

Daiichi Pharmaceutical Corp
11 Philips Parkway
Montvale, NJ 07645
USA
Tel: +1 (201) 573-7000

Daiichi Seiyaku
3-14-10, Nihonbashi
Chuo-ku, Tokyo 103
Japan
Tel: +81 (3) 3272-0611
Fax: +81 (3) 3272-8427

Dainippon Pharmaceutical
2-6-8, Dosho-machi
Chuo-ku, Osaka 541
Japan
Tel: +81 (6) 6203-5321
Fax: +81 (6) 6203-6581

Dautreville & Lebas
Address Unknown

Davis & Geck Medical Device Div
Direct Inquiries to
Wyeth-Ayerst Laboratories

DDSA Pharmaceuticals Ltd
Address Unknown

DeAngeli
Address Unknown

Degussa Ltd
Direct Inquires to
Degussa-Huls AG

Degussa-Huls AG
65 Challenger Rd
Ridgefield Park, NJ 07660
USA
Tel: +1 (201) 641-6100
Fax: +1 (201) 807-3183

Degussa-Huls AG
Headquarters
Weissfrauenstrasse 9
D-60311 Frankfurt am Main
Germany
Tel: +49 (69) 218-3618
Fax: +49 (69) 218-3849

Delagrange
1, avenue Pierre Brossolette
91380 Chilly Mazarin
France
Tel: +33 (1) 69 79 77 77
Fax: +33 (1) 69 79 75 75

Delandale Labs, Ltd
16, rue Henri Regnault
La Defense 6
92400 Courbevoie
France
Tel: +33 (1) 45 37 55 55
Fax: +33 (1) 49 00 02 93

Dermik Labs, Inc
Direct Inquires to
Rhône-Poulenc Rorer

Deutsche Hydrierwerke
Address Unknown

Dey Laboratories
2751 Napa Valley Corp Dr
Napa, CA 92558
USA
Tel: +1 (707) 224-3200
Fax: +1 (707) 224-3235

Dickinson, E E, Co
2 Enterprise Dr
Shelton, CT 06484-4666
USA
Tel: +1 (860) 388 3952

Diosynth BV
Vlijtseweg 130
PO Box 407
NL-7300 AK Apeldoorn
The Netherlands
Tel: +31 (55) 5286144
Fax: +31 (55) 5218808

Manufacturers and Suppliers Directory

Diosynth France SA
92821 Puteaux Cedex
France
Tel: +33 (1) 55 23 51 75

Dista Products Ltd
PO Box 25768
Alexandria, VA 22313
USA
Tel: +1 (800) 545-5979

Doak Pharmacal Co, Inc
67 Sylvester St
Westbury, NY 11590-4910
USA
Tel: +1 (516) 333-7222

Dome/Hollister-Stier
Direct Inquiries to Bayer plc

Donau Pharm
Address Unknown

Dott Inverni & Della Beffa
Address Unknown

Dow Chemical USA
1803 Bldg
Midland, MI 48674
USA
Tel: +1 (517) 832-1000

Dumex Canada
104 Shorting Road
Toronto, ON M1S 3S4
Canada
Tel: +1 (416) 299-4003
Fax: +1 (416) 299-4912

Dumex USA
2250 Military Rd
Tonawanda, NY 14150
USA
Tel: +1 (800) 463-0106
Fax: +1 (716) 842-0707

DuPont Pharmaceutical Co
Experimental Sta 400/2413
PO Box 80400
Wilmington, DE 19880-0400
USA
Tel: +1 (302) 992-5000

DuPont Pharmaceuticals Ltd
Wedgwood Way
Stevenage
Herts SG1 4QN
England
Tel: +44 (01438) 842500

DuPont-Merck Pharmaceuticals
Direct Inquiries to DuPont Pharmaceuticals

DuPont-Merck, Radiopharmaceutical Div
Direct Inquiries to DuPont Pharmaceuticals

Dura Pharmaceuticals, Inc
7475 Lusk Blvd
San Diego, CA 92121
USA
Tel: +1 (619) 457-2553

Dynamit Nobel AG
Kaiserstr 1
Postfach 12 61
53839 Troisdorf
Germany
Tel: +49 (22) 41 89-0
Fax: +49 (22) 41 89-15 40

E Fougera & Co
60 Baylis Road
Melville, NY 11747
USA
Tel: +1 (516) 454-6996
Fax: +1 (516) 756-7017

E Geistlich Sohne
CH-6110 Wolhusen
Switzerland
Tel: + 41 710333

E I Du Pont de Nemours Inc
1007 Market Street
Wilmington, DE 19898
USA
Tel: +1 (302) 774-7573

E Merck
Frankfurter Str 250
D-64293 Darmstadt
Germany
Tel: +49 61 51 72 0
Fax: +49 61 51 72 2000

ERASME
Address Unknown

Eastman Chemical Co
Fine Chemicals
PO Box 431
Kingsport, TN 37662
USA
Tel: +1 (423) 229-8124
Fax: +1 (423) 229-8133

Eastman Kodak
2/15/KO- Mailstop: 00539
343 State St
Rochester, NY 14650
USA
Tel: +1 (716) 724-4513
Fax: +1 (716) 724-0964

Eaton Labs
Address Unknown

ECR Pharmaceuticals
3981 Deep Rock Rd
PO Box 71600
Richmond, VA 23233-0141
USA
Tel: +1 (804) 527-1950

EGYT
Address Unknown

Eisai Co Ltd
4-6-10, Koishikawa
Bunkyo-ku, Tokyo 112-88
Japan
Tel: +81 (3) 3817-3700
Fax: +81 (3) 3811-3305

Eisai Corp of North Am
300 Frank W Burr Blvd
Teaneck, NJ 07666
USA
Tel: +1 (201) 692-9160

Eisai Merrimack Valley Laboratories, Inc
100 Federal Street
Andover, MA 01810-0103
USA
Tel: +1 (978) 989-9911

Manufacturers and Suppliers Directory

Elan Pharmaceutical Research Corp
Lincoln House
Lincoln Place
Dublin 2
Ireland
Tel: +353 1 709-4000
Fax: +353 1 671-0920

Eli Lilly & Co
Lilly Corporate Center
Indianapolis, IN 46285
USA
Tel: +1 (317) 276-2000

Eli Lilly (Suisse) SA
PP Box 580
CH -1214 Venier/Geneva
Switzerland
Tel: +41 22-30-60-401

Eli Lilly Asia Pacific Pte Ltd
583 Orchard Road
#12-01/04
Forum
Singapore 238884
Tel: +65 732-2066

Eli Lilly Asia, Inc
Room 408, Man Po
International Center
660 Xin Hua Rd
Shanghai 200052
PR China
Tel: +86 21-6282-6008

Eli Lilly GmbH
Barichgasse 40-42
A-1030 Vienna
Austria
Tel: +43 (1) 711-780

Eli Lilly Group Ltd
Kingsclere Road
Basingstoke
Hants RG1 2XA
England
Tel: +44 (01256) 473341

Eli Lilly International Corporation
Lilly House
13 Hanover Square
London W1R OPA
England
Tel: +44 (020) 7409 4839

Eli Lilly Japan KK
Sannomiya Plaza Bldg
7-1-5, Isogami-dori
Chuo-ku, Kobe 651
Japan
Tel: +81 (8178) 242-9000

Elizabeth Arden
Direct Inquires to Eli Lilly

Elkins-Sinn
2 Esterbrook Lane
Cherry Hill, NJ
08002-4009
USA
Tel: +1 (610) 688-4400

EM Industries, Inc
Direct Inquiries to Merck
Hawthorne, NY 10532
USA
Tel: +1 (914) 592-4660
Fax: +1 (914) 592-9469

Endo Pharmaceuticals Inc
220 Lake Dr
Newark, DE 19702
USA
Tel: +1 (800) 462-3636
Fax: +1 (877) 329-3636

Enzon, Inc
40 Kingsbridge Rd
Piscataway, NJ 08854
USA
Tel: +1 (732) 980-4500
Fax: +1 (732) 980-5911

Enzypharm BV
Industrieweg 17
NL-3762 EG Soest
The Netherlands
Tel: +31 (35) 6030051
Fax: +31 (35) 6029962

Epoch Pharmaceuticals, Inc
1725 220th St SE, Ste 104
Bothell, WA 98021
USA
Tel: +1 (425) 485-8566

Eprova AG
Im Laternenacker 5
CH -8200 Schaffhausen
Switzerland
Tel: +41 (52) 630 7272
Fax: +41 (52) 630-7255

Esai Corp of North America
300 Frank W Burr Blvd
Teaneck, NJ 07666
USA
Tel: +1 (201) 692-9160

Esta Med Labs
Address Unknown

Esteve Group
Av Mare de Deu de Montserrat, 221
8041 Barcelona
Spain
Tel: +34 93 446-6053
Fax: +34 93 433-0072

Esteve Group
Av Mare de Deu de Montserrat, 12
8024 Barecelona
Spain
Tel: +34 93 284-6000
Fax: +34 93 284-6850

Ethicon, Inc
Route 22
Somerville, NJ 08876
USA
Tel: +1 (908) 218-0707

Ethyl Corp
330 South Fourth St
PO Box 2189
Richmond, VA 23218
USA
Tel: +1 (804) 788-5000
Fax: +1 (804) 788-5688

Evans Medical Ltd
Evans House
Regent Park, Kingston Rd
Leatherhead
Surrey KT22 7PQ
England
Tel: +44 (01372) 364000

F Hoffmann-LaRoche Ltd
CH-4070 Basel
Switzerland
Tel: +41 (61) 688 88 88
Fax: +41 (61) 688 27 75

Farbenfabriken Bayer AG
Address Unknown

Manufacturers and Suppliers Directory

Farmitalia Carlo Erba Ltd
Italia House
23 Grosvenor Rd
St Albans
Herts AL1 3AW
England
Tel: +44 (01727) 40041

Farmitalia, Societa Farmaceutici
Address Unknown

Farmos Group Ltd
PO Box 425
FIN-20101 Turku
Finland
Tel: +358 21 66 22 11

Ferlux-Chemie
24, Avenue d'Aubiere
63804 Cournon
d'Auvergne
France
Tel: +33 (4) 73 84 21 84
Fax: +33 (4) 73 84 21 80

Fermenta Animal Health Co
15th & Oak Street
PO Box 338
Elwood, KS 66024
USA

Ferrer
Address Unknown

Ferring Pharmaceuticals Inc
120 White Plains Rd
Tarrytown, NY 10591
USA
Tel: +1 (888) 337-7464

Ferrosan A/S
Corporate Headquarters
Sydmarken 5
DK-2860 Soeborg
Denmark
Tel: +45 3 969-2111
Fax: +45 3 969-6518

Ferrosan AB
Grynbodgatan 14
SE-21 33 Malmo
Sweden
Tel: +46 (40) 6607070
Fax: +46 (40) 6607089

Ferrosan AB
Kutojantie 11
(Vanvarsvagen)
FIN-02630 Espoo
Finland
Tel: +358 9 525 9050
Fax: +358 9 520 236

Ferrosan Ltd
69 Monmouth Street
London WC2H 9DG
England
Tel: +44 (020) 7240-2122
Fax: +44 (020) 7240-2188

Ferrosan Norge AS
Grini Naeringspark 1
1361 Osteras
Norway
Tel: +47 (6) 714-9505
Fax: +47 (6) 714-9530

Fidia Pharmaceuticals
Address Unknown

Fisons Pharmaceuticals Div
Rhône Poulenc Rorer
Mailstop 4C29, Box 5094
Collegeville, PA 19426-0998
USA
Tel: +1 (610) 454-8110

Fisons plc
Fison House
Princes St
Ipswich
Suffolk IP1 1QH
England
Tel: +44 (01473) 232525

Flint-Eaton
Address Unknown

FMC Corp, Pharm Div
1735 Market St
Philadelphia, PA 19103
USA
Tel: +1 (215) 299-6534
Fax: +1 (215) 299-6821

Forest Pharmaceuticals, Inc
13600 Shoreline Dr
St Louis, MO 63045
USA
Tel: +1 (800) 678-1605
Fax: +1 (314) 493-7450

Fujirebio Inc
2-7-1, Nishi-shinjuku
Shinjuku-ku
Tokyo 163-07
Japan
Tel: +81 (3) 3348-0691
Fax: +81 (3) 3342-6220

Fujisawa Pharmaceuticals Co, Ltd
3-4-7, Doso-machi
Chuo-ku, Osaka 541
Japan
Tel: +81 (6) 6202-1141
Fax: +81 (6) 6222-4988

Fujisawa Pharmaceuticals USA, Inc
3 Parkway North Center
Deerfield, IL 60015
USA
Tel: +1 (708) 317-0600

GAF
Direct Inquiries to Intl Specialty Products, Inc

Galderma Canada, Inc
7300 Warden Ave, Ste 210
Markham, ON L3R 9Z6
Canada
Tel: +1 (905) 944-0717
Fax: +1 (905) 944-0790

Galderma Laboratories, Inc
3000 Alta Mesa Blvd
Ste 300
Fort Worth, TX 76133
USA
Tel: +1 (817) 263-2600
Fax: +1 (817) 263-2609

Gea A/S
Holger Danskes Vej 89
DK-2860 Frederiksberg
Denmark
Tel: +45 38 34 42 42
Fax: +45 38 34 11 23

Gedeon Richter Chem Works
Gyomroi ût 19-21
H-1103 Budapest
Hungary
Tel: +36 (1) 261 2199

Gelatin Products
Address Unknown

Manufacturers and Suppliers Directory

GenDerm
Medicis Pharmaceutical Corp
4343 E Camelback Rd
Phoenix, AZ 85018
USA
Tel: +1 (602) 808-8800
Fax: +1 (602) 808-0822

Genentech, Inc
1 DNA Way
So San Francisco, CA 94080
USA
Tel: +1 (650) 225-1000
Fax: +1 (650) 225-6000

General Aniline
Address Unknown

Genetics Institute, Inc
35 Cambridge Park Dr
Cambridge, MA 02140-2325
USA
Tel: +1 (617) 876-1170

Genta Inc
99 Hayden Ave, Ste 200
Lexington, MA
USA
Tel: +1 (781) 860-5150

Genzyme Corp
One Kendal Square
Cambridge, MA 02139
USA
Tel: +1 (617) 252-7500
Fax: +1 (617) 252-7600

Genzyme Ltd
37 Hollands Road
Haverhill
Suffolk CB9 8PU
England
Tel: +44 (01440) 703522

Gerda
6, rue Childebert
69002 Lyon
France
Tel: +33 (4) 72 77 69 19
Fax: +33 (4) 72 77 69 13

Gerot Pharmazeutika
Arnethgasse 3
A-1160 Vienna
Austria
Tel: +43 (1) 485 3505
Fax: +43 (1) 485 8932

Gilead Sciences, Inc
333 Lakeside Dr
Foster City, CA 94404
USA
Tel: +1 (650) 574-3000
Fax: +1 (650) 578-9264

Gist-Brocades International
PO 241068
8270 Red Oak Blvd, Ste 401
Charlotte, NC 28217
USA
Tel: +1 (704) 527-9000
Fax: +1 (704) 527-8844

Giuliani SpA
Via Palagi
2-20129 Milano
Italy
Tel: +39 (02) 20541
Fax: +39 (02) 29401341

Givaudan-Roure SA
55, rue de la Voie des Bancs
95100 Argenteuil
France
Tel: +33 (139) 98 15 15
Fax: +33 (139) 82 00 15

Glaxo Labs
Direct Inquiries to Glaxo Wellcome

Glaxo Wellcome Inc
Five Moore Dr
PO Box 13398
Res Triangle Pk, NC 27709
USA
Tel: +1 (919) 248-2100
Fax: +1 (919) 248-7699

Glaxo Wellcome plc
Glaxo Wellcome House
Berkley Ave
Greenford
Middx UB6 0NN
England
Tel: +44 (0171) 4934060

Glenwood Inc
83 N Summit St
Tenafly, NJ 07670-0051
USA
Tel: +1 (201) 569-0050

Glidden Co
1900 Josey Lane
Carrolton, TX 75007
USA
Tel: +1 (214) 417-7400

Goodrich, BF, Co
Specialty Chemicals
9911 Brecksville Rd
Cleveland, OH 44141
USA
Tel: +1 (216) 447-6220
Fax: +1 (216) 447-6760

Goodrich, BF, Co, Europe
Specialty Chemicals
Rue de Verdun/straat 742
B-1130 Brussels
Belgium
Tel: +32 (2) 247-1911
Fax: +32 (2) 247-1990

Grace, WR & Co
Dewey & Almy Chemical Div
5225 Phillip Lee Dr
Altanta, GA 30336
USA
Tel: +1 (404) 691-8646

Greeff, RW & Co, LLC
777 West Putnam Ave
Greenwich, CT 06830
USA
Tel: +1 (203) 532-2900
Fax: +1 (203) 532-2980

Greenwich Pharmaceuticals, Inc
501 Office Center Drive
Ft Washington, PA 19034
USA

Grünenthal
Postfach 50 04 414
D-52088 Aachen
Germany
Fax: +49 0241 569-0

Grupo Farmaceutico Almirall SA
Maximo Aguirre 14
480940 Leioa
Spain
Tel: +34 94 4639000
Fax: +34 94 4646110

Manufacturers and Suppliers Directory

Gruppo Lepetit SpA
Via Murat 23
I-20159 Milano
Italy
Tel: +39 (2) 27 77 1

Guardian Laboratories
230 Marcus Blvd
PO Box 18050
Hauppauge, NY 11788
USA

Guilford Pharmaceuticals Inc
6611 Tributary St
Baltimore, MD 21224
USA
Tel: +1 (410) 631-6302
Fax: +1 (410) 631-6338

Hamari Chemicals Ltd
1-4-29, Shibajima
Higashiyodogawa-ku
Osaka 533
Japan
Tel: +81 (6) 6322-0191

Helopharm
Address Unknown

Herbert
Direct Inquiries to DuPont Pharmaceuticals

Hercules Inc
1313 North Market St
Wilmington, DE 19894
USA
Tel: +1 (302) 594-5000
Fax: +1 (302) 594-5400

Hermes (GB) Ltd
7-9 Colville Road
London W3 8BL
England
Tel: +44 (020) 7259 5191

Heumann Pharma GmbH
Heideloffstr 18-28
90478 Neurnberg
Germany
Tel: +49 911 430 20
Fax: +49 911 430 24 15

Hexachemie
Address Unknown

Hexcel
Two Stamford Plaza
281 Tresser Blvd
Stamford, CT 06901
USA
Tel: +1 (203) 969-0666
Fax: +1 (203) 358-3977

Heyden Chemical
Address Unknown

Hindustan Antibiotics Ltd
Pune, Maharashtra
India

Hisamitsu Pharmaceutical Co Ltd
408 Tashirio Daikan-machi
Tosu-shi, Saga 841
Japan
Tel: +81 (942) 83 2101
Fax: +81 (942) 83 6119

Hoechst AG
D-65926 Frankfurt am Main
Germany
Tel: +49 69 305-2318
Fax: +49 69 305-83576

Hoechst AG (USA)
3 Park Ave
New York, NY 10016
USA
Tel: +1 (212) 251-8088
Fax: +1 (212) 251-8011

Hoechst Marion Roussel Inc
10236 Marion Park Dr
Kansas City, MO 64137-1405
USA
Tel: +1 (816) 966-4000
Fax: +1 (816) 966-3270

Hoechst Roussel Pharmaceuticals Inc
2110 East Galbraith
Cincinnati, OH 45215
USA
Tel: +1 (513) 948-9111

Hoechst Ltd
Hoechst House
Salisbury Rd
Hounslow
Middx TW4 6JH
England
Tel: +44 (020) 8570 7712

Hoffmann-LaRoche Inc
340 Kingsland St
Nutley, NJ 07110
USA
Tel: +1 (973) 235-5000

Hoffmann-LaRoche Ltd
CH-4070 Basel
Switzerland
Tel: +41 61 688 1111
Fax: +41 61 691 9391

Hokoriku
Address Unknown

Holding Ceresia
Address Unknown

Hommel GmbH
Postfach 1662
59336 Ludinghausen
Germany
Tel: +49 2591 23050
Fax: +49 02591 4413

Hooker Chemical
Direct Inquires to Occidental Chemical Corp

Hovione
Sete Casas
2674-506 Loures
Portugal
Tel: +351 21 982 9000
Fax: +351 21 982 9388

Hybridon, Inc
155 Fortune Blvd
Milford, MA 01757
USA
Tel: +1 (508) 482-7500
Fax: +1 (508) 482-7510

Hyland Div, Baxter Healthcare Corp
One Baxter Parkway
Deerfield, IL 60015
USA
Tel: +1 (847) 948-4731

Manufacturers and Suppliers Directory

Hynson, Westcott & Dunning
Charles and Chase Sts
Baltimore, MD 21201
USA

IG Farben
Address Unknown

ISF
Address Unknown

Ibis Therapeutics
2292 Faraday Ave
Carlsbad, CA 92008
USA
Tel: +1 (760) 603-2700

ICI Americas Inc
Concord Plaza
Wilmington, DE 19897
USA
Tel: +1 (302) 886-3000
Fax: +2 (302) 886-2972

ICI Americas Inc
Concord Plaza
3411 Silverside Rd
Wilmington, DE 19850
USA
Tel: +1 (302) 887-3000

ICI Chemicals and Polymers Ltd
1900 Josey Lane
Carrolton, TX 75007
USA
Tel: +1 (214) 417-7400

ICN Pharmaceuticals, Inc
ICN Plaza
3300 Hyland Ave
Costa Mesa, CA 92626
USA
Tel: +1 (714) 545-0100
Fax: +1 (714) 556-0131

IDEC Pharmaceuticals Corp
11011 Torreyana Rd
San Diego, CA 92121
USA
Tel: +1 (619) 550-8500
Fax: +1 (618) 550-8750

Illumina
15817 Bernardo Center Dr
Ste 102
San Diego, CA
92127-2322
USA
Tel: +1 (619) 672-0419
Fax: +1 (619) 672-2325

Ilon Labs
Address Unknown

Immunetech Pharmaceuticals
Direct Inquiries to Dura Pharmaceuticals

Immunex Corp
51 University St
Seattle, WA 98101
USA
Tel: +1 (206) 587-0430
Fax: +1 (206) 587-0606

Immunomedics, Inc
300 American Rd
Morris Plains, NJ 07950
USA
Tel: +1 (973) 605-8200
Fax: +1 (973) 605-8282

Imutec Pharma Inc
Direct Inquiries to Lorus Therapeutics Inc

INDOFINE Chemical Co
PO Box 473
Somerville, NJ 08876
USA
Tel: +1 (908) 359-6778
Fax: +1 (908) 359-1179

Inex Pharmaceuticals Corp
1779 West 75th Avenue
V6P 6P2 Vancouver, BC
Canada
Tel: +1 (604) 264-9959

Innothera
7-9, avenue
Francois-Vincent Raspail
BP 12
94111 Arcueil Cedex
France
Tel: +33 (1) 46 15 18 00
Fax: +33 (1) 46 63 43 60

Inst Chemioter
Address Unknown

Inst Gentili SpA
Address Unknown

Inst Invest Desarr
Address Unknown

Inst Phys & Chem Res
Address Unknown

Interco Fribourg
Address Unknown

Interferon Sciences, Inc
783 Jersey Ave
New Brunswick, NJ
08901-3660
USA
Tel: +1 (732) 249-3250
Fax: +1 (732) 249-6895

International Specialty Products, Inc (ISP)
1361 Alps Rd
Wayne, NJ 07470
USA
Tel: +1 (201) 628-4000
Fax +1 (201) 628-4117

Interneuron Pharmaceuticals, Inc
1 Ledgemont Center
99 Hayden Ave, Ste 340
Lexington, MA 02173
USA
Tel: +1 (617) 861-8444
Fax: +1 (617) 861-3830

Investigacion Tecnica y Aplicada
Address Unknown

Iolab
2, Central Parc-Avenue
Sully Prudhomme
92298 Chatenay Malabry
Cedex
France
Tel: +33 (1) 43 50 80 80
Fax: +33 (1) 43 50 96

Irwin, Neissler
Address Unknown

Manufacturers and Suppliers Directory

Isis Pharmaceuticals, Inc
2292 Faraday Ave
Carlsbad, CA 92008
USA
Tel: +1 (619) 931-9200
Fax: +1 (619) 931-9639

ISP Van Dyk Inc
Address Unknown

Ist Biochim
Address Unknown

Ist De Angeli
Address Unknown

Italfarmaco SpA
Via dei Lavoratori, 54
20092 Cinisello Balsamo (MI)
Italy
Tel: +39 (02) 64432301
Fax: +39 (02) 64432305

Janssen Pharmaceutical, Inc
1125 Trenton-Harbourton Rd
PO Box 200
Titusville, NJ 08560
USA
Tel: +1 (609) 730-2000

Janssen Pharmaceutical, Ltd
Grove
Wantage
Oxon OX12 0DQ
England
Tel: +44 (01235) 777333

Johnson & Johnson Medical Inc
One Johnson & Johnson Plaza
New Brunswick, NJ 08933
USA
Tel: +1 (732) 524-0400

Johnson & Johnson-Merck Consumer Pharmaceuticals
Camp Hill Rd
Fort Washington, PA 19034
USA

Jouveinal
1, rue des Moissons - BP 100
94265 Fresnes Cedex
France
Tel: +33 (1) 40 96 74 00
Fax: +33 (1) 46 68 16 44

Julian
Address Unknown

Juvantia Pharma Ltd
Tykistokatu 6A
FIN-20520 Turku
Finland
Tel: +358 2 333 7684
Fax: +358 2 333 7680

Kabi Pharmacia Diagnostics
800 Centiennial Ave
Piscataway, NJ 08540
USA

KabiVitrum AB
Direct Inquiries to
Pharmacia & Upjohn

Kaken Pharmaceutical Co, Ltd
1 Hinode
Urayasu-shi, Chiba 279
Japan
Tel: +81 (473) 90-6140
Fax: +81 (473) 90-6161

Kakenyaku Kako
Address Unknown

Kali-Chemie
Hans-Bockler-Allee 20
D-30173 Hannover
Germany
Tel: +49 511 8571
Fax: +49 511 282126

Kalle BV
Wetering 20
NL-6002 SM Weert
The Netherlands
Tel: +31 (495) 45 84 58
Fax: +31 (495) 45 87 44

Kanebo Cosmetics Ltd
Bone Lane
Newbury
Berks RG14 5TD
England
Tel: +44 (01635) 46362

Kanebo Pharmaceuticals Ltd
1-3-12, Motoakasaka
Minato-ku, Tokyo 107
Japan
Tel: +81 (3) 5411-3530
Fax: +81 (3) 5411-3568

Kefalas A/S
Address Unknown

Kendall McGaw Inc
2525 McGaw Ave
Irvine, CA 92614
USA
Tel: +1 (949) 660-2000

Key Pharmaceuticals
Direct Inquiries to
Schering-Plough

Keystone Chemurgic
Address Unknown

Kissei
Address Unknown

Klinge Pharma GmbH
Berg-am-Laim Str 129
81673 Munich
Germany
Tel: +49 69 4544-01
Fax: +49 69 4544-1329

Knoll Ltd
Fleming House
71 King St
Maidenhead
Berks SL6 1DU
England
Tel: +44 (01628) 776360

Knoll Pharmaceutical Co
3000 Continental Dr, North
Mt Olive, NJ 07828-1234
USA
Tel: +1 (800) 524-2474

Manufacturers and Suppliers Directory

Kobayashi Pharmaceutical Co, Ltd
2-7-16, Shoji-higashi
Ikuno-ku, Osaka 544
Japan
Tel: +81 (6) 6754-9522

Kowa Chemical Industries Co, Ltd
6-1-1, Heiwajima
Ohta-ku, Tokyo 143
Japan
Tel: +81 (3) 3767-3561
Fax: +81 (3) 3767-3917

Kreussler, Chemische-Fabrik
Rheingaustr 87-93
D-65203 Wiesbaden
Germany
Tel: +49 611 92710
Fax: +49 611 9271-111

KV Pharmaceutical
2503 S Hanley Rd
Saint Louis, MO
63144-2555
USA
Tel: +1 (314) 645-6600

Kyorin Pharmaceutical Co, Ltd
2-5, Kanda Surugadai
Chiyoda-ku, Tokyo 101
Japan
Tel: +81 (3) 3293-3411
Fax: +81 (3) 3293-6588

Kyowa Hakko Kogyo Co, Ltd
Ohtemachi Bldg
1-6-1 Ohte-machi
Chiyoda-ku, Tokyo 100
Japan
Tel: +81 (3) 3282-0007
Fax: +81 (3) 3284-1968

L Merckle GmbH
Graf-Arco-Str 3
89079 Ulm (Donau)
Germany
Tel: +49 731 402-01
Fax: +49 731 402-7832

Lab Albert Rolland
France Evry - Tour Lorraine
BP 203
91007 Evry Cedex
France
Tel: +33 (1) 64 97 20 30
Fax: +33 (1) 64 97 05 84

Lab Bouchara
66, rue Marjolin
92300 Levallois Perret
France
Tel: +33 (1) 45 19 10 00
Fax: +33 (1) 45 46 82 95

Lab Cassenne Marion
Tour Roussel-Hoechst
1, terrasse Bellini
92910 Paris La Defense
Cedex
France
Tel: +33 (1) 40 81 55 00
Fax: +33 (1) 40 81 40 82

Lab Dausse
Address Unknown

Lab Franc Chimiother
Address Unknown

Lab Houdé
Tour Roussel-Hoechst
1, terrasse Bellini
92910 Paris La Defense
Cedex
France
Tel: +33 (1) 40 81 42 00
Fax: +33 (1) 40 81 51 43

Lab Jacques Logeais
71, avenue du General de Gaulle
92137 Issy Les Moulineaux
Cedex
France
Tel: +33 (1) 46 45 21 99

Lab Laborec
Address Unknown

Lab Lafon, France
20, rue Charles Martigny
BP22
94701 Maisons Alfort
France
Tel: +33 (1) 49 81 81 00
Fax: +33 (1) 48 98 13 72

Lab Mauricio Villela SA
Address Unknown

Lab Meram
Avenue de la Liberation
77020 Melun Cedex
France
Tel: +33 (1) 64 87 20 50
Fax: +33 (1) 64 87 20 78

Lab Prod Biol Braglia
Address Unknown

Lab ProTer
Address Unknown

Labaz (Labs)
1, rue de la Viegre
33003 Bordeaux Cedex
France
Tel: +33 (56) 90 91 93

Labaz SA
9, rue du President Allende
94258 Gentilly Cedex
France
Tel: +33 (1) 40 73 63 00
Fax: +33 (1) 40 73 48 57

Laboratoire UPSA
128, rue Danton BP 325
92506 Rueil Malmaison
Cedex
France
Tel: +33 (1) 47 16 87 72
Fax: +33 (1) 47 16 87 78

Laboratoires Biocodex
19, rue Barbes
92126 Montrouge Cedex
France
Tel: +33 (1) 46 56 67 89
Fax: +33 (1) 40 92 17 61

Laboratorio Bago, SA
Address Unknown

Labs Fher SA
Address Unknown

Labs Franca Inc
Address Unknown

Labs OM
Address Unknown

Labs Sapos
Address Unknown

Manufacturers and Suppliers Directory

Lakeside BioTechnology
Address Unknown

Langley Smith Ltd
Address Unknown

Lark, SpA
Address Unknown

Laroche-Navarron
Address Unknown

Lederle Labs
Direct Inquiries to
Wyeth-Ayerst

Lee Laboratories
1475 Athens Highway
Grayson, GA 30221
USA
Tel: +1 (770) 972-4450
Fax: +1 (770) 979-9570

Lemmon Co
Direct Inquiries to Teva
Pharmaceuticals

Lentia
Address Unknown

Leo AB
55 Industriparken
Ballerup
DK-2750 Copenhagen
Denmark
Tel: +45 44 923 800
Fax: +45 44 943 040

Lever Brothers
Direct Inquiries to Unilever

Licencia Budapest
Address Unknown

Lion Dentifrice
Address Unknown

Lipha Pharmaceuticals, Inc
1114 Ave of the Americas
41st Floor
New York, NY 10036
USA
Tel: +1 (212) 398-4602
Fax: +1 (212) 398-5021

Lipha Pharmaceuticals Ltd
Harrier House
High St, Yiewsley
West Drayton
Middx UB7 7QG
England
Tel: +44 (01895) 452200
Fax: +44 (01895) 420605

Lloyd, Hamol Ltd
Direct Inquiries to Reckitt
& Colman

Lombart Lenses Ltd, Inc
1215 Boissevain Ave
PO Box 1693
Norfolk, VA 23501
USA
Tel: +1 (757) 625-7866

Lorus Therapeutics, Inc
7100 Woodbine Ave
Ste 215
Markham ON L3R 5J2
Canada
Tel: +1 (905) 305-1100
Fax: +1 (905) 305-1584

Lovens Komiske Fabrik AS
Ramstadsletta 15
1322 Hovik
Norway
Tel: +47 (67) 12 30 03
Fax: +47 (67) 12 30 33

Lundbeck
37, ave Pierre 1er de
Serbie
75008 Paris
France
Tel: +33 (1) 53 67 42 00

Lundbeck GmbH & Co
Address Unknown

Lusofarmico
Address Unknown

Madan
Address Unknown

Maggioni Farmaceutici SpA
Address Unknown

Mallinckrodt, Inc
7733 Forsyth Blvd
St Louis, MO 63105-1820
USA
Tel: +1 (314) 654-2000
Fax: +1 (314) 654-6510

Maltbie Chem
Address Unknown

Marion Merrell Dow Inc
Direct Inquires to Hoechst
Marion Roussel Inc

Mar-Pha Soc Etud Exploit Marques
Address Unknown

Martin Dennis
Address Unknown

Maro Seiyaku
Address Unknown

Matieres Colorantes
255, rue de Paris
93100 Montreuil
France
Tel: +33 (1) 42 87 29 45
Fax: +33 (1) 42 87 10 39

Mauvernay
Address Unknown

May & Baker Ltd
Address Unknown

McNeil Consumer Products Co
7050 Camp Hill Rd
Fort Washington, PA
19034
USA
Tel: +1 (215) 233 7000

McNeil Pharmaceutical
McKean and Welsh Rds
PO Box 13886
Spring House, PA 19477
USA

Mead Johnson Labs
Direct Inquiries to Bristol-
Myers Squibb Co

Mead Johnson Nutritionals
Direct Inquiries to Bristol-
Myers Squibb Co

Manufacturers and Suppliers Directory

Medco Research Inc
85 T Alexander Dr
PO Box 13886
Res Triangle Pk, NC 27709
USA
Tel: +1 (919) 549-8117
Fax: +1 (919) 549-7515

Medical Market Specialties, Inc
Address Unknown

Medicis Pharmaceutical Corp
4343 E Camelback Rd
Phoenix, AZ 85018
USA
Tel: +1 (602) 808-8800
Fax: +1 (602) 808-0822

Mediolanum Farmaceutici SpA
Via SG Cottolengo, 15
20143 Milan
Italy
Tel: +39 (02) 8912-2232
Fax: +39 (02) 8913-2375

Medi-Physics, Inc
2320 W Peoria Ave
Ste B-140-A
Phoenix, AZ 85029
USA
Tel: +1 (602) 371-8021

Medi-Physics, Inc
1341 Gene Autry Way
Anaheim, CA 92805
USA
Tel: +1 (714) 634-9633

Meiji Milk Products Co, Ltd
2-3-6, Kyobashi
Chuo-ku, Tokyo 104
Japan
Tel: +81 (3) 3281-6118
Fax: +81 (3) 3281-4717

Meiji Seika Kaisha, Ltd
2-4-16, Kyobashi
Chuo-ku, Tokyo 104
Japan
Tel: +81 (3) 3272-6511
Fax: +81 (3) 3271-5792

Menley & James Laboratories, Inc
100 Tournament Dr
Horsham, PA 19044
USA
Tel: +1 (215) 441-6500
Fax: +1 (215) 441-6576

Merck & Co Inc
One Merck Dr
PO Box 100
Whitehouse Sta, NJ 08889
USA
Tel: +1 (908) 423-1000
Fax: +1 (908) 594-4662

Merck KGaA
Frankfurter Str 250
D-64293 Darmstadt
Germany
Tel: +49 61 51-72-0
Fax: +49 61 51-72-2000

Merck Ltd
Merck House
Poole
Dorset BH15 1TD
England
Tel: +44 (01202) 669700

Merck Pharmaceuticals Ltd
Harrier House
High St
West Drayton
Middx UB7 7QG
England
Tel: +44 (01895) 452200
Fax: +44 (01895) 420605

Merck Sharpe & Dohme Research Labs
Hillsborough Rd
Three Bridges, NJ 08887
USA
Tel: +1 (908) 369-4900

Merrell Dow Pharmaceuticals Inc
PO Box 9627
Kansas City, MO 64134
USA

Merrell Pharmaceuticals
Address Unknown

Microbiochem Res Found
Address Unknown

Miles Inc
One Mellon Center
500 Grant St
Pittsburgh, PA 15219-2502
USA
Tel: +1 (412) 394-5500
Fax: +1 (412) 394-5579

Mission Pharmacal Co
1325 East Durango Blvd
San Antonio, TX 78210-1771
USA
Tel: +1 (210) 553-7118

Mitsubishi Chemical Corp
Mitsubishi Bldg
5-2 Marunouchi 2-chome
Chiyoda-ku, Tokyo 100
Japan
Tel: +81 (3) 3283-6254
Fax: +81 (3) 3283-6287

Mitsubishi Kasei
Address Unknown

Mitsui Pharmaceuticals, Inc
3-12-2, Nihonbashi
Chuo-ku, Tokyo 103
Japan
Tel: +81 (3) 3274-4711
Fax: +81 (3) 3281-4670

Mitsui Toatsu
Address Unknown

Mizzy
Address Unknown

Mobay
Direct Inquiries to Monsanto

Mondi
Address Unknown

Monsanto Co
800 North Lindbergh Blvd
St Louis, MO 63167
USA
Tel: +1 (314) 694-1000

Mundipharma AG
Mundipharma Str 6
65549 Limburg (Lahn)
Germany

Manufacturers and Suppliers Directory

Muro Pharmaceuticals, Inc
890 East St
Tewksbury, MA
01876-1496
USA
Tel: +1 (978) 851-5981
Fax: +1 (978) 851-7346

N Am Philips
Address Unknown

NV Nederlandsche Comb Chem Ind
Address Unknown

NV Amsterdamsche Chininefabriek
Address Unknown

NV Philips
Address Unknown

National Cancer Institute
Bethesda, MD 20892

National Drug Co
Address Unknown

National Foundation for Cancer Research
Address Unknown

National Research Dev Corp
Address Unknown

Natterman
Address Unknown

Naugatuck
Address Unknown

Newport
Address Unknown

Nicholas Labs Ltd
Address Unknown

Nihon Nohyaku Co, Ltd
Eitaro Bldg
1-2-5 Nihonbashi
Chuo-ku, Tokyo 103
Japan
Tel: +81 (3) 3278-0461
Fax: +81 (3) 3281-5462

Nippon Chemiphar
2-2-3, Iwamoto-cho
Chiyoda-ku, Tokyo 101
Japan
Tel: +81 (3) 3863-1211
Fax: +81 (3) 3864-5940

Nippon Kayaku Co, Ltd
Tokyo Fujimi Bldg
1-11-2 Fujimi
Chiyoda-ku, Tokyo 102
Japan
Tel: +81 (3) 3237-5111
Fax: +81 (3) 3237-5091

Nippon Shinyaku, Japan
Hachijo Sagaru, Nishiohji
Minami-ku, Kyoto 601
Japan
Tel: +81 (75) 321-9105
Fax: +81 (75) 321-0400

Nissan Kenzai Co, Ltd
C/O Nissan Chemical
Industries, Toyama Factory
635, Sakakura,
Fuchu-machi
Nei-gun, Toyama 939-27
Japan
Tel: +81 (764) 65-6300
Fax: +81 (764) 65-6303

Nisshin Denka KK
2-2-1, Ohama
Sakata-shi, Yamagata 998
Japan
Tel: +81 (0234) 33-2121

Nisshin Kasei Co, Ltd
11-5, Senju Kawara-machi
Adachi-ku, Tokyo 120
Japan
Tel: +81 (3) 3888-1181
Fax: +81 (3) 3870-2121

Nopco
Address Unknown

Nordmark
Address Unknown

Norton, HN
Gemini House
Flex Meadows
Harlow
Essex CM19 5TJ
England
Tel: +44 (01279) 426666

Norwich
Direct Inquiries to Procter
& Gamble

Norwich Eaton
Direct Inquiries to Procter
& Gamble

Novartis Pharmaceuticals, Corp
59 Route 10
East Hanover, NJ
07936-1011
USA
Tel: +1 (908) 503-7500

Novo Nordisk Biotech, Inc
1445 Drew Ave
Davis, CA 95616
USA

Novo Nordisk Pharmaceuticals Inc
100 Overlook Center #2
Princeton, NJ 08540-7814
USA
Tel: +1 (609) 987-5800

Novocol Chem
Address Unknown

Novopharm Biotech, Inc
147 Hamelin Street
Winnipeg, MB R3T 3Z1
Canada
Tel: +1 (204) 478-1023
Fax: +1 (204) 452-7721

Occidental Chemical Corp
Occidental Tower
5005 LBJ Freeway
Dallas, TX 75244
USA
Tel: +1 (972) 404 3800

Oclassen Pharmaceuticals Inc
100 Pelican Way
San Rafael, CA 94901
USA
Tel: +1 (415) 258-4500
Fax: +1 (415) 258-4550

Octel Chemicals Ltd
PO Box 17, Oil Sites Road
Ellesmere Port
South Wirral L65 4HF
England
Tel: +44 (0151) 3553611

Manufacturers and Suppliers Directory

Oesterreiche Stickstoffwerke
Address Unknown

Ohio State University
Address Unknown

Olin Mathieson
Address Unknown

Olin Research Ctr
350 Knotter Dr
PO Box 586
Cheshire, CT 06410
USA
Tel: +1 (203) 271-4316
Fax: +1 (203) 271-4060

Omnium Chim
Address Unknown

O'Neal, Jones & Feldman Pharmaceuticals
Address Unknown

Ono Pharmaceutical
2-1-5, Dosho-machi
Chuo-ku, Osaka 541
Japan
Tel: +81 (6) 6222-5551
Fax: +81 (6) 6222-5706

Optacryl, Inc
2890 S Tejon St
Englewood, CO
80110-0120
USA
Tel: +1 (303) 789-0933

Optech, Inc
6341 Troy Circle
Englewood, CO
80111-0641
USA
Tel: +1 (303) 708-1390

Orgamol, SA
Address Unknown

Organon Inc
375 Mount Pleasant Ave
West Orange, NJ 07052
USA
Tel: +1 (201) 325-4500

Organon Laboratories Ltd
Science Park
Milton Rd
Cambridge CB4 4FL
England
Tel: +44 (01223) 423445

Orion Pharma
Orionintie 1
PO Box 65
FIN-02101 Espoo
Finland
Tel: +358 9 4291
Fax: +358 9 4293815

Orsymonde
Address Unknown

Ortho Biotech Inc
PO Box 670
700 US Highway 202
South
Raritan, NJ 08869-0670
USA
Tel: +1 (908) 704-5000

Ortho Diagnostic Systems Inc
US Route 202
Raritan, NJ 08869
USA
Tel: +1 (908) 218-8000

Ortho Pharmaceutical Corp
Route 202 South
Raritan, NJ 08869
USA
Tel: +1 (908) 704-1500
Fax: +1 (908) 526-4997

OSI Pharmaceuticals
106 Charles Lindbergh Blvd
Uniondale, NY
11553-3649
USA
Tel: +1 (516) 222-0023
Fax: +1 (516) 222-0114

OSSW
Address Unknown

Otsuka America Pharmaceutical
2440 Research Blvd Ste 500
Rockville, MD 20850
USA
Tel: +1 (301) 990-0030

Otsuka Pharmaceuticals Co Ltd
2-9, Kanda Tsukasa-cho
Chiyoda-ku
Tokyo 101-8535
Japan
Tel: +81 (3) 3292-0021

OXIS International, Inc
6040 North Cutter Circle
Ste 317
Portland, OR 97217
USA
Tel: +1 (503) 283-3911
Fax: +1 (503) 283-4058

Paines & Byrne Ltd
Address Unknown

Paragon Vision Sciences
947 Elm Avenue
Mesa, AZ 85204
USA
Tel: +1 (480) 892 7602

Parke Davis & Co Ltd
Lambert Court
Chestnut Ave
Eastleigh Hamps SO5 3ZQ
England
Tel: +44 (01703) 620500

Parke-Davis
2800 Plymouth Rd
Ann Arbor, MI 48105
USA
Tel: +1 (734) 622-7000
Fax: +1 (734) 622-5229

Patchem, AG
Address Unknown

PCAS
Address Unknown

Manufacturers and Suppliers Directory

Penederm Inc
320 Lakeside Dr, Ste A
FosterCity, CA 94404
USA
Tel: +1 (415) 358-0100
Fax: +1 (415) 358-0101

Penick
Address Unknown

Penta Mfg
PO Box 1448
Fairfield, NJ 07007
USA
Tel: +1 (201) 740-2300
Fax: +1 (201) 740-1839

Pentapharm
Engelgasse 109
CH-4002 Basel
Switzerland
Tel: +41 (61) 706-9848
Fax: +41 (61) 319-9619

PerImmune, Inc
1330 Piccard Dr
Rockville, MD
20850-4396
USA
Tel: +1 (301) 258-5200

Permeable Technologies, Inc
712 Ginesi Dr
Morganville, NJ 07751
USA

Person & Covey, Inc
616 Allen Ave
Glendale, CA 91201-0201
USA
Tel: +1 (818) 240-1030

Perstorp AB
SE-28 4 80 Perstorp
Sweden
Tel: +46 (0) 435 3800
Fax: +46 (0) 435 3810

Pfalz & Bauer
172 E Aurora St
Waterbury, CT 06708
USA
Tel: +1 (203) 574-0075
Fax: +1 (203) 574-3181

Pfanstiehl Laboratories Inc
1219 Glen Rock Ave
Waukegan, IL 60085
USA
Tel: +1 (847) 623-0370
Fax: +1 (847) 623-9173

Pfizer Group Ltd
PO Box 2
Ramsgate Rd
Sandwich
Kent CT13 9NJ
England
Tel: +44 (01304) 616161

Pfizer Inc
Central Research
Eastern Point Rd
Groton, CT 06340
USA
Tel: +1 (860) 441-4100

Pfizer International
235 E 42nd St
New York, NY
10017-5755
USA

Pfleger (Dr R Pfleger)
96045 Bamberg
Germany
Tel: +49 951 60430
Fax: +49 951 604329

Pharm Res Products
Address Unknown

Pharmachemie
Swensweg 5
PO Box 552
2003 RN Haarlem
The Netherlands
Tel: +31 23 524 77 90
Fax: +31 23 514 77 74

Pharmacia
Direct Inquiries to
Pharmacia & Upjohn

Pharmacia & Upjohn
95 Corporate Dr
Bridgewater, NJ
08807-1265
USA
Tel: +1 (908) 306-4400
Fax: +1 (908) 306-4433

Pharmacia & Upjohn AB
Lindhagensgatan 133
SE-112 87 Stockholm
Sweden
Tel: +46 (08) 695 8000
Fax: +46 (08) 618 8607

Pharmacia & Upjohn, Inc
301 Henrietta St
Kalamazoo, MI 49001
USA
Tel: +1 (616) 323-4000
Fax: +1 (616) 323-4077

Pharmacia Hepar Inc
150 Industrial Dr
Franklin, OH 45005
USA
Tel: +1 (513) 746-3603

Pharmos Corp
Two Innovation Dr
Alachua, FL 32615
USA
Tel: +1 (904) 462-1210
Fax: +1 (904) 762-5401

Philips-Duphar BV
Address Unknown

Phillips
Specialty Chemicals
874 Adams Bldg
Bartlesville, OK 74004
USA
Tel: +1 (918) 661-9092
Fax: +1 (918) 661-8379

Pierre Fabre
5, ave Napoleon III - BP 497
74164 St Julien en Genevois Cedex
France
Tel: +33 (4) 50 35 35 55
Fax: +33 (4) 50 35 35 90

Pierre Fabre
45, place Abel-Gance
92654 Boulogne Cedex
France
Tel: +33 (1) 49 10 80 00
Fax: +33 (5) 61 39 15 98

Pierrel SpA
Address Unknown

Manufacturers and Suppliers Directory

Pilkington Barnes Hind
810 Kifer Rd
Sunnyvale, CA 94086
USA
Tel: +1 (858) 614-7600

Pineapple Research Inst
Address Unknown

Pitman Moore Europe Ltd
Breakspear Road South
Harefield
Uxbridge
Middx UB9 6LS
England
Tel: +44 (01895) 626000

Pitman-Moore, Inc
1201 Douglas Ave
Kansas City, KS
66103-0140
USA
Tel: +1 (913) 321-1070

Polaroid
Address Unknown

Polfa
Address Unknown

Polichimica SpA
Address Unknown

Poythress
Address Unknown

Pratt Pharmaceuticals
Pfizer Inc
235 E 42nd St
New York, NY
10017-5755
USA

Procter & Gamble Pharmaceuticals, Inc
11810 East Miami River Rd
Ross, OH 45061
USA
Tel: +1 (513) 983-1100

ProCyte Corp
12040 115th Ave NE
Ste 210
Kirkland, WA 98034-6900
USA
Tel: +1 (206) 820-4548
Fax: +1 (206) 820-4111

Promonta
Direct Inquiries to
Lundbeck GmbH

Provesan SA
Address Unknown

Purdue Pharma LP
100 Connecticut Ave
Norwalk, CT 06856
USA
Tel: +1 (203) 853-0123
Fax: +1 (203) 838-1576

Quimicobiol
Address Unknown

Quinoderm Ltd
Address Unknown

RW Johnson Pharmaceutical Research Institute
Route 202 South
PO Box 300
Raritan, NJ 08869-0602
USA
Tel: +1 (908) 704-4000

Raschig GmbH
Ludwigshafen
Germany

Ravensberg
Address Unknown

Ravizza
Address Unknown

Recherche et Ind Therap
Address Unknown

Reckitt & Colman Europe
One Burlington Lane
London W4 2RW
England
Tel: +44 (0181) 994-6464
Fax: +44 (0181) 944-8940

Reckitt & Colman Inc
1655 Valley Rd
Wayne, NJ 07470
USA
Tel: +1 (020) 8633 3600
Fax: +1 (020) 8633 3633

Recordati Corp
110 Commerce Dr
Allendale, NJ 07401
USA
Tel: +1 (212) 236-3669
Fax: +1 (212) 236-9404

Recordati Industria Chimica E Pharmaceutica SpA
Via M Civitali, 1
1-20148 Milano
Italy
Tel: +39 (02) 487 87536
Fax: +39 (02) 487 05223

Reed & Carnrick
65 Horse Hill Rd
Cedar Knolls, NJ 07927
USA
Tel: +1 (973) 267-2670

Refarmed
Address Unknown

Res Inst Pharm Chem
Address Unknown

Research Corp
Address Unknown

Resfar SRL
Address Unknown

Rexall Sundown, Inc
6111 Broken Sound Parkway
Boca Raton, FL 33487
USA
Tel: +1 (561) 241-9400
Fax: +1 (561) 995-0197

Rhinepreussen AG
Address Unknown

Rhône-Poulenc
Direct Inquiries to
Rhône-Poulenc Rorer

Rhône-Poulenc Rorer
20, avenue Raymond Aron
92165 Antony Cedex
France
Tel: +33 (1) 55 71 71 71

Manufacturers and Suppliers Directory

Rhône-Poulenc Rorer Holdings Ltd
St Leonards House
52 St Leonard Rd
Eastbourne
East Sussex BN21 3YG
England
Tel: +44 (01323) 721422

Rhône-Poulenc Rorer Pharmaceuticals Inc
PO Box 1200
Collegeville, PA
19426-0107
USA

Richardson-Merrell
Direct Inquiries to Hoechst Marion Roussel

Richardson-Vicks Inc
Direct Inquiries to Hoechst Marion Roussel

Riedel de Haen (Chinosolfabrik)
Wunstorfer Str 40
30926 Seelze
Germany
Tel: +49 5137 999258
Fax: +49 5137 999674

Riker Labs
Direct Inquiries to 3M Pharmaceuticals

Robert et Carriere
Address Unknown

Roberts Pharmaceutical Corp
4 Industrial Way West
Eatontown, NJ 07724
USA
Tel: +1 (732) 676-1200
Fax: +1 (732) 676-1300

Roche Laboratories
340 Kingsland St
Nutley, NJ 07110-1199
USA
Tel: +1 (973) 235-5000

Roche Products Ltd
40 Broadwater Road
Welwyn Garden City
Herts AL7 3AY
England
Tel: +44 (01707) 328128

Roche Puerto Rico
Direct Inquires to ICN Pharmaceuticals

Roerig Div, Pfizer Pharmaceuticals
235 E 42nd St
New York, NY
10017-2399
USA

Rohm and Haas Co
100 Independence Mall W
Philadelphia, PA
19106-2399
USA
Tel: +1 (215) 785-8000

Rorer
Direct Inquiries to Rhône-Poulenc Rorer

Ross Products
US Highway 29 North
PO Drawer 479
Altavista, VA 24517
USA
Tel: +1 (804) 369-3100

Roswell Park Memorial Inst
Buffalo, NY 14203
USA
Tel: +1 (716) 845-2300

Rotta Pharm
6, rue Casimir-Delavigne
75006 Paris
France
Tel: +33 (1) 44 07 12 44

Roussel Laboratories Ltd
Broadwater Park
North Orbital Rd, Denham
Uxbridge
Middx UB9 5HP
England
Tel: +44 (01895) 834343

Roussel-UCLAF
Direct Inquiries to Hoechst Marion Roussel

Rowa Ltd
Newtown
Bantry, Cork
Ireland
Tel: +353 (027) 50077

Rowa-Wagner
Frankenforster Str 77
51427 Bergisch Gladbach
Germany
Tel: +49 2204 61081
Fax: +49 2204 61084

RW Johnson Pharmaceutical Research Institute, The
920 Route 202
PO Box 300
Raritan, NJ 08869-0602
USA
Tel: +1 (908) 704-4000

Rybar Labs Ltd
Address Unknown

Rystan Co, Inc
PO Box 214
Little Falls, NJ 07420-0214
USA
Tel: +1 (973) 256-3737

SIFA
Address Unknown

Salix Pharmaceuticals, Inc
3600 W Bayshore Rd
Ste 205
Palo Alto, CA 94303
USA
Tel: +1 (650) 856-1550

San NopCo Ltd
1-5-9, Nihonbashi
Hon-cho
Chuo-ku, Tokyo 103
Japan
Tel: +81 (3) 3279-3030
Fax: +81 (3) 3246-0550

Sandoz Pharmaceuticals Corp
Direct Inquires to Novartis Pharmaceuticals

Manufacturers and Suppliers Directory

Sankyo Co, Ltd
3-5-1, Nihonbashi
Hon-cho
Chuo-ku, Tokyo 103
Japan
Tel: +81 (3) 5255-7111
Fax: +81 (3) 5255-7035

Sanofi Winthrop
301 Oxford Valley Rd
Morrisville, PA
19067-7706
USA
Tel: +1 (215) 321-7560

Sanofi Winthrop France
9, rue du President Allende
94258 Gentilly Cedex
France
Tel: +33 (1) 41 24 60 00
Fax: +33 (1) 41 24 63 00

Santen Pharmaceutical Co, Ltd
3-9-19, Shimoshinjo
Higashiyodogawa-ku
Osaka 533
Japan
Tel: +81 (6) 6321-7045
Fax: +81 (6) 6325-8209

Savage Laboratories
60 Baylis Rd
Melville, NY 11747
USA
Tel: +1 (516) 454-7677
Fax: +1 (516) 454-0732

Schein Pharmaceutical, Inc
620 N 51st Ave
Phoenix, AZ 85043-4705
USA
Tel: +1 (602) 278-1400
Fax: +1 (602) 447-3385

Schenley
Address Unknown

Schering AG
Muellerstr 170-178
D-13342 Berlin
Germany
Tel: +49 30 4681 111
Fax: +49 30 4681 5305

Schering Health Care Ltd
The Brow, Burgess Hill
West Sussex RH15 9BS
England
Tel: +44 (01444) 232323

Schering-Plough HealthCare Products
110 Allen Road
Liberty Corner, NJ 07938
USA
Tel: +1 (908) 604-1640

Schering Plough Ltd
Chiswick Avenue, Field Road Industrial Estate
Mildenhall
Bury St Edmunds
Suffolk IP28 7AX
England
Tel: +44 (01638) 716321

Schering-Plough Pharmaceuticals
2015 Galloping Hill Rd
Kenilworth, NJ
07033-0530 USA
Tel: +1 (908) 298-4000

Schevico
Address Unknown

Schiapparelli
Direct Inquiries to Alfa Wassermann

Schwartz's Essencefabriken
Address Unknown

Schwarz Arztnelmittelfabrik
Address Unknown

Schwarz Pharma Kremers Urban Co
6140 Est Executive Dr
Mequon, WI 53092
USA

Schwarz Pharma Ltd
Schwarz House
East St
Chesham
Bucks HP5 1DG England
Tel: +44 (01494) 772071

Sci Union et Cie, France
Address Unknown

SciClone Pharmaceuticals, Inc
901 Mariners Island Blvd
San Mateo, CA
94404-1593
USA
Tel: +1 (415) 358-3456
Fax: +1 (415) 358-3469

Scios Nova Inc
820 W Maude Ave
Sunnyvale, CA 94086
USA
Tel: +1 (408) 481-9177
Fax: +1 (408) 481-9188

Scotia Pharmaceuticals, Ltd
Address Unknown

SCS Pharmaceuticals
Address Unknown

Searle Ltd
PO Box 53
Lane End Rd
High Wycombe
Bucks HP12 4HL
England
Tel: +44 (01494) 521124
Fax: +44 (01494) 447872

Searle, GD & Co
5200 Old Orchard Rd
Skokie, IL 60077
USA
Tel: +1 (847) 982-7000
Fax: +1 (847) 470-1480

Seceph
Address Unknown

Selvi
Address Unknown

Serono Laboratories, Inc
100 Longwater Circle
Norwell, MA 02061-0163
USA
Tel: +1 (781) 982-9000

Manufacturers and Suppliers Directory

Serono Laboratories Ltd
99 Bridge Road East
Welwyn Garden City
Herts AL7 1BG
England
Tel: +44 (01707) 331972

Shell
One Shell Plaza
Houston, TX 77252-2463
USA
Tel: +1 (713) 241-6161
Fax: +1 (713) 241-4043

Shionogi & Co, Ltd
3-1-8, Dosho-machi
Chuo-ku, Osaka 541
Japan
Tel: +81 (6) 6202-2161
Fax: +81 (6) 6229-9596

Siegfried AG
Address Unknown

Sigma-Tau Pharmaceuticals, Inc
800 South Frederick Ave
Ste 300
Gaithersburg, MD 20877
USA
Tel: +1 (301) 948-1041
Fax: +1 (301) 948-3194

Sigma-Tau SpA
Industrie famaceutiche
riunite
Viale Shakespeare, 47
00144 Rome
Italy
Tel: +39 (6) 592-6443

Simes SpA
Address Unknown

Smith, T&H
Address Unknown

SmithKline Beecham Animal Health
Direct Inquiries to Pfizer, Inc

SmithKline Beecham Pharmaceuticals
One Franklin Place
Philadelphia, PA 19102
USA
Tel: +1 (215) 751-3415
Fax: +1 (215) 751-7655

Snow Brand Milk Products Co, Ltd
44 Montgomery St
San Francisco, CA 94104
USA
Tel: +1 (415) 677-0914

Soc Belge Azote Prod Chim Marly
Address Unknown

Soc Belge des Labs Labaz
Address Unknown

Soc Chim des Usines du Rhône
Address Unknown

Soc Chim Org Biol
Address Unknown

Soc Etudes Sci Ind L'île de France
Address Unknown

Soc Farmaceutici Italia
Address Unknown

Soc Franc Recherches Biochim
Address Unknown

Soc Ind Fabric Antiboit
Address Unknown

Soc Italo-Brit L Manetti
Address Unknown

Soc Italo-Brit L Manetti-H Roberts
Address Unknown

Societa Prodiotti Antibiotici, Italy
Address Unknown

Societe Belge de l'azote
Address Unknown

Societe Berri-Balzac
Address Unknown

Sogeras
Address Unknown

Sola/Barnes-Hind
Direct Inquiries to Allergan Inc

Solvay America, Inc
3333 Richmond Ave
Houston, TX 77098-3009
USA
Tel: +1 (713) 525-6000
Fax: +1 (713) 525-7887

Solvay Animal Health, Inc
1201 Northland Dr
Mendota Heights, MN 55120
USA
Tel: +1 (651) 681-3880
Fax: +1 (651) 681-9425

Solvay Deutschland GmbH
Hans-Bockler-Allee 20
D-30173 Hannover
Germany
Tel: +49 511-85-70
Fax: +49 511-28-21-26

Solvay Duphar Laboratories Ltd
Duphar House, Gaters Hill
West End, Southampton,
Hamps SO3 3JD
England

Solvay Pharmaceuticals SA
33, rue du Prince Albert
B-1050 Brussels
Belgium
Tel: +32 (2) 509 6111
Fax: +32 (2) 509 6304

Solvay Pharmaceuticals, Inc
901 Sawyer Rd
Marietta, GA 30062
USA
Tel: +1 (770) 578-9000

Solvay Holding Co Ltd
Grovelands Business
Centre
Boundary Way
GB Hemel Hempstead
Herts HP2 7TE
England
Tel: +44 (01442) 236555
Fax: +44 (01442) 238770

Manufacturers and Suppliers Directory

Somerset Pharmaceuticals Inc
5215 W Laurel St
Tampa, FL 33607-0172
USA
Tel: +1 (813) 288-0040

Sonus Pharmaceuticals, Inc
22026 20th Ave SE
Bothell, WA 98021-4405
USA
Tel: +1 (206) 487-9500

SPA
Address Unknown

Sphinx Pharmaceutical Corp
20 T W Alexander Dr
Res Triangle PK, NC 27709
USA
Tel: +1 (919) 314-4000
Fax: +1 (919) 314-4350

SPOFA
Husinecka IIa
130 00 Praha 3
Czech Republic
Tel: +42 (2) 6278502
Fax: +42 (2) 6278320

Spojene
Direct Inquires to SPOFA

Squibb, ER & Sons
Direct Inquiries to
Bristol-Myers Squibb Co

Standard Oil Co, Indiana
Division of AMOCO Oil
Hc 331 Box S
Bremen, IN 46506
USA
Tel: +1 (219) 546-4342

Stauffer Chemical Co
Address Unknown

Stem Corporation
Woodrolfe Road
Tollesbury
Essex CM9 8SJ
England
Tel: +44 (01621) 868685
Fax: +44 (01621) 868445

Sterling Health USA
Direct Inquiries to Sanofi Winthrop

Sterling Research Labs
Direct Inquiries to Sanofi Winthrop

Sterling Winthrop, Inc
Direct Inquiries to Sanofi Winthrop

Stiefel France
ZI du Petit Nantere
15, rue des Grands Pres
92007 Nanterre Cedex
France
Tel: +33 (1) 46 49 80 50
Fax: +33 (1) 47 82 99 72

Stiefel Laboratories, Inc
255 Alhambra Circle
Coral Gables, FL 33134
USA
Tel: +1 (305) 443-3800
Fax: +1 (305) 443-3467

Stokely-Van Camp
Oakland, CA 94601
USA
Tel: +1 (510) 261-3672

Stuart
Direct Inquiries to
AstraZeneca

Sumitomo Pharmaceuticals Co, Ltd
2-2-8, Dosho-machi
Chuo-ku, Osaka 541
Japan
Tel: +81 (6) 6229-5775
Fax: +81 (6) 6233-2399

Sun Pharmaceuticals Corp
1345 Pine Ave
Orlando, FL 32824-7942
USA
Tel: +1 (407) 859-3162

SunPharm Corp
4651 Salisbury Rd Ste 205
Jacksonville, FL 32256
USA
Tel: +1 (904) 296-3320

Suntory Ltd
2-1-40, Dojimahama
Kita-ku, Osaka 530
Japan
Tel: +81 (6) 6346-1131
Fax: +81 (6) 6345-1169

Synaptic Pharmaceutical Corp
215 College Rd
Paramus, NJ 07652
USA
Tel: +1 (201) 261-1331
Fax: +1 (201) 261-0623

Synergen, Inc
1885 33rd St
Boulder, CO 80301-2505
USA
Tel: +1 (303) 938-6200
Fax: +1 (303) 441-5535

Syntex International, Ltd
Direct Inquiries to Hoffman LaRoche

Syntex Labs Inc
Boulder, CO
USA

Syntex PharmaceuticalsI, Ltd
Syntex House
St Ives Rd
Maidenhead
Berks SL6 1RD
England
Tel: +44 (01628) 33191

Synthelabo Pharmacie
Lindberghstr 1
82178 Puchheim
Germany
Tel: +49 89 89017-0
Fax: +49 89 89017-299

Taiho
1-27, Kanda Nishiki-cho
Chiyoda-ku, Tokyo 101
Japan
Tel: +81 (3) 3294-4527
Fax: +81 (3) 3233-4318

Manufacturers and Suppliers Directory

Taisho
3-24-1, Takata
Toshima-ku, Tokyo 171
Japan
Tel: +81 (3) 3985-1111
Fax: +81 (3) 3982-9701

Takeda Chemical Industries, Ltd
4-1-1, Dosho-machi
Chuo-ku, Osaka 541
Japan
Tel: +81 (6) 6204-2111
Fax: +81 (6) 6204-2880

Tanabe Research Laboratories, USA, Inc
4540 Towne Centre Ct
San Diego, CA 92121
USA
Tel: +1 (619) 558-9211

Tanabe Seiyaku
Address Unknown

TAP Pharmaceuticals, Inc
Bannockburn Lake Office Plaza
2355 Waukegan Rd
Deerfield, IL 60015
USA
Tel: +1 (847) 236-2270

TCI America
9211 North Harborgate St
Portland, OR 97203
USA
Tel: +1 (800) 423-8616
Fax: +1 (503) 283-1987

TechAmerica
Address Unknown

Teijin Ltd
Teijin Bldg
1-6-7, Minami-honmachi
Chuo-ku, Osaka 541
Japan
Tel: +81 (6) 6268-2132
Fax: +81 (6) 6266-1481

Teikoku Hormone Mfg Co, Ltd
2-5-1, Akasaka
Minato-ku, Tokyo 107
Japan
Tel: +81 (3) 3583-8361
Fax: +81 (3) 3583-3328

Telios Pharmaceuticals, Inc
4757 Nexus Centre Dr
San Diego, CA 92121
USA
Tel: +1 (619) 622-2600

Teva Pharmaceuticals (USA)
650 Cathill Rd
PO Box 904
Sellersville, PA 18960
USA
Tel: +1 (215) 256-8400
Fax: +1 (215) 721-9669

Theraplix
Rhône-Poulenc Rorer
46-52, rue Albert
75640 Paris Cedex 13
France
Tel: +33 (1) 40 77 30 00
Fax: +33 (1) 40 77 322 20

Thomae GmbH, Dr Karl
Birkendorfer Str 65
88937 Biberach
Germany
Tel: +49 07351/54-0
Fax: +49 07351/54-4600

Tillots Pharma
Hauptstr 27
CH-4417 Ziefen
Switzerland

Torii Pharmaceutical Co, Ltd
3-4-1, Nihonbashi Hon-cho
Chuo-ku, Tokyo 103
Japan
Tel: +81 (3) 3231-6811
Fax: +81 (3) 5203-7333

Toyama Chemical Co, Ltd
3-2-5, Nishi-shinj u
Shinj u-ku, Tokyo 160
Japan
Tel: +81 (3) 5381-3889
Fax: +81 (3) 3348-6460

Toyo Jozo
Direct Inquiries to Asahi Chemical

Toyo Koatsu Co, Ltd
Hiroshima
Japan

Toyo Pharmachemicals Co, Ltd
Tokyo Bldg
2-7-3, Marunouchi
Chiyoda-ku, Tokyo 100
Japan
Tel: +81 (3) 3211-8621
Fax: +81 (3) 3211-8625

Trega Biosciences, Inc
3550 General Atomics Ct
San Diego, CA 92121
USA
Tel: +1 (619) 455-3814
Fax: +1 (619) 455-2544

Triple Crown America, Inc
13 N 7th St
Perkasie, PA 18944
USA
Tel: +1 (215) 453-2500
Fax: +1 (215) 453-2508

Troponwerke Dinklage
Address Unknown

US Bioscience Corp
One Tower Bridge
100 Front St
W Conshohocken, PA 19428
USA
Tel: +1 (610) 832-0570
Fax: +1 (610) 832-4500

US Ethicals, Inc
Address Unknown

US Vitamin
Address Unknown

UCB Pharma
Allee de la Recherche 60
Brussels
Belgium
Tel: +32 (2) 559 9999
Fax: +32 (2) 559 9900

UCB Pharma
21, rue de Neuilly
92003 Nanterre Cedex
France
Tel: +33 (1) 47 29 44 35
Fax: +33 (1) 47 25 47 20

Manufacturers and Suppliers Directory

UCB Pharma oy Finland
Maistraatinporti 2
FIN-0020 Helsinka
Finland

UCB Research, Inc
840 Memorial Dr
Cambridge, MA 02139
USA
Tel: +1 (617) 547-8481

Ucyclyd Pharma, Inc
Direct Inquiries to Medicis
Pharmaceutical Corp

Ueno Fine Chemicals Industry, Ltd
2-4-8, Koraibashi
Chuo-ku, Osaka 541
Japan
Tel: +81 (6) 6203-0761
Fax: +81 (6) 6222-2413

Ueno Kagaku Kogyo KK
3-3-2, Shodai Tajika
Hirakata-shi, Osaka 573
Japan
Tel: +81 (7) 20 56-2281

Ugine Kuhlmann
Direct Inquires to Rhône Poulenc

Unicler
Address Unknown

Unilab Corp
401 Hackensack Ave
Hackensack, NJ 07601-6411
USA
Tel: +1 (201) 525-1000

Unilever International
Greyfriars
Lewins Mead
Bristol Avon BS1 2JJ
England
Tel: +44 (01272) 276276

Unimed Pharmaceuticals, Inc
2150 East Lake Cook Rd
Ste 210
Buffalo Grove, IL 60089-1862
USA
Tel: +1 (847) 541-2525
Fax: +1 (847) 541-2569

Union Carbide Corp
Address Unknown
Danbury, CT
USA
Tel: +1 (203) 794-7024

United Catalysts Inc
PO Box 32370
Louisville, KY 40232
USA
Tel: +1 (502) 634-7200
Fax: +1 (502) 637-3132

Upjohn Ltd
Direct Inquiries to
Pharmacia & Upjohn

Uriach
Address Unknown

Usines de Melle
Direct Inquiries to Rhône Poulenc

Valeas
via Vallisneri, 10
20133 Milano
Italy

Vanderbilt, RT Co Inc
30 Winfield
Enfield, CT 06082
USA
Tel: +1 (203) 853-1400

VEB Arzneimittelwerk
Address Unknown

VEB Farbenfabrik Wolfen
Address Unknown

Vismara
Address Unknown

Vistakon, Inc
4500 Salisbury Rd
Ste 300
Jackson, FL 32216
USA
Tel: +1 (904) 443-1000

Wakamoto Pharmaceutical Co, Ltd
1-5-3, Nihonbahi
Muro-machi
Chuo-ku, Tokyo 103
Japan
Tel: +81 (3) 3279-0371
Fax: +81 (3) 3279-0393

Walker Labs
Address Unknown

Wallace & Tiernan, Inc
P O Box 178
Newark, NJ 07101-9976
USA
Tel: +1 (973) 759-8000
Fax: +1 (973) 751-6589

Wallace & Tiernan Ltd
Priory Works
Tonbridge
Kent TN11 0QL
England
Tel: +44 (01732) 771777
Fax: +44 (01732) 77190

Wallace Laboratories
10200 E Girard Ave
Denver, CO 80231-0550
USA
Tel: +1 (303) 745-4676

Walter Reed Army Institute of Research
16th Street NW
Washington, DC 20307
USA

Walton Pharmaceuticals
Bowes House, Bowes Rd
Walton on Thames
Surrey
England
Tel: +44 (01923) 24103

Wander Pharma
Deutschherrnstr 15
90429 Nuernberg
Germany
Tel: +49 911 2730
Fax: +49 911 273653

Ward Blenkinsop
Address Unknown

Manufacturers and Suppliers Directory

Warner Lambert
201 Tabor Rd
Morris Plains, NJ 07950
USA
Tel: +1 (973) 385-2000

Wellcome Foundation Ltd, The
PO Box 129
Unicorn House
160 Euston Rd
London, NW1 2BP
England
Tel: +44 (020) 7387 4477

Wellcome plc
Unicorn House
160 Euston Rd
London, NW1 2BP
England
Tel: +44 (020) 7387 4477

Wesley-Jessen
333 East Howard Ave
Des Plaines, IL 60018
USA
Tel: +1 (847) 294-3000
Fax: +1 (847) 294-3434

Westwood-Squibb Pharmaceuticals, Inc
100 Forest Ave
Buffalo, NY 14213
USA
Tel: +1 (716) 887-3400

Whitefin Holding
Address Unknown

Whitehall
111, rue des Chateau des Rentiers
75013 Paris
France
Tel: +33 (1) 44 06 43 21
Fax: +33 (1) 44 06 43 69

Whitehall Laboratories Ltd
Huntercombe Lane South
Taplow
Maidenhead,
Berks SL6 0PH
England
Tel: +44 (01628) 669011

Whitehall Labs
111, rue des Chateau des Rentiers
75013 Paris
France
Tel: +33 (1) 44 06 43 21
Fax: +33 (1) 44 06 43 69

Whitehall-Robins
PO Box 8299
Philadelphia, PA 19101
USA
Tel: +1 (973) 660-6805

Wiernik AG
Address Unknown

Windsor Healthcare Ltd
Ellesfield Avenue
Bracknell
Berks RG12 8YS
England
Tel: +44 (01344) 484448

Winthrop
Direct Inquiries to Sanofi Winthrop

Winthrop-Stearns
Direct Inquiries to Sanofi Winthrop

Wisconsin Alumni Research Foundation
Address Unknown

Worthington Biochemical
Address Unknown

Wyeth Laboratories
Direct Inquires to Wyeth-Ayerst Laboratories

Wyeth-Ayerst Laboratories
PO Box 8299
Philadelphia, PA 19101
USA
Tel: +1 (610) 971-4980

Xenon Vision
Address Unknown

Xoma Corp
2910 Seventh St
Berkeley, CA 94710
USA
Tel: +1 (310) 829-7681

Xttrium Labs, Inc
415 West Pershing Rd
Chicago, IL 60609
USA
Tel: +1 (773) 268-5800
Fax: +1 (773) 924-6002

Yamanouchi Europe BV
PO Box 108
NL-2350 A C Leiderdrop
The Netherlands
Tel: +31 7154 55745
Fax: +31 7154 800

Yamanouchi Pharma
10, pl de la Coupole - BP 105
94223 Charenton Le Pont Cedex
France
Tel: +33 (1) 46 76 64 00
Fax: +33 (1) 46 76 64 99

Yamanouchi USA Inc
4747 Willow Rd
Pleasanton, CA 94588
USA
Tel: +1 (925) 924-2000

Yoshitomi
2-6-9, Hirano-machi
Chuo-ku, Osaka 541
Japan
Tel: +81 (6) 6201-2646
Fax: +81 (6) 6232-0910

Zambeletti
Address Unknown

Zambon France
46/48, avenue du General Leclerc
92100
Boulogne-Billancourt
France
Tel:+33 (1) 46 99 15 60

Zambon Group
Via Lillo del Duca, 10
Bresso
20091 Milano
Italy
Tel: +39 (02) 665241
Fax: +39 (02) 66501492

Manufacturers and Suppliers Directory

Zeeland Chemicals
215 N Centennial St
Zeeland, MI 49464
USA
Tel: +1 (616) 772-2193
Fax: +1 (616) 772-6554

Zeneca Pharmaceuticals
Alderley Park
Macclesfield
Cheshire SK10 4TF
England
Tel: +44 (01625) 582828

Zeneca Pharmaceuticals
Kings Court
Water Lane
Wilmslow
Cheshire SK9 5AZ
England
Tel: +44 (01625) 712712